W0087715

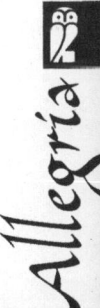

Allegria

Die Autorin

Doreen Virtue arbeitet als Therapeutin und mediale Lebensberaterin in Kalifornien. Seit einigen Jahren setzt sie dabei auch ihre Verbindung zum Reich der Engel ein. Sie ist in den USA u. a. durch viele Fernsehauftritte bekannt und gibt regelmäßig Workshops, auch in Europa, in denen sie die von ihr entwickelte Engel-Therapie unterrichtet. Ihre zahlreichen Lebenshilfe-Bücher sind bereits in 14 Sprachen erschienen. Weitere Informationen zu ihrer Arbeit finden Sie unter: www.angeltherapy.com

Von Doreen Virtue sind in unserem Hause erschienen:

Die Blumen der Engel (Allegria)
Erzengel Gabriel (Allegria)
Engel-Worte (Allegria)
Chakra Clearing (Allegria)
Feen Notruf (Allegria)
Alles über Erzengel
Alles über Engel
Maria – Königin der Engel
Die Engel-Therapie
Alles über Erzengel
Das hungrige Herz
Erzengel Raphael
Erzengel Michael
Der Tempel der Engel
Medizin der Engel
Erzengel und wie man sie ruft
Botschaft der Engel
Die Zahlen der Engel
Die Heilkraft der Engel
Die Heilkraft der Feen
Engel-Gespräche
Neue Engel-Gespräche
Engel der Erde
Dein Leben im Licht
Das Heilgeheimnis der Engel
Zeit-Therapie
Kristall-Therapie
Engel-Hilfe für jeden Tag
Die neuen Engel der Erde
Der Hunger nach Liebe
Die Blumen der Engel (CD)
Engel-Worte (CD)

Maria- Königin der Engel (CD)
Meditationen zur Engel-Therapie (CD)
Rückführung mit den Engeln (CD)
Erzengel Michael (CD)
Erzengel Gabriel (CD)
Das Geschenk der Engel (CD)
Medizin der Engel (CD)
Die Engel von Atlantis (CD)
Die Engel der Liebe (CD)
Engel der Erde (CD)
Heilkraft der Engel (CD)
Himmlische Helfer (CD)
Heilgeheimnis der Engel (CD)
Schutzengel-Tarot (Kartendeck)
Das Erzengel-Tarot (Kartendeck)
Das Engel-Tarot (Kartendeck)
Maria – Königin der Engel-Orakel (Kartendeck)
Das Traum-Orakel der Engel (Kartendeck)
Das Engel der Liebe-Orakel (Kartendeck)
Das Lebensorakel der Engel (Kartendeck)
Das Engel-Therapie-Orakel (Kartendeck)
Das Engel-Orakel für jeden Tag (Kartendeck)
Das Heil-Orakel der Feen (Kartendeck)
Das Erzengel-Orakel (Kartendeck)
Das Erzengel Michael-Orakel (Kartendeck)
Das Heil-Orakel der Engel (Kartendeck)
Das Orakel der himmlischen Helfer (Kartendeck)
Das Einhorn Orakel (Kartendeck)
Magisches Orakel der Feen (Kartendeck)

Angel Reading (DVD)
Deine Engel für das ganze Jahr (Kalenderaufsteller)

DOREEN VIRTUE

Das hungrige Herz

*Spirituelle Hilfe
für Ihre Ernährungsprobleme*

Aus dem Amerikanischen übersetzt
von Angelika Hansen

Ullstein

Besuchen Sie uns im Internet:
www.ullstein-taschenbuch.de

Allegria im Ullstein Taschenbuch
Herausgegeben von Michael Görden

Aus dem Amerikanischen
übersetzt von Angelika Hansen

Titel der Originalausgabe
THE YO YO DIET SYNDROME
Erschienen bei Hay House, Inc., Carlsbad, USA

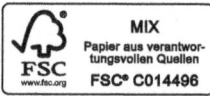

Ullstein Taschenbuch ist ein Verlag der
Ullstein Buchverlage GmbH, Berlin.
Neuausgabe im Ullstein Taschenbuch
1. Auflage Mai 2011
3. Auflage 2014
© der deutschsprachigen Ausgabe 2011 by
Ullstein Buchverlage GmbH, Berlin
© der Originalausgabe 1989 by Doreen Virtue
Lektorat: Marita Böhm
Umschlaggestaltung: FranklDesign, München
Titelabbildung: Howard David Johnson
Satz: Keller & Keller GbR
Gesetzt aus der Garamond
Papier: Pamo Super von
Arctic Paper Mochenwangen GmbH
Druck und Bindearbeiten:
GGP Media GmbH, Pößneck
Printed in Germany
ISBN 978-3-548-74327-1

Für meine geliebte Großmutter
Ada Montgomery,

die mich lehrte, dass Liebe nicht
durch den Magen geht,
sondern aus dem Herzen kommt;

dass Liebe nicht etwas ist, vor dem man sich fürchten
oder was man mit Vorbehalt betrachten müsste,
sondern dass man sie willkommen heißen
und nähren sollte;

und die mich lehrte, dass die reinste
Quelle der Liebe für alles, was ist, in Gott liegt,
der jetzt und immer in unserem Herzen lebt.

Inhalt

»Man muss essen, um zu leben,
nicht leben, um zu essen.«

Jean Molière (1622–1673),
französischer Dramatiker

Vorwort

Als ich 1988 die erste Ausgabe des vorliegenden Buches (mit dem ursprünglichen Titel *The Yo-Yo Syndrome Diet*) schrieb, hatte ich das Gefühl, als träte ich hinaus auf ein Fenstersims, hoch über einer viel befahrenen Kreuzung. Ich war dabei, meine Karriere als Psychotherapeutin und meinen Ruf zu riskieren, indem ich behauptete, dass Emotionen und Stress – nicht Fett und Kalorien – die wahren Übeltäter und die Ursache von Fettleibigkeit waren. Meine Einstellung basierte auf jahrelanger persönlicher und klinischer Erfahrung mit dem Problem des Überessens.

Während ich das Buch schrieb, war meine Privatklinik, die sich ausschließlich mit Essstörungen befasste, überlaufen mit Klienten, die durch psychotherapeutische Behandlung bereits viele Pfunde verloren hatten, und es gab eine lange Warteliste von Personen, die hofften, einen Platz in der Klinik zu ergattern. Doch trotz des großen Erfolges traf die Originalausgabe dieses Buches während einer Buchtour, die ich aus Werbegründen unternahm, zunächst überall auf Skepsis. Nichtsdestoweniger wurde das Buch ein Bestseller und in vier Sprachen übersetzt. Außerdem war es eines der ersten Psychologiebücher über Gewichtskontrolle, die jemals in Japan erschienen sind.

Das alles liegt beinahe zehn Jahre zurück. Heute ist es eine allseits bekannte Tatsache, dass Überessen ein Mechanismus der Seele und der Emotionen ist. Neue Forschungen bezüglich chemischer Substanzen im Gehirn wie beispielsweise Serotonin und Kortisol sowie deren Verbindung zu Appetit und Hungergefühlen versprechen aufregende neue Antworten hinsichtlich der Geist-Körper-Verbindung bei der Gewichtskontrolle.

In meinen Büchern über zwanghaftes Überessen, *Wenn aus Problemen Pfunde werden – Wie Sie sich aus den Verstrickungen von Missbrauch, Stress und Übergewicht befreien* und *Der Hunger nach*

Liebe: Wie Sie Ihre Ess-Störungen liebevoll überwinden, stellte ich einen weiteren Bereich vor, der mit Appetit zu tun hat: die Seele. Meine spirituelle Sichtweise ist auf mein Heranwachsen in der Obhut einer Mutter zurückzuführen, die als Heilerin im Sinne der Christian Science praktizierte, was mich zu Zeugin wundersamer physischer und emotionaler Heilungen machte, die aufgrund von Gebeten eingetreten waren.

Im Laufe der letzten Jahre habe ich die spirituellen Heilmethoden, die ich zu Füßen meiner Mutter sitzend gelernt habe, mit der psychologischen Ausbildung kombiniert, die mir während meines Universitätsstudiums und in den Jahren klinischer Praxis zuteilwurde. Das Resultat ist eine sehr ausgewogene Körper-Seele-Geist-Therapie, die meinen Klienten und Klientinnen hilft, Selbstvertrauen und inneren Frieden zu erlangen. Wenn Sie inneren Frieden haben, bleibt Ihr Appetit ganz natürlich niedrig und stabil. Ihr Gewicht verringert sich automatisch, da Sie nicht zu viel Nahrung zu sich nehmen. Diese Methode ist – wie die meisten Dinge im Leben, die gut funktionieren – sehr einfach.

Im vorliegenden Buch habe ich zum ersten Mal die genauen spirituellen Heilmethoden dargelegt, die ich bei meinen Klienten anwende. Es ist in gewisser Weise ironisch für mich, festzustellen, dass ich auch jetzt, mit dieser neuen und überarbeiteten Ausgabe, persönliche und professionelle Risiken auf mich nehme, indem ich potenziell kontroverse Ideen zur Diskussion stelle. Ich vertraue jedoch darauf, dass zu dem Zeitpunkt, wo die nächste Ausgabe meines Buches ansteht, spirituelle Heilung genauso weitläufig akzeptiert wird, wie es heute bereits bei dem Wissen um die Verbindung von Geist und Körper der Fall ist. Und warum sollte es auch nicht so sein, da immer mehr Menschen entdecken, dass Gebet und Wissenschaft Hand in Hand arbeiten und wunderbare Resultate erzielen können?

Doreen Virtue, Ph.D.

Dana Point, Kalifornien, USA

TEIL EINS

*Das
hungrige Herz*

1

DAS JO-JO-SYNDROM

»Ein geistig gesunder Mensch wird normal essen.
Wenn jemand unersättlich ist, liegt das daran, dass
seine Seele von unausgesprochenen Sehnsüchten erfüllt ist,
die er zu sublimieren versucht.«

Ernest Holmes (1887–1960)
Autor von »The Science of Mind«

Gina, eine 42-jährige Brünette, hat alle Diäten ausprobiert, und keine hat ihr den gewünschten Erfolg gebracht. »Ich will unbedingt dreißig Pfund abnehmen, doch stattdessen werde ich immer dicker!«, klagte sie.

Gina wollte um jeden Preis abnehmen. Sie war ungefähr einen Meter siebzig groß und wog achtzig Kilo. Sie hatte seit ihrem fünfzehnten Lebensjahr alle erdenklichen Diäten ausprobiert und dabei überflüssige Pfunde so oft verloren und wieder zugelegt, dass sie sich gar nicht mehr daran erinnern konnte. Gina litt unter dem Jo-Jo-Syndrom – was bedeutet, dass ihr Gewicht chronisch zwischen Hoch und Niedrig hin- und herschwankte.

Für Menschen wie Gina hat Abnehmen wenig mit richtiger Diät zu tun. Sie wusste, wie so viele von uns, dass Gewichtsverlust davon abhängt, mehr Kalorien, Kohlehydrate und Fett zu verbrennen, als konsumiert werden. Genau wie Gina haben die meisten von uns bereits zahllose Diätbücher studiert und sind Mitglieder in Diätklubs geworden; wir sind sozusagen *Diätexperten*. Doch trotz all dieses Wissens können wir unser reduziertes Gewicht nicht halten! Neue Untersuchungen zeigen, dass Amerikaner heute übergewichtiger sind als je zuvor.[1] Warum? Weil Gewicht wenig mit dem Körper und alles mit dem

Geist und der Seele zu tun hat. Wir benutzen Nahrung, um uns zu entspannen, als Belohnung, um das Herangehen an unsere Lebensaufgabe hinauszuzögern und für kurzfristige Erleichterung von Angst, Stress oder emotionalem Schmerz.

Das Jo-Jo-Syndrom ist kein physisches Problem, sondern vielmehr eine Verhaltensreaktion auf das Festhalten an depressiven Gedanken über die eigene Person und das eigene Leben. Früher galt die weitverbreitete Meinung, dass dieser Jo-Jo-Effekt zu einem trägen Stoffwechsel führen würde und *erneute* Gewichtszunahme eine natürliche Konsequenz ständigen Diäthaltens sei. Neuere Untersuchungen bestreiten jedoch diese Theorie.

Im Jahre 1994 veröffentlichte die National Task Force im *Journal of the American Association* eine Studie über Vorbeugung gegen und Behandlung von Fettleibigkeit. Dafür hatte sie eine Projektgruppe mit den besten und klügsten Wissenschaftler des Landes gebildet, die sich alle bisherigen Untersuchungen über die Zusammenhänge zwischen Jo-Jo-Syndrom und Allgemeinbefinden noch einmal vornehmen sollten. Die Wissenschaftler kamen zu dem Schluss, dass die meisten früheren Untersuchungen über das Jo-Jo-Syndrom gravierende Fehler aufwiesen. Zum Beispiel verglichen einige Studien Gruppen von Jo-Jo-Essern mit »Kontroll«-Gruppen von Personen, deren Gewicht angeblich stabil war. Inzwischen ist jedoch bekannt, dass die Leute in vielen dieser Kontrollgruppen in der Vergangenheit Erfahrungen mit *extremen* Gewichtsschwankungen hatten, sodass jede Art von Vergleich zwischen den Gruppen nichtssagend ist!

Früheren Untersuchungen mangelte es überdies an einheitlichen Definitionen für »Gewichtsschwankungen« oder »Jo-Jo-Esser«. Die Projektgruppe schloss daraus:

Die Mehrheit der Studien bestätigt keinen nachteiligen Effekt des Jo-Jo-Syndroms auf den Stoffwechsel. Es gibt keinen überzeugenden Beweis dafür, dass das Jo-Jo-Syndrom beim Menschen schädigende Auswirkungen auf die körperliche Verfassung, den Energieverbrauch, Risikofaktoren für Herzgefäßerkrankungen oder die Wirksamkeit zukünf-

tiger Bemühungen um Gewichtsverlust hervorruft. Die derzeit verfüg-
baren Beweise sind nicht zwingend genug, um die potenziellen Vorteile
gemäßigten Gewichtsverlustes bei stark fettleibigen Patienten außer
Kraft zu setzen. Daher sollten fettleibige Personen sich nicht durch Sor-
gen um Risiken des Jo-Jo-Syndroms davon abschrecken lassen, sich um
Gewichtsreduzierung zu bemühen.[2]

Da das Jo-Jo-Syndrom seine Wurzeln in unserem psychologischen Selbstbild hat und nicht in einem fehlerhaften Stoffwechsel, lenke ich meine Klienten davon ab, sich auf ihren Körper,
ihr Gewicht oder ihre Ernährung zu konzentrieren. Jeder physische Zusammenhang mit dem Jo-Jo-Syndrom kann auf psychologische Ursachen zurückgeführt werden. So zeigen zum
Beispiel Studien und meine eigenen Untersuchungen, dass Jo-
Jo-Esser – vor allem Zwangsesser – bedeutend höhere Grade
von Depressionen und psychischen Störungen aufweisen, als
dies bei der Normalbevölkerung der Fall ist.[3]

Das Jo-Jo-Syndrom erzeugt einen Teufelskreis, bei dem Depressionen zum Essen führen und dann das Essen zu Depressionen
führt. Verglichen mit der Normalbevölkerung

❧ neigen Zwangsesser eher dazu, sich selbst und die Welt
  auf negative Weise zu sehen,[4]

                              UND

❧ neigen Zwangsesser eher dazu, sich als Reaktion auf
  negative Emotionen zu überessen.[5]

Glücklicherweise kann dieses negative Verhalten gestoppt und
geheilt werden! Anstatt zu versuchen, Ihren Appetit und Ihr
Gewicht zu kontrollieren, werden wir mit spirituellen und psychologischen Methoden arbeiten, um Ihre Gedanken zu verändern, damit sie liebevoller, positiver und wahrer werden. Indem
Sie den Rahmen Ihrer Gedanken von »angstbesetzt« zu »auf
Liebe basierend« verändern, werden sich nicht nur negative

Gedanken und Gefühle auflösen, sondern auch Ihr suchthaftes Verlangen, sich zu überessen.

Durch das genaue Aufzeigen der Probleme, die Gina – die Klientin, die Sie am Anfang dieses Kapitels kennengelernt haben – in ihrem Modus des Überessens gefangen hielten, half ich ihr, ein gesundes Verhältnis zu sich selbst, ihrem Körper und zum Essen zu entwickeln. Als Folge davon verlor sie ganz natürlich an Gewicht, und heute gibt es keinen Grund zu glauben, dass Gina jemals wieder übergewichtig sein wird.

Falls Sie es müde sind, gegen Ihr Gewicht und Ihren Appetit anzukämpfen, können auch Sie dieses Problem heilen. Ich sage bewusst »heilen«, da Überessen ein krankheitsähnliches Verhalten darstellt, das unsere körperliche und geistige Gesundheit gefährdet. Diäten sind wie Pflaster: Sie verdecken, aber schaffen nicht den darunter liegenden Schmerz aus der Welt, der die Ursache des Überessens ist. Das einzige Heilmittel gegen zwanghaftes Überessen besteht darin, die psychologische Ursache aufzudecken und zu heilen. Ich versichere Ihnen, dass Sie Ihre Gewichtsprobleme ein für alle Mal heilen *können*! Sie *verdienen* es, von der Tyrannei eines unkontrollierbaren Appetits befreit zu sein!

Was ist das Jo-Jo-Syndrom?

Das Jo-Jo-Syndrom ist ein Muster, bei dem die betroffene Person ständig abnimmt und wieder zunimmt. Frauen sind davon besonders betroffen, obgleich auch Männer unter diesem Syndrom leiden. Alle möglichen Versuche werden unternommen, um abzunehmen – vom Überspringen von Mahlzeiten und Fasten bis zu Fitness und modischen Diäten –, doch das Gewicht ist nur ein *Symptom* des wahren Syndroms, einer Sequenz von psychologischen und physischen Mustern, die allen Jo-Jo-Essern gemeinsam ist.

Wenn Sie bereits die verschiedensten Diäten ausprobiert haben, aber dennoch unzufrieden mit Ihrem Gewicht sind; wenn

Sie dazu neigen, sich an bestimmten Nahrungs- oder Genussmitteln suchtartig zu überessen (Schokolade, Kartoffelchips, Brot, scharf gewürzte Speisen, Käse und so weiter) und wenn Sie mehr essen, sobald Sie wütend oder gestresst sind, leiden Sie aller Wahrscheinlichkeit nach unter dem Jo-Jo-Syndrom. In diesem Fall kennen Sie aus eigener Erfahrung die Frustrationen, die daraus resultieren, dass Sie nach der magischen Heilmethode suchen, die Ihre Pfunde purzeln lässt und Sie ein für alle Mal von Ihren Gewichtssorgen befreit.

Die meisten Diätbücher und -programme gehen das Problem auf rein physischer Basis an und versprechen Ihnen, dass Sie, wenn Sie Nahrungsmittel auf bestimmte Weise kombinieren oder auf Fett, Kohlehydrate, raffinierte oder Milchprodukte verzichten, Ihr Übergewicht für immer loswerden. Der limitierte Langzeiterfolg dieser Diätpläne wird deutlich durch die Tatsache, dass eine ständige Nachfrage nach »neuen« Diäten besteht, die in Bestsellern beschrieben werden, eine nach der anderen. Würde auch nur eines dieser Bücher das Geheimnis für permanenten Gewichtsverlust enthalten, gäbe es keine Notwendigkeit für neue Diätbücher.

Die Diäten in diesen Büchern schlagen bei vielen Diätwilligen aus dem Grund nicht langfristig an, weil sie nicht die Hauptgründe ansprechen, warum die Menschen sich überessen. Es ist sogar so, dass die meisten Diäten die Nahrungsobsessionen der Betroffenen noch verstärken, *indem diese aufgefordert werden, ständig ihr Gewicht zu prüfen und ihre Nahrung zu wiegen und zu messen, was zu einer noch stärkeren Beschäftigung mit Nahrung und Essen führt, als es ohne Diät der Fall wäre!* Diese Diäten sind oft mit einer Menge Arbeit verbunden und können nur unter Schwierigkeiten ein paar Wochen oder Monate lang aufrechterhalten werden. Was die Betroffenen wirklich brauchen, ist eine einfache, doch effektive Möglichkeit, den psychologischen Schmerz, der die Ursache für Überessen ist, in den Griff zu bekommen und zu heilen. Diese Methode, basierend auf spirituellen Heilmethoden, mit denen physische und emotionale Störungen erfolgreich behandelt werden, ist in dem vorliegenden Buch detailliert beschrieben.

In einigen Büchern zu diesem Thema heißt es, dass es völlig in Ordnung sei, übergewichtig zu sein. Unsere Gesellschaft ist zu besessen von dem Ideal, dünn zu sein, schreiben die Autoren, mit der darunter liegenden Botschaft, »sich nicht mehr so viel Sorgen über Ihr Gewicht zu machen. Sie sind okay, so wie Sie sind«. Auch wenn ich die Erste bin, die zustimmt, dass die Medien viel zu der weitverbreiteten Besessenheit mit dem Abnehmen und Dünnerwerden beigetragen haben, so glaube ich nicht, dass es falsch ist, sich gesund fühlen und gut aussehen zu wollen.

Viele wissenschaftlich fundierte Untersuchungen weisen darauf hin, dass schlanke oder normalgewichtige Menschen von Fremden, Ehepartnern, Kindern, Arbeitgebern und Kollegen durchweg besser behandelt werden als Dicke und Übergewichtige. Ist das fair? Natürlich nicht. Doch ist mangelnde Fairness ein Grund, eine solch ausgeprägte gesellschaftliche Vorliebe zu ignorieren? In Wahrheit ziehen wir wahrscheinlich alle ästhetische Schönheit vor, egal ob dies bedeutet, einen attraktiven Körper zu bewundern, eine atemberaubend schöne Blume, ein imposantes Haus oder einen meisterhaft gedrehten Film.

Der Wunsch, Ihre körperliche Verfassung zu verbessern, ist weder falsch noch oberflächlich. Fit zu sein löst nicht alle Probleme, mit denen das Leben uns konfrontiert, doch macht es das Leben in vieler Hinsicht leichter. Wenn Sie von Ihrem Esszwang loskommen und überflüssige Pfunde verlieren, haben Sie automatisch mehr Zeit zur Verfügung. Zugegeben, die Aussicht, mehr Zeit zu haben, macht einigen Menschen so viel Angst, dass sie umgehend nach ihrer Kartoffelchipstüte greifen. Schließlich besteht der Hauptgrund für zwanghaftes Essen darin, die Beschäftigung mit der eigenen Lebensaufgabe hinauszuzögern. Der Jo-Jo-Esser sagt sich: »Ich kann nicht eher damit anfangen, auf meine wahren Ziele hinzuarbeiten, bis ich diese überflüssigen Pfunde verloren habe.« Der Schmerz beim Hinauszögern der Arbeit an unserer Lebensaufgabe und die quälenden Ängste, ob wir fähig sind, unsere Lebensaufgabe zu erfüllen, werden vorübergehend durch das Überessen unterdrückt.

Falls Sie ständig ab- und zunehmen, zahlen Sie einen hohen Preis dafür. Ihre dauernd schwankenden Fettwerte können sowohl Ihre Selbstachtung und Ihr Selbstvertrauen empfindlich schädigen als auch negative Auswirkungen auf Ihre Beziehungen mit anderen Menschen und sogar Ihr Portemonnaie haben.

Die Gründe, warum Menschen unter dem Jo-Jo-Syndrom leiden, variieren, daher gibt es keinen einzig richtigen Weg für jeden, seine übermäßige Esslust zu heilen. Die in diesem Buch beschriebenen Methoden berücksichtigen diese Individualität und bieten Ihnen Möglichkeiten, Ihr Entwöhnungsprogramm auf Ihre einzigartige Situation und Ihre persönliche Ernährungsweise abzustimmen.

Vieles von dem, was Sie in diesem Buch lesen werden, wird tiefe Gefühle in Ihnen auslösen. Bitte ignorieren und verdecken Sie diese Gefühle nicht dadurch, dass Sie essen! Hören Sie stattdessen auf die Führung Ihres Herzens, da Sie auf diese Weise Ihren ganz persönlichen Weg zu einem gesünderen und sinnvolleren Leben entdecken werden.

Das vorliegende Buch kombiniert die therapeutischen Methoden der spirituellen Heilung, der Psychotherapie und der Verhaltensmodifikation. Es soll Ihnen einfache, effektive Möglichkeiten zeigen, wie Sie mit Ihren Stimmungen fertigwerden können, damit sich Ihre Esslust in Grenzen hält. Meine jahrelangen persönlichen und klinischen Erfahrungen haben mich vor allem eine Lektion klar und deutlich gelehrt: *Erfolgreiches Halten des Wunschgewichts hängt von der Wahrung Ihres Seelenfriedens ab.* Sorgen Sie dafür, dass Sie einen friedlichen Geist und ein friedliches Herz haben, und Ihre Esslust wird sich normalisieren und sich in Ihrem Gewicht widerspiegeln.

Alle Schritte zu diesem Ziel werden in diesem Buch ausführlich beschrieben. Die Schritte sind nicht besonders schwierig, doch jeder einzelne ist wichtig. Aus diesem Grund sollten Sie das Buch von vorne bis hinten lesen und kein Kapitel überspringen. Mit anderen Worten, führen Sie erst jeden Schritt durch, sobald Sie im Buch darüber lesen, und lesen Sie die Schritte einen nach dem anderen. Bitte nehmen Sie die Schritte in der Reihenfolge vor, wie sie dargestellt werden, und ich versichere Ihnen, Sie werden nicht nur abnehmen, sondern auch in der Lage sein, Ihr Gewicht von nun an zu halten und sich spirituell, emotional und physisch gut zu fühlen.

Es ist sehr wichtig, dass Sie verstehen, *warum* Sie zu viel essen, damit Sie herausfinden können, *wie* Sie Ihre überflüssigen Pfunde ein für alle Mal loswerden können. Dieses Buch ist in zwei Teile unterteilt: Im ersten Teil werden Sie bestimmen, warum Sie zu viel essen, und einiges darüber erfahren, wie Sie mit spirituellen, psychologischen und verhaltensorientierten Möglichkeiten diese Neigungen überwinden und heilen können. In der zweiten Hälfte des Buches werden Sie diverse Anregungen im Hinblick auf Veränderungen Ihrer Lebensweise finden, die mit permanentem Gewichtsverlust einhergehen.

Eine praktische Herangehensweise

Die Informationen in diesem Buch sind das Ergebnis von Untersuchungen aus verschiedenen Quellen. Zunächst einmal war mein eigener Kampf zur Überwindung des Jo-Jo-Syndroms meine schwierige Initiation in die Welt endloser Diäten, die nie wirklich ihr Versprechen halten konnten. Irgendwie schien sich mir diese Lösung der schnellen Gewichtsabnahme immer zu entziehen.

Zweitens versetzte mich meine Arbeit als metaphysische Psychotherapeutin, die vor allem übergewichtige Klienten behandelte, in die Lage, aus erster Hand die Muster der Jo-Jo-Esser zu erkennen. Ich verbrachte zahllose Stunden mit frustrierten Diäthaltern und fand dabei heraus, was sie zu viel essen und warum. Außerdem habe ich gesehen, wie erfolgreich meine Herangehensweise an das Jo-Jo-Syndrom bei Klienten funktioniert, die davon überzeugt waren, ihr Übergewicht nie in den Griff bekommen zu können.

In meiner Arbeit mischen sich acht Jahre Universitätsausbildung in Beratungspsychologie, dreizehn Jahre klinische Praxis und die lebenslange Beschäftigung mit Metaphysik. Ich bin die Tochter einer spirituellen Heilerin und habe gelernt, Gebet und spirituelle Prinzipien anzuwenden, um jedes scheinbare Problem oder jede offensichtliche Schwierigkeit zu heilen. Bereits als kleines Mädchen lernte ich von meiner Mutter, Affirmationen und Visualisierungen zu benutzen. Ist es daher ein Wunder, dass ich bei der Behandlung zwanghaften Überessens auf meine früheste Erziehung baue?

Nach dreizehn Jahren klinischer Praxis bin ich davon überzeugt, dass eine spirituelle Herangehensweise an Essgewohnheiten und Gewichtsreduzierung der effizienteste und auch angenehmste Weg ist, der uns zur Verfügung steht. Jo-Jo-Esser ertragen sowieso schon sehr viel Schmerz und Leid. Warum sollte man ihnen durch konventionelle Diätmethoden zusätzliche Traumata aufbürden, vor allem wenn diese letzten Endes wirkungslos sind?

Dieses Buch betont Spiritualität nicht aus dem Grund, um jemanden für ein bestimmtes Glaubenssystem oder eine bestimmte religiöse Philosophie zu gewinnen. Mitnichten! Im Gegenteil, viele meiner Klienten haben in ihrer Kindheit und Jugend unter »religiöser Misshandlung« und Verlogenheit gelitten, was verständlicherweise dazu führte, dass sie Religion und Spiritualität gegenüber ängstlich und misstrauisch sind. Doch da wir gemeinsam daran arbeiten, dass die Betreffenden mit sich selbst, ihren Familien und ihrem eigenen Körper Frieden schließen können, haben sie gelernt, wie sie von dem in diesem Buch beschriebenen spirituellen Ansatz profitieren können. Spirituelle Heilung ist der *eindeutige Gewinner* unter all den Möglichkeiten, die dem Zwangsesser zur Verfügung stehen. Sie bietet eine Methode, um den inneren Schmerz voll und ganz loszulassen, der die eigentliche Ursache für übermäßiges Essen darstellt. Wenn Sie es leid sind, mit dem Jo-Jo-Syndrom zu kämpfen, ermuntere ich Sie dazu, es einmal mit den hier beschriebenen Methoden zu versuchen und zu sehen, ob sie auch bei Ihnen zum gewünschten Erfolg führen.

Die Informationen in diesem Buch beruhen unter anderem auch auf den neuesten Untersuchungen zum Thema Fettleibigkeit. Es gibt einige entscheidende Fakten über Hirnchemie, die helfen, das Jo-Jo-Syndrom zu erklären. Die Forscher in diesem Bereich sind ein paar sehr aufregenden Dingen auf der Spur, die zudem klären, warum die meisten Diäten wirkungslos sind.

Die Lösungen für das Jo-Jo-Syndrom, die ich hier präsentiere, haben mir und meinen Klienten geholfen, und sie werden auch Ihnen helfen, wenn Sie diese Prinzipien studieren und anwenden.

2

SPIRITUELLE LÖSUNGEN
FÜR DAS JO-JO-SYNDROM

*»Derjenige ist eine große Seele, der erkennt,
dass das Spirituelle stärker ist als jegliche materielle Kraft.«*

Ralph Waldo Emerson (1803–1882),
amerikanischer Philosoph

Intuitionen, oder das sogenannte »Gefühl im Bauch«, sind eine hervorragende leitende Kraft. Sie zeigen uns die besten Möglichkeiten für alle Aspekte unseres Lebens auf. Wir haben wahrscheinlich alle schon Momente erlebt, in denen wir es bereuten, eine Intuition hinsichtlich eines Jobs oder einer Beziehung ignoriert zu haben. Andererseits sind Sie wahrscheinlich auch schon mal einem unlogisch scheinenden intuitiven Impuls gefolgt – und waren froh, dass Sie es getan haben.

Intuition in Form eines Bauchgefühls sagt Ihnen auch, wann Sie Veränderungen in Ihrem Leben vornehmen sollten. Vielleicht verspüren Sie den Drang, noch einmal zur Schule oder aufs College gehen zu wollen, ein bestimmtes Buch zu lesen, einen anderen Beruf zu ergreifen, eine Beziehung aufzugeben, einen bestimmten Menschen anzurufen oder sich ein neues Hobby zuzulegen. Als ich dick und depressiv war, hatte ich das Gefühl, dass ich nichts zur Welt beizutragen habe. Mein instinktives Gefühl wies mich an, Psychologiekurse zu belegen sowie Bücher und Magazinartikel über das Auf und Ab meines Lebens zu schreiben. Doch diese Anweisungen meiner Intuition verschüchterten mich zunächst, was dazu führte, dass ich pfundweise Eiscreme verputzte, um ihre ununterbrochene Aufforderung »Ändere dein Leben, ändere dein Leben« zum Schweigen zu bringen. Der Genuss von Eis erleichterte vorübergehend mein existenzielles Unbehagen. Doch diese Befriedigung hielt nie lange vor, und bald war ich wieder dem unablässigen Druck meines Bauchgefühls ausgeliefert, mein Leben gesünder und sinnvoller zu gestalten.

Schließlich gab ich es auf, meine Bauchgefühle zu bekämpfen. Ich schrieb mich in das örtliche College ein und verspürte umgehend Erleichterung, als mein Leben endlich einen Fokus bekam. Meine Esslust, vor allem auf Eiscreme, wurde geringer, und kaum dass ich es bemerkte, nahm ich langsam, aber stetig ab. Ich fing an, Artikel zu schreiben und sie verschiedenen Magazinen anzubieten. Obgleich alle abgelehnt wurden, war ich begeistert darüber, endliche meiner inneren Führung zu folgen. Diese Energie trug mich durch zwölf Jahre College und gab mir den Antrieb, weiterzuschreiben, bis ich schließlich viele erfolgreiche Bücher und Artikel veröffentlicht hatte.

Ich hatte große Angst davor gehabt, meinem Bauchgefühl zu folgen. Es war leichter, nicht einmal zu *versuchen*, an der Verwirklichung meiner Träume zu arbeiten, als den Schmerz eines möglichen Versagens, Ablehnung und Lächerlichkeit in Kauf zu nehmen. Hausarbeit und Essen waren meine Flucht in eine sichere Welt, in der ich nicht versagen konnte. Und obwohl mir mein Bauchgefühl ein klares Bild meines Traumlebens gab, konnte ich mir nicht vorstellen, *wie* ich zu diesem Leben, das ich mir vorstellte, jemals gelangen könnte. Heute weiß ich, dass unsere Intuition uns Hinweise gibt, wie wir uns unsere Träume erfüllen können, einen oder zwei Schritte nach dem anderen. Wie beim Fernunterricht wird uns, sobald wir diese Schritte erfolgreich hinter uns gebracht haben, die nächste Reihe von Aufgaben gegeben. Dabei besteht unsere Aufgabe nicht darin, uns das Endresultat anzuschauen, sondern nach und nach den Anweisungen unserer Intuition zu folgen.

Genauso wie ich haben auch Sie eine Lebensaufgabe. Sie wissen bereits tief in Ihrem Inneren, worin Ihre Lebensaufgabe besteht. Falls Sie sich nicht darüber im Klaren sind, was es ist, liegt das daran, dass Angst Sie davon abhält, Ihre intuitive Stimme wahrzunehmen. Beinahe alle meine Klienten und Klientinnen kommen ursprünglich zu mir, weil sie ihre Esslust nicht zügeln können. Unterhalb ihrer unersättlichen Esslust lodert ein Vulkan von Angst und Befürchtungen, die in erster Linie auf eine unerfüllte Lebensaufgabe zurückzuführen sind. So wie auch ich es einst tat, vergraben meine Klienten ihr Bauchgefühl – jene reiche Informationsquelle bezüglich ihrer Lebensaufgabe – unter Bergen von Nahrungsmitteln, Alkohol oder abhängig machenden Beziehungen. Diese Verhaltensweisen sind gleichbedeutend damit, sich die Finger in die Ohren zu stecken und seiner Intuition zu sagen: »Ich kann dich nicht hören! Ich kann dich nicht hören!«

Heilung vom Jo-Jo-Syndrom schließt so vieles mehr ein als die Nahrungsmittel, die Sie zu sich nehmen, oder Ihre Kleidergröße. Sie beinhaltet, dass Sie sich mit Ihrer Intuition, Ihrem Bauchgefühl, in Einklang bringen und eine vertrauensvolle Partnerschaft mit ihr eingehen. Indem Sie Ihrer intuitiven Stimme folgen, werden Sie unweigerlich angeleitet, viele Aspekte Ihres Lebens zu verbessern. Ein Teil dieser Anleitung wird Ihnen vielleicht Angst machen und blindes Vertrauen von Ihnen fordern. Doch anschließend werden Sie belohnt mit verbesserten Beziehungen, einer angenehmeren finanziellen Situation, dem Gefühl einer sinnvollen Aufgabe, Gesundheit und dem sicheren Wissen darüber, dass Sie etwas Positives in der Welt bewirkt haben. Je mehr Erfahrungen dieser Art Sie machen, desto leichter wird es Ihnen fallen, Ihrer Intuition zu folgen, ohne sie zu hinterfragen. Ich werde Ihnen im Laufe dieses Buches spezifische Methoden zeigen, wie Sie Ihre Intuition besser wahrnehmen können.

Unsere Intuition ist aufs Engste mit unserem spirituellen Selbst verbunden. Spiritualität und Gebet werden immer mehr in herkömmliche Therapien physischer Erkrankungen integriert. Heutzutage beten viele Ärzte für die Gesundheit und Genesung ihrer Patienten, und Hunderte gut dokumentierter medizinischer Untersuchungen zeigen, dass Gebete den Heilprozess

wesentlich unterstützen. Bei Übergewicht und Überessen verhält es sich nicht anders. Gebete heilen die Angst und die Depression, die zu unkontrollierten Essanfällen führen.

Das Verlangen des Ego nach Schmerz

Ihr wahres Selbst, die Person, die als perfektes Ebenbild Gottes
geschaffen wurde, überisst sich nicht und denkt auch nicht wie
besessen ans Essen. Ihr wahres Selbst beschäftigt sich nicht mit
Ihrem Gewicht oder Ihrem Aussehen. Und Ihr wahres Selbst
hat weder ein schlechtes Gewissen noch Ängste wegen der Ernährung.

Der Teil von Ihnen, der übermäßig isst, sich ständig hungrig,
ängstlich, schuldig und verunsichert fühlt und der über Diäten
und Pfunde grübelt, ist Ihr *Ego*. In Wahrheit ist das Ego nicht
einmal ein Teil von Ihnen, da Ihr wahres Selbst – auch als Ihr
höheres Selbst bekannt – das einzige Wesen ist, das Gott schuf,
und folglich das einzige Wesen ist, das wirklich und ewig ist.
Das Ego ist der Teil von uns, der real zu sein *scheint*, da wir ihm
so viel Aufmerksamkeit zukommen lassen. Da das Ego jedoch
kein Teil Gottes ist, ist es von Natur aus unwirklich und irdisch.
Sobald wir das Ego loslassen, lässt automatisch das Verlangen
nach übermäßigem Essen nach. An dieser Stelle möchte ich
gerne die Mechanismen des Ego-Verstandes erläutern, da es für
Sie wichtig ist zu erkennen, wann Sie Ihrem Ego erliegen.

Im Grunde läuft es darauf hinaus, dass Sie sich jedes Mal,
wenn Sie einen Schmerz fühlen, in Ihrem Ego-Zustand befinden. Ihr wahres Selbst kennt nichts als vollkommenen Frieden
und Liebe und ist sich keines Schmerzes bewusst, da Schmerz
unwirklich ist. Um vom Jo-Jo-Syndrom geheilt zu werden, ist
es daher *sehr* wichtig, dass Sie sich die Zeit nehmen, um den
Unterschied zwischen dem wahren Selbst und dem Ego wirklich zu verstehen. Die folgende Übersicht zeigt die Hauptunter-
schiede auf:

EGO	WAHRES SELBST
Schmerz	Liebe und Glück
Unwirklich, irdisch, zerstörbar	Wirklich, ewig, unzerstörbar
Sorgen, Ängste, Zweifel	Ist geduldig, vorurteilsfrei, gut gelaunt
Schuldgefühle und Angst vor Strafe	Unschuld, Frieden, Ruhe, Dankbarkeit
Verurteilt	Ist intuitiv
Schafft Probleme und intrigiert	Hat unbegrenzte Kreativität, Ideen, Enthusiasmus
Konkurrenzorientiert, glaubt an begrenzte Vorräte	Ist win-win-orientiert, kooperativ, großzügig
Hegt Groll	Vergibt
Hat Angst vor der inneren Stimme	Heißt die innere Stimme willkommen und folgt ihr

Unsere Aufmerksamkeit ist einem Laserstrahl gleich. Sie kann sich nur auf eine Sache konzentrieren, entweder auf das Ego oder auf das höhere Selbst, doch nicht gleichzeitig auf beides. Zu den Anzeichen, die anzeigen, dass Sie sich im Zustand des Ego befinden, gehört das Gefühl, mehr oder weniger zu sein als eine andere Person, oder Angst zu haben, sich schuldig oder unsicher zu fühlen. Ein anderes Beispiel für diesen Zustand besteht darin, dass Sie frustriert darüber sind, beim Meditieren so schwer daran gearbeitet zu haben, inneren Frieden zu erlangen, nur um sich von Ihrem spirituellen Pfad weggezogen zu fühlen, wenn Sie wieder hinaus in die »reale Welt« gehen. Der Grund für diese Gefühle besteht darin, dass irgendein Groll oder Urteil Sie in Ihr Ego zurückkatapultiert hat.

Das Ego wurde geschaffen, als Sie und ich in einem Augenblick, der so weit zurückliegt, dass er tief in unserem Unterbewusstsein vergraben ist, beschlossen haben, es vorzuziehen, getrennte Wesen zu sein. Wie Teenager, die ihr eigenes Apartment haben wollen, wollten wir von Gott und voneinander getrennt sein. In dem Moment der Trennung beschlossen wir, dass wir Gott nicht vertrauen konnten, unsere Entscheidungen für uns zu treffen. Wir sehnten uns nach unserem eigenen Universum, getrennt von Ihm, in dem wir die totale Kontrolle hatten. Einige von uns machten diesen Schritt aus Angst vor einem »zornigen Gott«, und andere wiederum taten es aus Arroganz, aus dem Wunsch nach Experimentieren oder Rebellion heraus.

Unser höheres Selbst weiß, dass das Ego verrückt ist und dass es unmöglich und alles andere als wünschenswert ist, sich von Gott zu trennen. Warum sollten wir unsere wahre Quelle der Freude und Liebe verlassen wollen? Das Ego setzt alles daran, dass wir unglücklich bleiben, denn solange wir vergessen, wie vollkommen und schön wir und alle unsere Brüder und Schwestern in Wahrheit sind, ist es der Herr im Haus. Das Ego weiß, dass wir in dem Moment, in dem wir uns an Gott erinnern, seinem irren Gerede keine Aufmerksamkeit mehr schenken.

Das Ego versucht trickreich, uns glauben zu machen, dass wir dann, wenn wir uns schuldig genug fühlen, für all den Schmerz, der uns von all den »schrecklichen Menschen« zugefügt wurde, rehabilitiert werden. Solche Gedanken haben zur Folge, dass uns die Trennung als etwas Reales und Unumstößliches erscheint. Darüber hinaus erwarten Sie, wenn Sie sich schuldig fühlen, bestraft zu werden. Daraufhin kreieren Sie die entsprechenden Situationen in Ihrem Leben, in denen Sie sich angegriffen fühlen – vielleicht indem Sie eine Krise am Arbeitsplatz oder zu Hause inszenieren oder indem Sie mit selbstquälerischen Gedanken über sich herfallen. (Das bedeutet jedoch keineswegs, dass ein Mensch, der Sie schlecht behandelt, nicht für sein Verhalten verantwortlich ist.) Zusammenfassend kann man sagen, dass alle Formen von Angriff vom Schuldgefühl des Ego herrühren, das es in die Welt hinaus projiziert.

Was hat das Ganze nun mit Überessen und der Heilung vom Jo-Jo- Syndrom zu tun? *Alles!* Zunächst einmal zeigen viele Studien und meine eigenen klinischen Untersuchungen, dass negative Gedanken und Emotionen ein Hauptauslöser für Heißhungeranfälle sind.

Jemand kommt von der Arbeit nach Hause und lässt noch einmal die Geschehnisse des Tages vor seinem inneren Auge ablaufen. Vielleicht kommt der Betreffende zu dem Schluss, an diesem Tag nicht hart genug gearbeitet zu haben oder dass seine Kollegen ihn nicht mögen, und er denkt: »Niemand versteht mich; nichts, was ich tue, ist gut genug.« Oder ihm fällt irgendetwas anderes ein, um sich herabzusetzen. Diese Worte stecken buchstäblich den Schlüssel in das Zündschloss des Ego. Es dauert nicht lange, und der Mensch fühlt sich erschöpft und müde (Ego-Konflikte resultieren in Müdigkeit) oder anderen Personen unterlegen (eine Haupteigenschaft des Ego).

Zur gleichen Zeit versucht die innere Stimme seines wahren Selbst, ihn von diesen Selbstbeschuldigungen abzubringen, indem es zum Beispiel sagt: »Geh in den Kunstladen und kauf dir ein paar Farben und Pinsel. Deine wahre Aufgabe liegt in künstlerischen Tätigkeiten, die du in der Vergangenheit immer geliebt hast. Du wirst mit deinen Werken vielen Menschen helfen.« Diese innere Stimme macht dem Betreffenen Angst. Er fühlt sich eingeschüchtert und denkt: »Wie könnte ich wohl jemals irgendetwas zur Welt beitragen, ganz zu schweigen als Künstler? Ich habe nicht das geringste Talent!«

Er stellt die anspornende innere Stimme ab und reagiert stattdessen auf den Ruf des Ego, sich selbst für seine »Schuld« zu bestrafen. Das Ego verspricht auf verführerische Weise, dass er dann, wenn er sich hart genug bestraft, von Schmerz und Vergeblichkeit befreit sein wird. Das ist die Lüge des Ego, der so viele von uns zum Opfer gefallen sind. Doch so muss es nicht sein, denn das Ego bellt zwar laut, aber es kann nicht beißen – es sei denn, wir glauben seinen falschen Versprechungen.

Nach außen schauen

Wenn wir auf die Stimme unseres Ego hören, ziehen wir unseren Fokus von unserer inneren Weisheit ab. Die Meinungen anderer Menschen sind uns wichtiger als unsere eigene. Unsere Sorge darüber, was die Leute wohl denken, hält uns davon ab, neue Dinge auszuprobieren. Wir essen, wenn die Uhr anzeigt, dass es Mittagszeit ist, selbst wenn wir keinen Hunger haben. Das Ego lenkt uns von unserer Intuition weg, wodurch ein Persönlichkeitsstil entsteht, der als »Extraversion« bekannt ist. Die Mehrheit der zwanghaften Esser fällt in die Persönlichkeitskategorie der »Extravertierten«. Extravertierte können wunderbare gesellschaftliche Qualitäten aufweisen, sind oft herzlich und rücksichtsvoll. Es ist weder »schlecht« noch »gut«, extravertiert zu sein; es ist einfach eine Art, sich auf die Welt zu beziehen.

Die Schwierigkeit, die Extravertierte mit Essen haben, besteht darin, dass sie aufgrund äußerer Reize hungrig werden – zum Beispiel beim Anblick von Speisen oder weil die Uhr sagt, es ist Mittag – anstatt sich auf ihre inneren Hinweise zu verlassen, die ihnen beispielsweise durch ein Hungergefühl anzeigen, wann es an der Zeit ist zu essen. Eine andere Untersuchung kam zu dem Schluss, dass Extravertierte eher dazu neigen, besonders süße Nahrungsmittel oder solche mit hohem Fettgehalt zu sich zu nehmen und dass die Betreffenden im Vergleich zu introvertierten Personen offensichtlich größeres Vergnügen beim Essen empfinden.

Von einer spirituellen Perspektive aus betrachtet, habe ich festgestellt, dass Extravertierte oft versuchen, ihre Sehnsucht nach Liebe durch Äußerlichkeiten wie beispielsweise Shopping, Essen, Liebesaffären oder sogar Lesen zu befriedigen. Keine dieser Aktivitäten ist schädlich; jedoch bringen sie alle nur *vorübergehende* Glücksgefühle – im Gegensatz zum täglichen Gebet, Meditation und Verbindung mit ihrer höheren Macht.

Diäten sind eine andere äußere Quelle, die zu vorübergehenden Glücksgefühlen führt. Wann immer ein neues Diätbuch auf

dem Markt erscheint, fallen viele Menschen in eine Art hypno-
tischen Bann und glauben: »Das ist es! Das ist die Antwort,
nach der ich so lange gesucht habe!« Das heißt, bis sie den Punkt
erreichen, an dem der jeweilige Diätplan sie zu langweilen beginnt und sie ihn für eine neue todsichere Methode des Abneh-
mens aufgeben, von der alle schwärmen.

Spirituelle Lösungen für das Jo-Jo-Syndrom erfordern Ihre
Bereitschaft, die schmerzhafte innere Leere mit etwas zu füllen,
was nicht vergeht. Es bedeutet, sich ernsthaft einem spirituellen
Weg zu verpflichten, der Ihnen bei der Überwindung Ihrer
Ängste und Sorgen hilft, die der Grund für Ihr übermäßiges Ver-
langen nach Essen sind. Jeder von uns muss seinen eigenen spi-
rituellen Weg finden und ihm folgen, und es ist wichtig, dass
Sie Ihrer Intuition vertrauen, Sie zu den Lehren zu führen, die
Sie als wahr empfinden und die – das ist besonders wichtig –
mit keinerlei Angst behaftet sind.

Die fleischlichen Gelüste bezähmen

Alle großen spirituellen und religiösen Schulen lehren, dass materielle Wünsche der Untergang für jeden sind, der inneren
Frieden und bleibendes Glück sucht. Viele spirituelle Texte be-
tonen immer wieder, dass wir physischen Versuchungen der verschiedensten Art aus dem Weg gehen können, indem wir unseren Fokus konsequent auf Spiritualität gerichtet halten. Zum
Beispiel schrieb der Apostel Paulus: »Wandelt im Geist, so wer-
det ihr die Lüste des Fleisches nicht vollbringen.«

Oft stehen wir Verlockungen gegenüber, die uns von unseren
höchsten Prioritäten abhalten – Sehnsüchte, die den Eindruck
erwecken, sie seien Abkürzungen auf dem Weg zur Glückseligkeit. Das Verlangen nach Sex, Geld, Ruhm, Prestige, Rufe der
Eitelkeit und Maßlosigkeit jedweder Art führen uns weg von
unserer wahren Aufgabe. Diese materiellen Ziele an sich sind
weder falsch noch schlecht oder bösartig. Wenn wir jedoch von
dem Wunsch nach diesen Dingen besessen sind, entfernen wir

uns von unserem geistigen Weg. Materielle Dinge vermögen
uns niemals die Belohnung zu geben, von der wir geglaubt haben, sie auf diese Weise zu finden. Vielmehr werden wir durch
unser Verlangen nach weltlichen Befriedigungen auf einen sehr
abhängig machenden Weg gelockt.

Das ist der Grund, warum wir mit unserem Essverlangen zu
kämpfen haben! Essen lenkt unsere Aufmerksamkeit von drin-
genden Sorgen oder schwierigen Aufgaben ab. Essen ist weniger
bedrohlich, als an unseren wichtigsten Zielen zu arbeiten. Wir
wissen, dass wir, wenn wir essen, weder versagen noch zurück-
gewiesen werden. Vielleicht mangelt es uns an Zuversicht in
Bezug auf eine neue Karriere, Beziehung oder sonstige Unter-
nehmung. Also wählen wir Essen als einen sicheren Zufluchts-
ort des Trostes in dem Wissen, dass es dort nichts Schwieriges
oder Anstrengendes zu tun gibt.

Nachdem wir dem Essen zügellos gefrönt haben, überkom-
men uns vielleicht Schuldgefühle oder Angst. Zum Teil liegt
dies an der Sorge um die verzehrten Kalorien. Doch Überessen
führt unweigerlich zu einem emotionalen Hangover, da wir tief
in unserem Inneren wissen, dass wir die Zeit, die wir mit Essen
verbracht haben, viel besser hätten nutzen können. Wir fühlen
uns umso vieles besser, wenn wir auch nur fünfzehn Minuten
in die Arbeit an unserem wichtigsten Ziel investiert haben statt
in ein flüchtiges Vergnügen wie beispielsweise Essen.

Wenn ich etwas aufschiebe, nörgelt meine Intuition wie ein
Schuldeneintreiber an mir herum, lässt mich jedoch in Frieden,
solange ich meine Zeit mit irgendeiner sinnvollen Beschäftigung – wie beispielsweise Meditation, Spazierengehen in der
Natur, Spielen mit meinen Kindern oder meiner Katze Romeo,
Lesen oder Schreiben – verbringe. Doch wenn ich zu viel Zeit
damit verschwende, meine Augenbrauen zu zupfen, im Internet zu surfen oder nervtötende Fernsehsendungen zu schauen,
lässt mir meine Intuition keine Ruhe.

Früher war es mir möglich, meine Intuition durch den Griff
zum nächstbesten Nahrungsmittel zum Schweigen zu bringen.

Manchmal trank ich zusätzlich noch ein paar Gläser Wein, um meine innere Stimme auch ganz bestimmt mundtot zu machen. Ich hasste es, mir sagen zu lassen, was ich zu tun oder zu lassen hatte, selbst wenn ich wusste, dass der Rat von meinem höheren Selbst kam und mir nur zum Besten gereichen konnte. Überessen war meine Rebellion gegen die liebevolle Führung, die mich aufforderte, an meiner wahren Aufgabe zu arbeiten.

Irgendwann im Laufe der Zeit verlor ich die Fähigkeit, mich selbst zu belügen. Heute gelingt es mir nicht mehr, meine innere Führung zu ignorieren. Keine der alten Methoden – Überessen, zwanghaftes Einkaufen, ständige Suche nach Unterhaltung und Gesellschaft oder eitle Beschäftigung mit meinem Äußeren – hat mehr die Macht, das Wissen um meine Aufgabe zu blockieren.

Fühle ich mich heute elend, weil ich mich nicht länger in den vergänglichen Genuss des Überessens flüchten kann? Keineswegs. Mein wahrer Ort der Zuflucht ist derselbe wie Ihrer: Er liegt in meiner Entscheidung, ausschließlich friedvolle Gedanken und eine liebevolle Sichtweise aufrechtzuerhalten. Das macht mich heute satt.

Der wahre Zweck Ihres Jo-Jo-Syndroms Unwohlseins

Alle Situationen sind potenzielle Lektionen, die uns helfen, zu wachsen und uns weiterzuentwickeln. In gewisser Weise ist Ihr Jo-Jo-Syndrom ein Geschenk, da es Sie dazu zwingt, Ihre Aufmerksamkeit verstärkt auf Ihre Intuition und Ihre Lebensaufgabe zu richten. Indem Sie nicht mehr übermäßig essen, hören Sie ganz natürlich Ihre innere Stimme, spüren das Bauchgefühl, das Ihnen die Richtung weist. Indem Sie diesem Bauchgefühl folgen, fühlen Sie sich automatisch besser mit sich selbst und Ihrem Leben. Dadurch, dass Sie Ihre Lebensaufgabe erfüllen, bringen Sie Ihr Leben in Einklang. Je mehr Zeit Sie in die Erfüllung Ihrer Lebensaufgabe investieren, umso mehr normalisiert sich Ihre Esslust. Ihr Gewicht und die Nahrungsmittel, die Sie konsumieren, sind nicht mehr länger die Lieblingsbeschäftigung Ihres Bewusstseins, und die Pfunde purzeln von ganz allein.

Wie übermäßiges Essen Ihre Lebensaufgabe blockiert

Jeder von uns hat eine Lebensaufgabe. Sie ist der einzigartige Beitrag, den wir der Welt mit unseren natürlichen Talenten, Interessen und Leidenschaften anzubieten haben. Wir können diese Aufgabe durch unseren Beruf, ehrenamtliche Tätigkeiten oder ein besonderes Projekt erfüllen. Die Form, die unsere Lebensaufgabe annimmt, ist nicht so wichtig. Entscheidend *ist* jedoch, dass wir unsere Lebensaufgabe erkennen und sie ohne Zögern in die Tat umsetzen.

Die Aufgabe, die wir hier zu erfüllen haben, verleiht unserem Leben einen Sinn und eine wohltuende Struktur. Manche Menschen haben zwar eine vage Vorstellung von ihrer Lebensaufgabe, doch werden sie durch Ängste und Unsicherheiten vom Handeln abgehalten. Diejenigen, die ihre Lebensaufgabe noch nicht erkannt haben, fühlen sich verloren, so als hätten sie etwas Wichtiges vergessen – und so ist es auch.

Wir alle spüren den inneren Antrieb, etwas in der Welt zu bewirken. Dieser Antrieb ist machtvoll und durchdringend – eine ebensolche Naturkraft wie der Wind, der die Bergwände formt, und die Brandung, die unermüdlich ans Ufer donnert. Unsere wahre Aufgabe zu finden und zu verwirklichen ist ein einfacher und natürlicher Prozess. Wie der sprichwörtliche Spatz in der Hand haben wir bereits jetzt alles zur Verfügung, was wir brauchen, um diese Aufgabe zu erfüllen.

Doch vielleicht macht uns unser Ego glauben, dass unsere gottgegebenen Talente und Fähigkeiten unmöglich ausreichen, um etwas in der Welt bewirken zu können. Wir wickeln dieses Vorurteil wie eine Art Schutzschild um unser wahres Selbst herum, um es vor Schmerz und Ablehnung zu feien. Dann vegetiert unsere Lebensaufgabe gefangen und unerfüllt in unserem Inneren dahin, während wir außerhalb von uns nach dem suchen, was wir bereits besitzen.

Wir können jedoch das Wissen um unsere unerfüllte Lebensaufgabe nicht vollständig ignorieren, da die Stimme unseres wahren Selbst, unsere Intuition, uns mit Mahnungen verfolgt, so als hätten wir eine unbeglichene Schuld zu tilgen. Wir können vielleicht die Lautstärke dieser intuitiven Stimme durch extreme Verhaltensweisen wie beispielsweise Überessen oder Alkoholmissbrauch dämpfen. Unter Umständen gelingt es uns, die Arbeit an unserer Lebensaufgabe dadurch aufzuschieben, dass wir unseren hektischen Terminplan mit sinnlosen Aktivitäten vollstopfen. Vielleicht tun wir so, als sei es uns egal, dass unsere Talente und wahren Interessen brachliegen und ungenutzt bleiben.

Jedoch können weder auf dem Ego basierende Ängste noch extreme Verhaltensweisen die innere Stimme ganz zum Schweigen bringen, und das Aufschieben unserer Lebensaufgabe führt irgendwann zu Depression und Angstzuständen. Der einzige begehbare Weg zu innerem Frieden und Erfüllung besteht darin, auf die intuitive Führung, die uns antreibt, unsere Aufgabe in diesem Leben zu entdecken und in die Tat umzusetzen, zu hören und ihr zu folgen.

Wir müssen uns selbst nichts hinzufügen, um unsere intuitive Stimme vernehmen zu können oder unsere angeborenen, zweckmäßigen Talente freizulegen und zu nutzen. Wir müssen lediglich die Ängste und die verzerrte Sichtweise unseres Ego aus unserem Bewusstsein *entfernen*. Sobald das geschehen ist, hören und folgen wir umgehend der Führung unserer Intuition im Hinblick auf Natur und Richtung unserer Aufgabe. Glücklicherweise müssen wir nichts weiter tun, um den Spatz in unserer Hand freizulassen, als einen winzigen Riss im Ego zu machen. Dann übernimmt die Natur die Regie und lässt unser wahres Selbst und all seine Gaben wiederaufleben.

Personen, die ihre Lebensaufgabe durch ihren Beruf erfüllen,
wachen am Morgen auf und sagen begeistert: »Es ist fantastisch,
dass ich dafür bezahlt werde, etwas zu tun, was ich liebe!« Ihre
materiellen und finanziellen Belohnungen – in der Regel aufgrund der freudigen Hingabe an ihre Arbeit üppig – sind lediglich der berühmte Zuckerguss auf dem Kuchen.

Viele Menschen fühlen sich jedoch außerstande, den Weg zu
einer sinnvollen, freudvollen Karriere einzuschlagen. Sie kennen zwar die Theorien, die besagen: »Tue das, was dich glücklich macht«, aber sie werden von ihren Egos mit lähmenden
Schuldgefühlen, Unsicherheit und Angst gefesselt. Sie haben
das Gefühl, kein Glück verdient zu haben, und glauben nicht
an die Möglichkeit, einen Beruf auszuüben, der ihnen Spaß
macht – oder sie fühlen sich schuldig, dass sie mit ihren Begabungen Geld machen. Diese allgegenwärtigen egobasierten Gefühle halten die Betreffenden davon ab, von der Verbesserung
ihres Lebens und ihrer Karriere zu träumen, ganz zu schweigen
davon, dies in Angriff zu nehmen. Aus diesem Grund ist es so
wichtig, die Stimme des Ego abzustellen und die intuitive
Stimme des wahren Selbst zu verstärken, damit Sie Ihre Aufgabe erfüllen, Ihr Arbeitsleben transformieren und die Freiheit
der Authentizität genießen können.

Ich hatte dreizehn Jahre lang in privater Praxis und als Leiterin
von zwei Programmen in einer psychiatrischen Klinik viel mit
Klienten zu tun, die ihr Leben geheilt haben. Ich bin fest davon
überzeugt, dass unerfüllte Lebensaufgaben die Ursache vieler
psychischer Leiden sind. Meiner klinischen Theorie zufolge verwenden Menschen extreme Verhaltensformen, wie zum Beispiel
Überessen und Alkoholmissbrauch, als »Verzögerungstaktik«,
um sich ihrer Lebensaufgabe nicht widmen zu müssen. Nahrung, Drogen und Alkohol dienen ihnen als eine Möglichkeit,
das Drängen ihrer Intuition bezüglich einer Veränderung in
ihrem Berufs- bzw. Privatleben zu ignorieren. Obwohl diese
Veränderungen die Qualität ihres Lebens verbessern würden,

widersetzen sie sich zunächst ihrer inneren Führung. Sie haben das Gefühl, kein Glück verdient zu haben, oder betrachten sich als unqualifiziert und außerstande, ihre wahren Interessen zu ihrem Beruf zu machen. Sie haben Angst, ihrer Intuition zu vertrauen und ihr zu folgen. Und so versuchen sie, die Lautstärke ihres Bauchgefühls zu dämpfen, indem sie sich den Bauch vollschlagen. Ein weiterer Grund für ihr übermäßiges Essen besteht darin, das Wissen um den Schmerz und die Leere zu überdecken, die vom Ignorieren ihrer wahren Aufgabe herrührt.

Ich helfe meinen Klienten, die Stimme ihrer Intuition zu erkennen und ihr zu vertrauen, da ich glaube, dass wir alle grundsätzlich intuitiv sind und jeder lernen kann, seine intuitiven Kräfte zu verbessern. Ich lehre meine Klienten, zu den Anweisungen ihrer Intuition über die Erfüllung ihrer Lebensaufgabe Zugang zu finden. Indem sie einen kleinen Schritt nach dem anderen tun, lösen sich ihre Esslust oder andere extreme Verhaltensweisen auf, und jegliche Form von Depression oder Angst verschwindet.

Unser Ego ist das einzige wahre Hindernis, das uns davon abhält, unsere Aufgabe zu erkennen und zu erfüllen. Es ist das Element, das uns blind macht gegenüber dem Wissen um unser wahres Selbst, das unbegrenzt, genial und liebevoll ist. Wenn wir nur ständig das Wissen um unsere wahre Vollkommenheit in unserem Bewusstsein aufrechterhalten könnten, würde unsere Intuition uns ganz natürlich zu unserer Lebensaufgabe führen. Das Ego zieht uns jedoch nach unten; es erfüllt uns mit Angst und gibt uns das Gefühl, unzulänglich oder schuldig zu sein oder Glücklichsein nicht verdient zu haben. Es ist unrealistisch, zu erwarten, den Fängen des Ego völlig entgehen zu können, da alltägliche Ereignisse im Beruf und zu Hause unsere Ängste und Unsicherheiten auslösen. Was wir jedoch tun *können*, ist, zu lernen, unser Ego schnell zu identifizieren und ihm zu entrinnen.

Sobald wir gelernt haben, in unserem wahren Selbst zentriert zu bleiben, werden wir uns ganz natürlich immer mehr unserer

Intuition bewusst, die uns zu und auf dem Weg unserer Lebensaufgabe führt, und vertrauen ihr. Wenn wir uns so weit wie möglich aus den Fängen des Ego befreien, erkennen wir automatisch unsere wirkliche Aufgabe im Leben! Ohne den Zugriff des
Ego hören wir problemlos unsere innere Stimme und folgen ihr,
und unsere Aufgabe offenbart sich nahezu spielend!

Viele meiner Klienten widersetzen sich zunächst der Möglichkeit, eine freudvolle Existenz für sich zu kreieren, die ihre
natürlichen Interessen zum Mittelpunkt hat. Sie glauben nicht,
dass ihnen ein angenehmes Leben und eine sinnvolle Arbeit
zustehen oder dass sie damit genug Geld verdienen können.
Ich helfe ihnen, sich von solchen Ego-Glaubenssätzen wie »Das
Leben muss ein Kampf sein« oder »Ich habe es nicht verdient,
glücklich zu sein« zu befreien.

Ich bezeichne bestimmte Arten von Ego-Fallen als »Verzögerungstaktiken«. Dies sind die sinnlosen Aktivitäten und nicht
wirklich existierenden Probleme, die wir heraufbeschwören, um
die Erfüllung unserer wahren Funktion aufzuschieben. Wir sagen uns: »Ich werde anfangen, in meinem Leben das zu tun, was
ich *wirklich* tun soll, sobald ich mit diesem Projekt fertig bin
oder nachdem ich weitere zehn Pfund abgenommen habe.« Jo-
Jo-Esser schieben die Dinge vor sich her, indem sie ihr Gewicht
oder ihre Essgewohnheiten als eine Barriere gegen die empfun-
dene »Gefahr« benutzen, sich der Arbeit an der Erfüllung ihrer
Lebensaufgabe zu stellen. Wir können durch rückhaltlose Ehrlichkeit uns selbst gegenüber, das Hören auf unsere Intuition,
die Hingabe an unsere Aufgabe und die Bitte um spirituelle Intervention Verzögerungstaktiken erkennen und uns von ihnen
befreien.

Zum Ablegen des Ego gehört nichts weiter, als zu erkennen,
wann Sie sich in diesem Geisteszustand befinden. Das ist vergleichbar mit der Feststellung, dass Sie auf der »Autobahn«
Ihrer wahren Lebensaufgabe und Ihres wahren Selbst die »falsche Ausfahrt« benutzt haben. Sich selbst für diesen Fehler zu
schelten bringt nichts. Stattdessen sollten Sie sich so schnell wie

möglich wieder auf die richtige »Spur« begeben. Um voll und
ganz im Zustand unseres wahren Selbst leben zu können, müssen wir uns von den (Vor)Urteilen des Ego befreien. Das wahre
Selbst ist unser natürlicher Zustand, dem wir nichts hinzufügen
müssen, um ihn leben zu können. Stattdessen müssen wir alle
Ego-Glaubenssätze loslassen, denen zufolge wir von anderen
Lebewesen und von Gott getrennt sind.

Der Akt der Vergebung ist entscheidend beim Loslassen des
Ego, da Ablehnung und Rachegedanken den Glauben an die
Trennung intensivieren. Vergebung verstärkt das Volumen und
die Klarheit unserer inneren Stimme. Außerdem kurbelt Vergebung unser Selbstvertrauen an und stärkt den Glauben an
uns selbst.

Machen Sie sich eine »Nulltoleranzstrategie gegen Schmerz« zu eigen

Auf einem Tisch in der Nähe meines Meditationsbereiches liegt
ein Zettel, auf dem das Wort »SCHMERZ« geschrieben steht.
Das Wort ist von einem Kreis umgeben, der diagonal von einer
dicken Linie durchkreuzt ist. Das Zeichen erinnert mich daran,
dass ich mir eine »Nulltoleranzstrategie gegen Schmerz« zugelegt habe. Ich lehre meinen Klienten diese Strategie und fordere
auch Sie dringend auf, sich diese zur Gewohnheit zu machen.

Wie die »Null Toleranz gegen Drogen«-Strategien in vielen
öffentlichen Schulen ist meine Null-Schmerz-Strategie eine
Möglichkeit, mich dazu zu verpflichten, niemals einem emotionalen Schmerz Zuflucht in meiner Seele oder meinem Körper zu gewähren. Schmerz ist nicht etwas, was Gott gewollt oder
geschaffen hat; er ist eine hundertprozentig menschliche Erfin-
dung. Ich möchte nicht den geringsten gottlosen Gedanken in
meiner Seele haben, und Sie auch nicht, glauben Sie mir! Dennoch ist es sehr leicht, einen oder zwei schmerzhafte Gedanken
zu übersehen. Und bevor Sie wissen, was los ist, schlägt Ihre

Stimmung plötzlich um und Sie haben das Gefühl, als befänden Sie sich am Anfang eines sehr langen dunklen Tunnels und können Ihren Weg hinaus ans Licht nicht finden. Es ist viel einfacher, sich darin zu üben, auf Anhieb das geringste Aufflackern emotionalen Schmerzes zu fühlen. Lassen Sie diesen Schmerz unverzüglich los, sonst wird er seine anderen nichtsnutzigen Freunde einladen, es sich gemeinsam mit ihm in Ihrem Inneren bequem zu machen!

Bedeutet diese Vorgehensweise, dass Sie den Schmerz ignorieren oder verleugnen? Nein, denn das würde nur Essen durch »Spiritualität« ersetzen, um den Schmerz zu unterdrücken. Außerdem enthalten alle unsere schmerzhaften »Probleme« wertvolle Heillektionen. Sie lehren uns Wachsamkeit und überzeugen uns hoffentlich davon, unsere dunklen Stellen, Vorurteile und die Tendenz, unsere Intuition zu ignorieren, loszulassen, und halten darüber hinaus weitere Wachstumslektionen für uns bereit. Sie sollten es nicht versäumen, diese Information aus Ihrem Schmerz zu gewinnen, indem Sie so tun, als existiere er überhaupt nicht.

Anstatt den Schmerz zu unterdrücken, empfehle ich, ihn Gott zu übergeben. Dazu gehört es, sich dem Schmerz und den Problemen offen zu stellen und ihnen zu sagen: »Ich werde dich nicht in meinem Leben akzeptieren. Verschwinde jetzt, doch lass auf dem Weg hinaus die wertvollen Einsichten zurück, die du für mich bereithältst.«

Immer dann, wenn Sie Schmerz empfinden, egal wie stark – von einer leichten Irritation bis hin zu dem Wunsch, jemanden umzubringen –, befinden Sie sich in Ihrem Ego-Zustand. Sie fühlen sich gequält, haben Angst und fühlen sich verlassen, da Sie vorübergehend Ihr Wissen um die Verbindung zwischen sich, allen anderen Lebewesen und Gott verloren haben. Falls Sie im Glauben an einen »zornigen Gott« aufgewachsen sind, fürchten Sie sich unter Umständen auch vor Seiner Vergeltung.

Wenn Sie emotionalen Schmerz empfinden, ist es weder klug noch hilfreich, seine Existenz zu leugnen. Der Schlüssel liegt im vorurteilsfreien Akzeptieren des Schmerzes, indem Sie zum Beispiel feststellen: »Ich merke, dass ich in diesem Augenblick Angst habe.« Oder: »Ich fühle mich hintergangen.« Beurteilen Sie Ihren Schmerz nicht als schlecht oder gut – solche Etiketten dienen nur dazu, den Schmerz zu festigen oder zu vergrößern. Und das sollten Sie auf jeden Fall vermeiden!

Der spirituelle Text *A Course in Miracles* (dt.: *Ein Kurs in Wundern*) bietet die wirksamste Lösung gegen emotionalen Schmerz an, die ich bisher gefunden habe. Diese Methode führt bei jeder Art von Schmerz, Sorgen oder Problemen zu nahezu sofortiger Erleichterung und Heilung. Sie ist eine echte Universallösung, da es bei Wundern keine Größenordnung für Schwierigkeiten gibt. Unser Ego versucht, uns zu überzeugen, dass einige Probleme größer sind als andere. In Wahrheit haben Probleme jedoch weder Masse noch Größe.

Während meiner Studienzeit und der Jahre klinischer Praxis hatte ich die Gelegenheit, so ungefähr alle psychologischen Heilmethoden zu studieren und auszuprobieren, einschließlich des medizinischen Modells, Behaviorismus, humanistischer sowie jungscher Psychologie, Gestalt-, Kognitiv- und Logotherapie. Viele dieser Therapien sind sehr wirkungsvoll, andere weniger; die meisten traditionellen Behandlungsformen bieten höchstens vorübergehende Erleichterung und sind zudem in der Regel sehr zeitaufwändig.

Hier ist das Rezept aus *A Course in Miracles*, das ich sowohl meine Klienten lehre als auch selbst anwende:

Machen Sie sich bewusst, dass emotionaler Schmerz ein Produkt Ihres Ego ist. Da Ihr Ego nicht real ist (in dem Sinne, dass Gott es nicht erschaffen hat und dass es zerstörbar ist), sind auch seine Auswirkungen nicht real. Es gibt zwei Möglichkeiten, diesen Schmerz aufzulösen. Der eine ist der lange Weg mittels Analyse und Introspektion. Ein kürzerer, effektiverer Weg ist vergleichbar mit der Bitte an einen professionellen Haushälter, in

Ihr Haus zu kommen und das vorhandene Chaos zu beseitigen. Der Haushälter ist in diesem Fall der Heilige Geist. Falls Sie die Bezeichnung »Heiliger Geist« aus irgendwelchen Gründen stört, wählen Sie bitte einen Namen, der Ihnen angenehm ist, wie beispielsweise »Spirit«, »Liebe«, »Stimme Gottes«, »Universum« oder »höhere Kraft«. Einige meiner Klienten ziehen die Bezeichnung »Heiliger Haushälter« vor.

Diese allgegenwärtige Macht Gottes weiß genau, wie sie den Frieden in unserem Haus wiederherstellen kann, indem sie sofort unsere Gedanken korrigiert, bis sie sich in Übereinstimmung mit perfekter Wahrheit und Liebe befinden. Ohne eine Spur von Urteil über das heillose Chaos, das unser Ego angerichtet hat, erscheint der Heilige Geist wie ein Wirbelwind, räumt alles auf, macht sauber, spricht über uns den Segen und lässt uns an Körper und Seele wiederhergestellt zurück.

Der erste Schritt besteht darin, Ihren Verstand zum Schweigen zu bringen und den Heiligen Geist zu bitten, Sie in einen friedlichen Zustand zu versetzen. Wenn Sie sich eine Haushälterin holen, ihr aber verbieten, Ihr Haus zu betreten, wäre ihre Effektivität stark eingeschränkt. Wenn Sie ihr sagen würden: »Schauen Sie sich nicht die Unordnung an, die ich gemacht habe«, wie könnte sie dieselbe dann aufräumen?

Also ist es wichtig, nicht nur um die Hilfe des Heiligen Geistes bei der Korrektur Ihrer Gedanken zu bitten, sondern auch die Tür zu öffnen, damit er eintreten und mit der Arbeit beginnen kann. Halten Sie auch nicht am geringsten nutzlosen Ego-Produkt fest – übergeben Sie alles dem himmlischen Haushälter. Achten Sie darauf, hinterher dem Heiligen Geist für seinen wunderbaren Reinigungsjob zu danken.

Hier ist die Methode, basierend auf *A Course in Miracles,* die ich alle meine Klienten lehre (die sich aus den verschiedensten religiösen und nicht religiösen Schichten zusammensetzen), um jeden Schmerz und jedes Problem des Ego sofort loszulassen:

Zunächst nehmen Sie einen tiefen Atemzug und schließen die Augen. Stellen Sie sich vor, Sie halten Ihren Schmerz oder Ihr Problem in der Hand, mit der Sie normalerweise schreiben (Ihrer loslassenden Hand), und sagen Sie:

»Heiliger Geist, ich fühle emotionalen Schmerz. Ich weiß, dass dieser Schmerz nicht real ist, da Gott ihn nicht erschaffen hat, also muss ich einen falschen Gedanken gewählt haben. Ich möchte Frieden empfinden und nicht Schmerz. Bitte komm in mein Herz und hilf mir, diese Situation in einem anderen Licht zu sehen. Bitte korrigiere alle meine Gedanken, damit sie sich in Übereinstimmung mit der Wahrheit Gottes befinden. Ich bitte darum, dass alle Auswirkungen fehlerhaften Denkens bald von allen Personen vergessen werden, die von der Situation betroffen sind.«

In weniger als einer Minute werden Sie einen Schauder oder ein Zittern in Ihrem Körper fühlen. Einige Menschen nennen dies die Kundalini-Energie, und die Bibel bezeichnet es als »den Wind« – haben Sie keine Angst, es wird Ihnen nichts passieren. Ich empfinde diesen »Wind« als den Heiligen Geist, der meiner Seele eine manuelle Einrenkung verpasst, um meine Gedanken in Übereinstimmung mit der göttlichen Wahrheit zu bringen.

Als Nächstes sollten Sie ein Wunder erwarten. Die Macht dieser Methode ist so allumfassend, dass sie Änderungen in der äußeren Erscheinung jeder Situation auslöst. Und vergessen Sie dabei nicht, dass alles, was wir erleben, aufgrund des Gesetzes von Ursache und Wirkung unsere Gedanken widerspiegelt. Verändern Sie Ihre Gedanken, und sofort wird sich Ihre Welt verändern.

Wenn ein neuer Klient ehrlich und rückhaltlos dazu bereit ist, sein Gewicht und seine Essgewohnheiten dem Heiligen Geist zu übergeben, wird seine Esslust oft schon in einer einzigen Sitzung geheilt.

»Das Monster in meinem Inneren, das ständig forderte, gefüttert zu werden, ist nicht mehr da. Ein absolutes Wunder!«

»Ich habe in einem Monat zehn Pfund verloren, ohne einen einzigen Gedanken ans Abnehmen zu verschwenden. Meine Freunde sagen, dass ich um Jahre jünger aussehe!«

»Eigentlich möchte ich es Ihnen gar nicht sagen, weil ich Angst habe, es dadurch zu verhexen, aber schon nach einer Sitzung stehe ich jetzt nicht mehr mitten in der Nacht auf und stopfe Essen in mich hinein.«

Dies sind einige der Kommentare von Klienten, die bereit waren, spirituelle Heilung von ihrer Esssucht zu erfahren. Ihre Hungergefühle normalisierten sich bereits nach einer einzigen Sitzung, da sie bereit waren, geheilt zu werden. Wenn Sie alle Ängste loslassen, um die Kontrolle über Ihr Essen und Ihr Gewicht *für einen kurzen Augenblick* Gott zu übergeben, wird der göttliche Geist Ihre Einladung annehmen, in Ihr Herz kommen und Sie von Ihrer Sucht heilen. Heilen Sie den Schmerz, und Sie heilen Ihr Gewicht.

Wenn wir den Versuch aufgeben, Situationen zu kontrollieren, öffnen wir den Kanal für Gottes vollkommenen Willen, um Heilung in unser Leben zu bringen. Unser Seh- und Erkennungsvermögen ist unweigerlich viel geringer als das Seine, daher wird unsere Hingabe an den Willen Gottes immer zu Ergebnissen führen, die besser sind, als wir es je erwartet hätten. Alle Aspekte des sogenannten Problems werden auf liebevolle und wunderbare Weise transformiert. Wie es in *A Course in Miracles* heißt:

Du, dessen Seele von Zweifel und Schuldgefühlen verdunkelt ist, führe dir dies vor Augen: Gott hat dir den Heiligen Geist gegeben und ihm die Mission übertragen, alle Zweifel und jede Spur von Schuld zu entfernen, die Sein geliebter Sohn auf sich genommen hat. Ein Scheitern dieser Mission ist unmöglich ... Der Heilige Geist bietet dir Erlösung von jedem Problem, das du deinem Empfinden nach hast. Ein Fehler oder Irrtum im Denken ist für Ihn nicht schwieriger zur Wahrheit zurückzuführen als ein anderer.

In dieser Welt des freien Willens müssen wir um Hilfe bitten. Ohne unsere ausdrückliche Einladung wird die göttliche Kraft nicht intervenieren, außer bei unmittelbarer Lebensgefahr. Sich daran zu erinnern, um Hilfe zu bitten, ist oft der schwierigste Teil spiritueller Heilung! Nachdem Sie um Hilfe gebeten haben, wird Gott sich um alles Weitere kümmern.

TEIL ZWEI

Die
fünf Formen des
Überessens

3

ERKENNEN SIE IHRE FORM
DES JO-JO-SYNDROMS

*»Ein gut gezügelter Appetit
ist ein wichtiger Aspekt der Freiheit.«*

Lucius Seneca (4 v. Chr. – 65 n. Chr.),
römischer Philosoph

Beim Jo-Jo-Syndrom unterscheidet man fünf verschiedene Formen des Überessens. Jeder liegt eine andere emotionale, metaphysische und verhaltensorientierte Ursache zugrunde. Unter Umständen erkennen Sie sich selbst in mehr als einer (oder in allen fünf) dieser Formen übermäßigen Essens wieder.

Nehmen Sie sich nun einen Moment Zeit, um herauszufinden, zu welcher der folgenden Kategorie Sie gehören: Sind Sie ein »Zwangsesser« (jemand, der nicht aufhören kann, Nahrung in sich hineinzustopfen), ein »Emotionsesser« (jemand, der Nahrung als Trost benutzt); »ein »Selbstachtungsesser« (jemand, der zu viel isst, um seine mangelnde Selbstachtung zu kompensieren); ein »Stressesser« (jemand, der in Stresssituationen zu viel isst) oder ein »Schneeballeffekt-Esser« (jemand, der allmählich und kontinuierlich die Nahrungsmenge erhöht, die er zu sich nimmt).

1. *Diejenigen, die nicht aufhören können, bestimmte Nahrungsmittel zu essen – »die Zwangsesser«.* Becky, die stolz darauf war, immer bestens organisiert zu sein und alles zu überblicken, konnte nicht verstehen, warum sie immer dann, wenn sie etwas aß, was Schokolade enthielt, die Kontrolle verlor und nicht mehr aufhören konnte. Ähnlich erging es JoAnn, als sie feststellte, dass es ihr unmöglich war, eine angebrochene Pa-

ckung Eis in ihrem Tiefkühlfach zu haben, sondern alles auf
einmal essen musste, egal wie viel es war. Schokolade, Süßigkeiten, Brot, gesalzene Snacks, Eis und gefrorener Joghurt,
Nüsse, Käse, cremige Salatsaucen und scharfe italienische
oder mexikanische Speisen sind typische Speisen von Zwangsessern (Zwangsesser heißt im Englischen Binge Eater, sein
bevorzugtes – und daher für ihn gefährliches – Lebensmittel
Binge Food, A. d. L.).

2. *Diejenigen, die Nahrung als Trost benutzen –* »**die Emotionsesser**«. Janice hatte einen besonders anstrengenden Job, der
sie oft in Situationen brachte, die sie innerlich aufwühlten,
wobei es ihr jedoch schwerfiel, anderen zu sagen, dass sie sich
von ihrem Verhalten belästigt fühlte. Nach der Arbeit hatte
Janice die Wut eines ganzen Tages in ihrem Inneren gespeichert, und sobald sie abends nach Hause kam, führte ihr erster Weg sie sofort zum Kühlschrank, um etwas zu essen und
sich auf diese Weise besser zu fühlen.
   Nahrung dient jedoch nicht nur dazu, Wut und Ärger zu
verdrängen, sondern auch, um Gefühle wie beispielsweise
Erschöpfung zu bekämpfen. Cindy fühlte sich jeden Abend
erschöpft, nachdem sie den ganzen Tag hinter ihrem kleinen
Sohn hinterhergerannt war und ihr neugeborenes Baby versorgt hatte. Um sich selbst mit genügend Energie zu versorgen und das Abendessen zubereiten zu können, aß sie zwi-
schendurch süße Snacks wie zum Beispiel Bonbons oder
Plätzchen und spülte sie mit einer Cola hinunter.

3. *Diejenigen, die Nahrung benutzen, um ein besseres Selbstgefühl zu
haben –* »**die Selbstachtungsesser**«. Hillary sorgte immer
zuerst für ihren Ehemann und ihre Kinder und gab das bisschen extra Geld, das ihr zur Verfügung stand, für *ihre Familie*
aus – niemals für sich selbst. Sie trug jahrein, jahraus alte
Strickhosen und zerschlissene Blusen, und oft vergaß sie, sich
zurechtzumachen. Hillary nahm mehr als 40 Kilo zu, da

Überessen eine weitere Art war, mit der sie sich selbst schlecht behandelte.

4. *Diejenigen, die Nahrung benutzen, wenn sie unter Stress stehen –* »die Stressesser«. Rosalyn, eine leitende Angestellte im mittleren Management einer Versicherungsfirma, hatte nie das Gefühl, genug Zeit zu haben, um alles erledigen zu können, was sie zu erledigen hatte. »Ich arbeite 50 Stunden in der Woche«, sagte sie, »dann komm ich nach Hause und versorge meine Familie. Meine Wochenenden verbringe ich mit Wäschewaschen und Lebensmitteleinkäufen – mein einziges Vergnügen scheint im Essen zu bestehen!«

Unglücklicherweise führte Rosalyns Entscheidung, Essen als Mittel zur Stressbewältigung zu benutzen, zu einer Gewichtszunahme von 15 Kilo in zwei Jahren. »Bevor ich diesen Job hatte, war ich sehr stolz auf mein Aussehen«, erklärte sie. »Doch heute habe ich einfach nicht mehr die Zeit, ins Fitnessstudio zu gehen oder einem Diätklub beizutreten! Ich habe weitgehend resigniert und die Tatsache akzeptiert, dass ich genauso dick sein werde, wie es meine Mutter war.«

5. *Diejenigen, die allmählich die Menge der Nahrungsmittel steigern, die sie zu sich nehmen –* »die Schneeballeffekt-Esser«. Diane hatte, solange sie sich erinnern konnte, stets immer wieder dieselben sieben Kilo zu- und abgenommen. »Es ist immer das Gleiche«, erklärte sie. »Sobald ich die überflüssigen Pfunde los bin, fange ich an, sie wieder zuzulegen!« Bei näherer Betrachtung stellten wir fest, dass Diane immer dann abnahm, wenn sie die Menge ihrer Mahlzeiten reduzierte. Sobald die sieben Kilo weg waren, achtete sie nicht mehr auf die Portionen, die sie zu sich nahm; sie wurden immer größer, bis sie schließlich wieder ihr vorheriges Gewicht erreicht hatte. Dann ging der Kreislauf von vorne los.

Jeden Winter nahm Diane, eine andere Schneeballeffekt-Esserin, zwanzig Pfund zu. »Wenigstens kann ich mein Gewicht dann unter weiten Pullovern und Mänteln verstecken«, sagte sie mir, »doch es wäre wunderbar, wenn ich mindestens einmal in meinem Leben ein ganzes Jahr lang das gleiche Gewicht haben würde.« Jedes Frühjahr unterzog sich Diane einem rigorosen Diät- und Fitnessprogramm, um sich auf den Sommer und die Badeanzugsaison vorzubereiten – ein Verhaltensmuster, dessen sie zutiefst überdrüssig war.

✳ ✳ ✳

Jede Form des Jo-Jo-Syndroms basiert auf einem Versuch des Betreffenden, den Schmerz darüber zu verdecken, dass er seine Lebensaufgabe nicht erfüllt. Jedoch weist jede Form eine bestimmte Art von Angst auf, die die Manifestation der Lebensaufgabe blockiert. In den folgenden fünf Kapiteln habe ich die metaphysische Bedeutung für jede Form des Jo-Jo-Syndroms aufgeführt, plus einer Affirmation als Gegenmittel gegen die Angst, die der übermäßigen Esslust zugrunde liegt. Ich empfehle Ihnen, die Affirmation für Ihre Form (beziehungsweise Formen, falls mehr als eine auf Sie zutrifft) auf eine Karteikarte zu notieren und diese so zu platzieren, dass Sie sie mit Sicherheit mehrmals am Tag lesen werden. Innerhalb von dreißig bis vierzig Tagen wird die Affirmation viele der verhärteten Ängste im Zusammenhang mit Ihrer Form des Jo-Jo-Syndroms aufgeweicht haben. Wenn Sie die Affirmation mit den Vorschlägen im zweiten Kapitel und den Empfehlungen, die in dem entsprechenden Kapitel über Ihr Essverhalten beschrieben sind, kombinieren, verfügen Sie über alle erforderlichen Werkzeuge, um ein für alle Mal Ihren Esszwang und Ihr Gewicht in den Griff zu bekommen.

Sollten Sie feststellen, dass Sie unter einer Kombination verschiedener Formen des Jo-Jo-Syndroms leiden, empfehle ich Ihnen, sich die einzelnen Schritte genau anzusehen, die für sämtliche auf Sie zutreffenden Formen des Syndroms aufgeführt sind. Tatsächlich ist es so, dass die meisten Jo-Jo-Esser sich von

Zeit zu Zeit in allen fünf Formen wiedererkennen. Aus diesem Grund rate ich Ihnen, das ganze Material in diesem Buch zu lesen, bevor Sie mit Ihrem speziellen Programm beginnen.

Egal welcher Typ von Jo-Jo-Esser Sie sind, bitte machen Sie sich bewusst, dass Sie endlich Ihr ideales Gewicht erreichen – und halten – *können*, und zwar ohne irgendeine Form von Jo-Jo-Effekt.

✳ ✳ ✳

4

DIE ZWANGSESSER

*»Es ist unmöglich, durch den Körper Vergnügen
zu suchen, ohne Schmerz zu finden …
Die Identifikation mit dem Körper
führt unweigerlich dazu,
dem Schmerz die Tür zu öffnen.«*

A Course in Miracles

Jede der fünf Essformen des Jo-Jo-Syndroms weist bestimmte Charakteristika auf. Hier sind die besonderen Essneigungen, die auf die erste Form des Syndroms zutreffen: den Zwangsesser.

- ❧ Der Zwangsesser neigt dazu, sich an einem oder zwei bestimmten Nahrungsmitteln zu überessen – wie beispielsweise Brot, Schokolade, Käse oder salzige Snacks.

- ❧ Sobald der Zwangsesser auch nur einen Bissen seines speziellen Nahrungsmittels zu sich nimmt, geraten seine Essgewohnheiten und sein Appetit außer Kontrolle.

- ❧ Der Zwangsesser macht sich manchmal Sorgen, meistens völlig grundlos, dass er nicht genug zu essen bekommen wird.

- ❧ Dem Zwangsesser ist keine Anstrengung zu groß (er ist zum Beispiel bereit, viele Kilometer zu fahren, zu viel zu bezahlen und so weiter), um sein Binge Food zu bekommen.

Die metaphysische Ursache des Zwangsessens ist der Glaube an Mangelzustände und die Angst, dass es nicht genug Gutes (oder Essbares) gibt, um alle zufriedenzustellen.

Der Zwangsesser fürchtet, dass zu dem Zeitpunkt, wo er seine Lebensaufgabe entdeckt und erfüllt, jemand anderes ihm bereits »zuvorgekommen« ist und er auf der Welt nicht gebraucht wird.

Die Affirmation für Zwangsesser lautet folgendermaßen:

»Es gibt einen unbegrenzten Vorrat an allem, was gut ist für mich und für jeden anderen. Meine Lebensaufgabe ist einzigartig und kann nur von mir erfüllt werden. Es ist wichtig, dass ich diesen Beitrag ohne Verzögerung leiste, weil das Orchester des Lebens auf das harmonische Zusammenspiel aller Individuen angewiesen ist.«

Der Zwangsesser will sich in Wahrheit gar nicht überessen; er fühlt sich dazu *getrieben*. Pamela zum Beispiel wollte mehr als alles andere damit aufhören, Süßigkeiten zu essen. Doch wann immer sie in die Küche ging, dachte sie unweigerlich an die Plätzchen im Schrank.

Pamela kämpfte darum, sich kein Plätzchen zu nehmen, indem sie dachte: »Nein, ich werde keins essen!« Dann dachte sie: »Nun, ein einziges wird nicht schaden.« Also ging sie schnurstracks zum Schrank – und stoppte sich im letzten Moment mit einem Nein. Dann sagte sie zu sich: »Ja, ich habe es verdient, wenigstens ein Plätzchen zu essen.« Je mehr sie mit sich kämpfte, desto banger wurde ihr, und je banger ihr wurde, desto mehr verlangte sie nach etwas Süßem.

Nach ein paar weiteren quälenden Minuten dieses inneren Kampfes wusste Pamela, dass nur der Verzehr eines Plätzchens sie wieder beruhigen könnte. Sie griff nach der

Keksdose, bevor sie es sich wieder ausreden konnte. Während sie lustvoll herumkaute, seufzte sie vor Erleichterung.

Pamelas Essweise war zwanghaft, da sie die Kekse eigentlich gar nicht essen wollte. Es ist eine Sache, sich bewusst zu entscheiden, ein Plätzchen zu essen, doch eine völlig andere, mit sich selbst zu kämpfen und sich geschlagen zu fühlen, nachdem man dem überwältigenden Essensdrang nachgegeben hat.

Audrey, eine andere Klientin von mir, litt unter einer anderen Art von Schmerz im Zusammenhang mit ihrer Form des Zwangsessens. Als Audreys Ehemann sich über ihre Essanfälle beschwerte, lachte sie. »Ich dachte, er wäre eifersüchtig darauf, dass ich alles essen konnte, was ich wollte«, erinnerte sie sich, »doch hatte ich mir nicht zu bemerken gestattet, dass ich innerhalb von zwei Jahren fast sechzehn Kilo zugenommen hatte.«

Audrey leugnete ihr Essproblem, weil sie an einem weit verbreiteten Irrglauben über das Überessen festhielt. »Ich dachte, Zwangsesser sind die Leute, die drei Stunden lang alles essen müssen, was sie sehen, um es hinterher gleich wieder zu erbrechen«, sagte sie. »Das tat ich aber nicht, also hielt ich mich auch nicht für eine Zwangsesserin.«

Wann immer Sie aus Gründen essen, die weder mit physischem noch mit emotionalem Hunger zu tun haben, handelt es sich um Zwangsessen. Dazu müssen Sie nicht essen, bis Ihr Kühlschrank leer ist. Der Genuss eines einzigen Crackers genügt – sofern dies zwanghaft geschieht. Wenn Sie diesen Cracker nicht wirklich essen wollen, sich jedoch dazu gezwungen fühlen, haben Sie bereits die Kontrolle über Ihr Essverhalten verloren.

Melanie, eine dunkelhaarige, sehr gepflegte 27jährige Sekretärin war in der Lage, ihr Essverhalten beim Frühstück und Mittagessen zu kontrollieren. Doch wenn sie um vier

Uhr nachmittags nach Hause kam, ging sie direkt zum Kühlschrank und suchte zwanghaft nach etwas Süßem, das sie naschen konnte.

»Ich nahm zum Beispiel eine Packung Eis und gelobte mir, nur einen Löffel davon zu essen«, erklärte Melanie. »Doch dieser erste Löffel Eis schmeckte mir so gut, dass ich immer einen zweiten nahm. Und dann noch einen. Manchmal aß ich die halbe Packung auf, bevor ich merkte, was ich getan hatte.«

Durch ihre nachmittäglichen Essgelage nahm Melanie schließlich fünfzehn Kilo zu, und ihr wurde klar, dass sie mit den Süßigkeiten aufhören musste, wenn sie erfolgreich abnehmen wollte. Zu dem Zeitpunkt, als sie Hilfe suchend in meine Klinik kam, war sie schrecklich frustriert. »Ich kann es einfach nicht aushalten, bis zum Abendessen zu warten, ohne mich zu überfressen!«, klagte sie.

Melanie hatte keine Kontrolle über Eiscreme – das war ihr Binge Food. Mit Binge Food ist irgendein Lebensmittel gemeint, das Sie dazu veranlasst, mehr und mehr davon zu essen, ohne aufhören zu können. Jeder Zwangsesser hat sein eigenes bestimmtes Lebensmittel, wobei es sich normalerweise um Süßigkeiten wie Schokolade, Plätzchen, Bonbons, Eiscreme oder gefrorenen Joghurt handelt, um salzige Snacks wie Nüsse oder Kartoffelchips, um scharfe mexikanische, italienische oder Thai-Gerichte, um Käse und Saucen oder um Bäckereiprodukte.

Hier sind zwei weitere Beispiele von Klienten, die Zwangsesser waren:

Rhonda hatte die Angewohnheit, sich spät abends zu überessen, und ihr spezielles Nahrungsmittel waren Kartoffelchips. Jeden Abend entspannte sie sich mit einer Tüte Kartoffelchips und Salsa oder einem Dip vor dem Fernseher. Obwohl Rhonda versuchte, nur drei oder vier Chips zu essen, aß sie stets die Tüte leer und ging dann zu Salzbre-

zeln, Crackers oder Popcorn über. Jeden Morgen versprach
sich Rhonda dann aufs Neue, nicht mehr dieses salzige
Junkfood zu essen ... nur um dieses Versprechen am gleichen Abend wieder zu brechen.

✱ ✱ ✱

Candace, eine 38-jährige Hausfrau, nahm immer erst dann
ihre erste Mahlzeit zu sich, wenn die Kinder in der Schule
waren. Um zehn Uhr lief ihre Lieblingsgameshow. Dann
bestrich sie ein paar Milchbrötchen mit Butter, um sie während der kommenden Stunde zu essen. Viel zu schnell en-
dete ihre Lieblingsshow, und jetzt war es an der Zeit, dass
zweistöckige Haus sauber zu machen. Um diese profane
Arbeit aufzuschieben, toastete sie sich noch ein paar Milchbrötchen – knusprigbraun und mit viel Butter –, deren
Verzehr sie tröstete, wenn ihr die restlichen Aktivitäten des
Tages eintönig oder deprimierend erschienen.

Bei Rhonda, Melanie und Candace wurde das Überessen durch
den Verzehr ihres Binge Food ausgelöst. Melanies Eiscreme,
Rhondas salziges Junkfood und Candaces Milchbrötchen hatten denselben Effekt: Diese Speisen sorgten dafür, dass sie sich
besser fühlten, und das führte zu dem Wunsch nach mehr.

Zwangsesser sind nicht in der Lage, mit dem Essen aufzuhören, sobald sie erst einmal ein wenig von ihrem speziellen Lebensmittel probiert haben. Selbst nach Monaten strikter Diät
und nach all den Mühen, die sie in die Gewichtsreduktion investiert haben, macht ein einziger Bissen ihres Binge Food alle
diese Anstrengungen zunichte, und ihr Gewicht schnellt wie
ein Jo-Jo wieder in die Höhe.

Wenn Sie zu den Zwangsessern gehören, haben Sie Ihr spezielles Lebensmittel vielleicht schon bestimmt. Um Ihnen jedoch dabei zu helfen, sich wirklich ein klares Bild vom Umfang
dieses Phänomens zu machen, wird im nächsten Abschnitt
näher auf weit verbreitetes Binge Food eingegangen.

Erster Schritt für Zwangsesser:
Bestimmen Sie Ihr Binge Food

Einige Zwangsesser haben keine Schwierigkeiten bei der Bestimmung des Nahrungs- oder Genussmittels, dem sie nicht widerstehen können. Sie wissen ohne den geringsten Zweifel, dass es ihnen unmöglich ist, nur *eine* Cashewnuss oder *einen* Schokoladenkeks zu essen. Andere wiederum sagen, dass *sämtliche* Genussmittel zu ihrem Binge Food gehören, und das scheint tatsächlich dann zuzutreffen, wenn Sie sich jeden Tag und bei jeder Mahlzeit überessen.

Ich habe jedoch festgestellt, dass jeder Zwangsesser mindestens ein spezielles Lebensmittel hat, das eine Essattacke bei ihm auslöst. Falls Sie ein Zwangsesser sind, besteht der erste Schritt zur Heilung Ihres speziellen Jo-Jo-Syndroms in der Bestimmung Ihres persönlichen Binge Food, und zwar aus Gründen, die später in diesem Kapitel erläutert werden. Die folgenden Beschreibungen können Ihnen helfen, dieses Nahrungsmittel zu identifizieren.

Stellen Sie sich beim weiteren Lesen diese Fragen:

❧ Wie fühle ich mich, wenn ich dieses Nahrungsmittel esse? Ruhig oder energetisiert, glücklich oder traurig? Welche anderen Emotionen löst es in mir aus?

❧ War es mir je möglich, nur ein Stück oder einen Bissen von diesem Nahrungsmittel zu essen? Will ich am nächsten Tag oder im Laufe der Woche mehr davon?

❧ Wenn ich dieses Nahrungsmittel esse, fühle ich mich hinterher schuldig oder nervös?

❧ Wie oft habe ich nach nur einem Bissen von diesem Nahrungsmittel zwanghaft weitergegessen?

Schokolade

Der Ausdruck »Chocoholic« (Schokosüchtiger, schokosüchtig) hat seinen Weg in die englische Sprache gefunden, wenn auch mit einem spaßigen, ironischen Beiklang. Für viele Zwangsesser ist das Thema Schokolade jedoch nicht zum Lachen aufgrund der Art und Weise, wie der Genuss davon zu ständigen Gewichtsschwankungen führt. Nehmen wir an, Sie beschließen, vor Weihnachten eine Diät zu machen. Nach drei oder vier Monaten rigoroser Selbstdisziplin und nachdem Sie zwanzig oder dreißig Pfund abgenommen haben, fühlen Sie sich richtig gut und freuen sich über Ihren Gewichtsverlust. Dann kommen die Feiertage – und mit ihnen die unvermeidlichen Schachteln mit Schokoladenbonbons.

Da Sie es idiotisch finden, sich »über ein einziges kleines Stückchen Schokolade« Sorgen zu machen, greifen Sie nach der Schachtel und stellen fest, dass Sie nicht nach einem Stück aufhören können. Sie sagen: »Na schön, heute habe ich sowieso schon meine Diät vermasselt, dann kann ich auch ruhig weiteressen.« In diesem Augenblick beginnt das zwanghafte Essen. Vielleicht fängt es mit Schokolade an und hört mit einem beliebigen anderen Lebensmittel auf, das sich in greifbarer Nähe befindet.

Kürzliche Untersuchungen helfen zu erklären, warum manche von uns ein so starkes Verlangen nach Schokolade haben. Zunächst einmal enthält Schokolade starke Stimulanzien, die unmittelbar nach dem Verzehr zu einem plötzlichen Energieanstieg führen. Zweitens enthält Schokolade eine chemische Substanz namens *Phenylethylamin* (PEA), die, was die Molekularstruktur betrifft, identisch ist mit dem PEA, das in Zuständen »romantischer Liebe« vom Gehirn produziert wird. Mir ist aufgefallen, dass meine Klienten, die Schwierigkeiten in ihrer Ehe oder in ihren Liebesbeziehungen haben, ein stärkeres Verlangen nach Schokolade aufweisen, als es vor ihren Beziehungsproblemen der Fall war. Ihr Wunsch nach Schokolade ist in Wahrheit ein Verlangen nach Liebe. Diese Beobachtung wurde vor nicht langer Zeit von einer Studie unterstützt, die zeigt, dass bei »Chocoholics« eine überdurchschnittlich hohe Neigung besteht, sich schnell zu verlieben und besonders stark unter Zurückweisung zu leiden. Darüber hinaus führen bei manchen Frauen hormonelle Schwankungen vor und während des Menstruationszyklus zu einem stärkeren Verlangen nach Schokolade.

Und schließlich – als wären die anderen chemischen Substanzen nicht schon genug – enthält das Aroma von Schokolade eine weitere Substanz, die sich positiv auf die Stimmung auswirkt, und zwar *Pyrazin*. Wenn eingeatmet, aktiviert Pyrazin das Lustzentrum des Gehirns und vermittelt so ein Gefühl von Zufriedenheit.

Viele Schokoladensüchtige versuchen, ihr Verlangen zu kontrollieren, indem sie zu den fettarmen Schokoladensorten überwechseln. Es ist jedoch ein Leichtes, bei einem einzigen Heißhungeranfall 1000 und mehr Kalorien durch den Verzehr einer Packung fettarmer Schokoladenkekse zu sich zu nehmen. Bessere Methoden, um die Schokosucht in den Griff zu bekommen, werden in Kapitel 9 beschrieben.

Andere Süßigkeiten

Einige Zwangsesser sind Schokolade gegenüber immun, fühlen sich jedoch zu anderen Süßigkeiten hingezogen. Jedem, der eine Diät einzuhalten versucht, fällt es schwer, auf Bonbons, Plätzchen, Donuts, Eiscreme, Torten, Kuchen und Softdrinks zu verzichten. Doch wenn diese Genussmittel zu Ihrer Binge-Food-Kategorie gehören, scheint es zuweilen unmöglich zu sein, sich von ihnen fernzuhalten.

Meine Klientin Sylvia zum Beispiel konnte Süßigkeiten nicht widerstehen und hatte eine besondere Vorliebe für Donuts. Jeden Morgen auf dem Weg zur Arbeit betrat sie unter dem Vorwand den Donut-Laden, zwei Dutzend dieser süßen Backwaren für ihre Kollegen zu kaufen, wobei sie allerdings jedes Mal die

Hälfte davon oder mehr selbst aß. Sylvia musste sich der Realität stellen, dass sie die Donuts eigentlich für sich selbst kaufte und nicht für ihre Kollegen.

Zucker gibt dem Körper einen starken Adrenalinschub und führt zu Gefühlen von Euphorie und großer Energie. Dieses Hoch verschwindet jedoch schnell und führt zu einem Absinken des Gefühls- und Energielevels. Damit beginnt das Verlangen nach Zucker von Neuem.

Süße Desserts enthalten darüber hinaus große Mengen einer anderen Substanz, die mit Stimmungsregulation in Verbindung steht: Kohlehydrate. Kohlehydrate aktivieren *Serotonin,* einen chemischen Stoff im Gehirn, der beruhigend wirkt und depressive Gefühle verringert. Es hat den Anschein, dass einige Menschen empfindlicher auf das von Kohlehydraten hervorgerufene Serotonin reagieren als andere.

Eine Untersuchung in diesem Zusammenhang zeigt, dass die gleiche Menge Kohlehydrate bei einigen Menschen dazu führen kann, sich nervös und ängstlich zu fühlen, während andere mit einem Gefühl der Ruhe reagieren. Süße Nachspeisen wie beispielsweise Torten, Plätzchen und Kuchen enthalten oftmals mehr Kohlehydrate als Schokoladenprodukte, was unter Umständen erklärt, warum manche Menschen zwar kein Verlangen nach Schokolade haben, aber nicht von anderen Süßigkeiten lassen können. Wie Sie auf Kohlehydrate reagieren, hängt von Ihrer chemischen Zusammensetzung ab. Da sowohl die Spiegel der chemischen Stoffe im Gehirn als auch die Stimmungsvorlieben bei jedem von uns zu verschiedenen Tageszeiten unterschiedlich sind – manche Menschen ziehen einen Zustand der Ruhe vor, während andere lieber voller Energie sind –, leuchtet es ein, dass sich jeder Zwangsesser unwiderstehlich zu einem anderen Lebensmittel hingezogen fühlt.

Wie bei dem anderen weit verbreiteten Binge Food ist dies lediglich eine Erklärung dafür, warum Sie eventuell süße Nahrungsmittel bevorzugen. Einige realistische Lösungen für Ihr Verlangen werden weiter hinten im Buch beschrieben.

Salziges Junkfood

Nüsse, Brezeln und Kartoffelchips sprechen Zwangsesser an, die nach knusprigen und fettreichen Nahrungsmitteln verlangen. Diejenigen, die sich überessen, wenn sie wütend oder gestresst sind, neigen dazu, knusprige Dinge zu essen, an denen sie »ihre Wut auslassen« können. Christina zum Beispiel war ständig wütend auf ihren Ehemann, weil er sich weigerte, bei der Hausarbeit mitzuhelfen. Wenn sie von der Arbeit nach Hause kam, fand sie ihn schlafend auf der Couch vor, während die Kinder unbeaufsichtigt das Haus unsicher machten. In der Regel tröstete sie sich über diesen Zustand hinweg, indem sie eine Schüssel gebuttertes Popcorn oder ein paar Kartoffelchips mampfte. Während sie voller Gier geräuschvoll knabberte, verschwand normalerweise die Wut auf ihren Mann.

Zudem zeigen neuere Untersuchungen, dass Überesser eine Schwäche für sowohl fettreiche als auch süße Nahrungsmittel haben. Mit anderen Worten, viele Zwangsesser verspüren ein ausgeprägtes Verlangen nach Fett bei den Nahrungsmitteln, die sie zu sich nehmen. Ein Grund dafür ist die Tatsache, dass Fett länger im Magen bleibt als andere Stoffe, was wiederum ein länger anhaltendes Gefühl der Sättigung und Fülle zur Folge hat. Salzige Snacks sind extrem fettreich, und Personen, deren Binge Food sich in dieser Kategorie befindet, fällt es sehr schwer, damit aufzuhören, da ihr Magen daran gewöhnt ist, ständig mit einer bestimmten Menge Fett versorgt zu werden.

Jo-Jo-Esser, die versuchen, sich von salzigen Snacks fernzuhalten, werden vielleicht ständig Hungergefühle verspüren und daher der Versuchung erliegen, »nur einen« Kartoffelchip, »nur eine« Nuss, »nur eine» Salzbrezel zu essen. Doch genau wie bei dem anderen Binge Food gibt es so etwas wie »nur eine« nicht. Wenn Sie die Fettmenge, die Sie zu sich nehmen, verringern wollen, sind die ersten drei Tage die schwierigsten, also geben Sie nicht gleich auf, denn schon bald wird es Ihnen immer leichter fallen.

Diejenigen, die süchtig nach Nüssen sind, reagieren außerdem – wie bei Schokolade – auf den chemischen Stoff *Pyrazin* in deren Duft. Die Pyrazin-Gase aktivieren das Lustzentrum im Gehirn, was zu Gefühlen der Freude führt, sobald Sie Nüsse riechen oder essen. Personen, die nicht viel Spaß im Leben haben, überessen sich oft an Nüssen, um auf diese Weise einen chemischen Ausgleich zu schaffen für ihren Lebensstil, der von zu viel Arbeit und zu wenig Vergnügen geprägt ist. Dies intensiviert natürlich die süchtig machenden Eigenschaften dieses Nahrungsmittels, da es schwer ist, sich von etwas loszusagen beziehungsweise auf etwas zu verzichten, was einem ein angenehmes Gefühl beschert. Und da auch Schokolade Pyrazin enthält, sind besonders Nüsse mit Schokoladenüberzug ein weit verbreitetes Binge Food.

Abgesehen davon haben wir alle das physiologische Bedürfnis, jeden Tag eine bestimmte Zeit lang zu kauen. Wenn dieses Bedürfnis nicht befriedigt wird – falls Sie zum Beispiel nur weiche oder cremige Speisen zu sich nehmen –, kann dies zu einem Verlangen nach knackigen, knusprigen Lebensmitteln führen, um diesen Kaudrang zu befriedigen. Sie können dieses Bedürfnis mithilfe von Karotten, Sellerie, gefrorenen Früchten am Stiel oder Vollkornkeksen stillen.

Milchprodukte

Während Sie vielleicht knackige Nahrungsmittel wählen, weil Sie wütend sind, ist das Verlangen nach weichen Milchprodukten wie Frischkäse, Eiscreme, gefrorenem Joghurt, Dressings und Sauerrahm oftmals das Signal für den Wunsch nach Trost, wenn Sie sich traurig fühlen. Sandy, eine 32-jährige Hausfrau und Mutter von drei Kindern, gierte ständig nach Salatsaucen mit Buttermilch. Sie goss das Dressing praktisch über alles und aß es sogar löffelweise.

Milchprodukte haben für einige Jo-Jo-Esser eine befriedigende Konsistenz; außerdem enthalten sie verschiedene chemische Stoffe, die Depressionen reduzieren und zu Gefühlen der Ruhe führen. Zum Beispiel weisen Milchprodukte einen hohen Anteil an L-Tryptophan auf. Diese Aminosäure ist ein Vorläufer (Katalysator) von Serotonin, dem chemischen Stoff im Gehirn, der Stimmungen reguliert. Doch damit L-Tryptophan im Gehirn vollständig umgewandelt werden und den stärksten Entspannungseffekt hervorrufen kann, müssen zusammen mit dem Milchprodukt Kohlehydrate aufgenommen werden. Diese chemische Kombination mag erklären, warum viele Menschen sich mit Käsecrackern, Brot, Pizza, Tortillas oder anderen Mischungen aus Milchprodukten und Kohlehydraten überessen.

Milchprodukte enthalten außerdem große Mengen *Cholin*, eine Substanz, die die Produktion eines chemischen Stoffes im Gehirn ankurbelt, der für Glücks- und Zufriedenheitsgefühle verantwortlich ist. Diese Binge-Food-Kategorie ist – genau wie die anderen – voller stimmungsverändernder chemischer Stoffe.

Brot und stärkereiche Nahrungsmittel

Etwas, was ich während meiner Jahre als Psychotherapeutin festgestellt habe, ist die Tatsache, dass viele Menschen Berufe ausüben, die mit ihrem Binge Food zu tun haben. Mein Klient Harold zum Beispiel hätte für jemanden, dessen Binge Food Brot war, keinen schlechteren Job wählen können: Er fuhr täglich Backwaren aus! Stellen Sie sich bitte einmal vor, wie Harolds Binge Food ihm ständig, täglich neun Stunden lag, im wahrsten Sinne des Wortes »im Nacken« saß. Es ist nicht überraschend, dass er schließlich beschloss, das Bäckereigewerbe hinter sich zu lassen, um sein Gewicht kontrollieren zu können.

Menschen wenden sich Brot, Nudeln, Reis oder Kartoffeln zu, da der hohe Anteil an Kohlehydraten in diesen Nahrungsmitteln den Serotoninspiegel im Gehirn erhöht. Dies wiederum führt zu einem Gefühl der Ruhe und Zufriedenheit. Darüber hinaus sind sowohl die Hefe als auch die Glukose im Brot Stimulanzien, die die Stimmung heben und die Energie ankur-

beln. Diesem Hoch folgt jedoch bald ein Abfall des Blutzucker-
spiegels, was zu verringerter Energie und leichter Depression
führt. Der Teufelskreis des Überessens an Brot und stärkerei-
chen Produkten beginnt, wenn Zwangsesser noch mehr von
diesen Nahrungsmitteln zu sich nehmen, um sich wieder gut
zu fühlen.

Scharfe Speisen

Auch scharfe Speisen wie beispielsweise mexikanische, italienische oder thailändische Spezialitäten gehören zum weitverbreiteten Binge Food.

> *Helene* zum Beispiel wusste schon immer, dass mexikani-
> sche Speisen das Ende ihrer Diätversuche waren. Jedes Mal,
> wenn sie ein paar Kilo abgenommen hatte, musste sie sich
> davor hüten, Burritos, Tacos und Tostadas zu essen – nicht
> wegen der darin enthaltenen Kalorien oder des hohen
> Fettgehalts, sondern weil sie nicht aufhören konnte, davon
> zu essen, sobald sie erst einmal damit angefangen hatte.
>
> Sie ging beispielsweise zu einem Taco-Stand und ge-
> lobte sich: »Ich werde nur einen essen.« Und während sie
> auf ihre Taco wartete, stieg ihr der Duft des scharfen Rind-
> fleischs und schmelzenden Käses in die Nase, und sie
> musste unbedingt noch zwei oder drei Burritos bestellen.
> »Es war mir immer peinlich, so viel Essen für mich zu be-
> stellen, dass ich jedes Mal zwei Softdrinks dazu kaufte, da-
> mit die Angestellten des Restaurants glaubten, ich würde
> nicht alles allein essen«, erinnerte sich Helene.

Mexikanische oder italienische Speisen, die Hartkäse wie Par-
mesan oder Cheddar mit hefereichen Tortillas, Pizzas, Nudeln
und Rind- oder Hühnerfleisch kombinieren, weisen einen extrem hohen Anteil am chemischen Stoff *Tyramin* auf. Dieses äußerst starke Stimulans führt beinahe unmittelbar nach dem Ver-

zehr von Lebensmitteln, die diese Substanz enthalten, zu einer Verbesserung der Stimmung und erhöhter physischer Energie. Dieses Hoch wird jedoch schnell von einem Tief abgelöst, was dann dazu führt, dass der Betreffende ein noch stärkeres Verlangen nach diesen Nahrungsmitteln verspürt, um sich wieder gut zu fühlen.

Personen, die sich an scharfen Speisen überessen, genießen alle Arten von Aufregung und haben ein ausgeprägtes Verlangen nach Stimulierung in ihrem Leben, ihren Beziehungen und auch bei den Speisen, die sie zu sich nehmen. Außerdem tendieren sie dazu, emotionale oder physische Risiken auf sich zu nehmen, Krisen hervorzurufen und ganz allgemein »am Rande des Abgrunds« zu leben, da sie ein so starkes Verlangen nach intensivem Drama auf allen ihren Existenzebenen verspüren.

Extrem scharfe Nahrungsmittel wie beispielsweise Chilipfeffer werden von Menschen bevorzugt, die einen überwältigenden emotionalen Schmerz in sich tragen. In vielen Fällen haben sie kurze Zeit zuvor einen großen Verlust erlitten, in der Regel den Tod eines Elternteils. Ihre unbewältigte Trauer ist so schmerzhaft, dass sie mit Chilipfeffer gewürzte Speisen essen, um damit das Gehirn zur Produktion von *Kortisol* anzuregen – einer Schmerz dämpfenden chemischen Substanz. (In meinem Buch *Wenn aus Problemen Pfunden werden* beschreibe ich ausführlich die Zusammenhänge zwischen emotionalem Schmerz und Überessen). In späteren Kapiteln dieses Buches zeige ich, wie man mit Trauer und Unglücklichsein umgehen und sie auflösen kann.

Natürlich wird der Zwang, sich an scharf gewürzten Speisen zu überessen, auch ausgelöst, wenn Ihr Binge Food – etwa Käse oder Brot – Teil der Mahlzeit ist. In diesen Fällen kann es sein, dass scharfe Nahrungsmittel in Wahrheit nicht Ihr Binge Food sind. Sie können herausfinden, was bei Ihnen zutrifft, wenn Sie sich Ihre Vorlieben anschauen. Mögen Sie Ihre Lieblingsspeise lieber mild gewürzt, würden aber, ohne zu zögern, eine schär-

fere Version davon essen, wenn das die einzige Möglichkeit
wäre? Oder folgen Sie einer »Je schärfer, desto lieber«-Philoso-
phie? Tendieren Sie dazu, Ihre Speisen nachzusalzen, bevor Sie
sie überhaupt probiert haben? Falls Sie die erste Frage mit Ja beantwortet haben, dann gehören scharfe Speisen oder Snacks
höchstwahrscheinlich nicht zu Ihren speziellen Nahrungsmitteln. Ein Ja als Antwort auf die eine oder andere der beiden letzten Fragen andererseits bedeutet, dass alles Scharfe Ihr Binge
Food ist.

Eine Möglichkeit, wie Zwangsesser mit Vorliebe für Scharfes
ihre Heißhungeranfälle kontrollieren können, besteht darin, die
Empfindsamkeit ihrer Geschmacksnerven zu erhöhen. Dazu
verzichten Sie mindestens eine Stunde vor dem Essen auf Alkohol, Koffein und Zigaretten. Wassertrinken, vor allem mit
einem Stück Zitrone oder Limone, wird Ihnen helfen, Ihren
Gaumen rein zu halten und Ihr Verlangen nach extrem gewürzten Speisen zu mildern.

Gesundheitskost

Für manche Menschen sind biodynamisch angebaute Nahrungsmittel eine Binge-Food-Kategorie. Es wird Sie vielleicht
überraschen, aber gesunde Kost enthält viele der gleichen stim-
mungsaufhellenden chemischen Substanzen wie andere Nahrungsmittel. Kein Nahrungsmittel ist entweder gut oder schlecht
– die wichtige Frage ist, ob es ein zwanghaftes Überessen bei
Ihnen auslöst.

Meine Klientin Peggy war eine sehr gebildete Frau, die stolz
war auf ihr Wissen über Gesundheit und Ernährung. Sie
sammelte Bücher zu diesem Thema und kaufte ihre Lebensmittel meistens auf dem Markt und im Ökoladen. Sie
ernährte sich in erster Linie von biodynamischen Nahrungsmitteln, die frei waren von Pestiziden, Salz oder raffiniertem Zucker.

Dennoch litt Peggy an dem Jo-Jo-Syndrom, da sie nämlich die Neigung hatte, sich an gesunder Kost zu überessen. »Die Sachen schmecken so lecker und geben mir außerdem so ein gutes Gefühl«, klagte Peggy. »Ich kann dann einfach nicht aufhören!« Sie überaß sich an getrockneten Früchten, Johannisbrotbonbons und Müsliriegeln.

Bei näherer Betrachtung ihrer Essgewohnheiten stellten wir fest, dass Peggys Essanfälle dann eintraten, wenn sie Speisen zu sich nahm, die mit hochkonzentrierten Formen natürlichen Zuckers gesüßt waren. Die Fruktose in getrockneten Früchten und der Honig in den Müsliriegeln riefen diese zwanghaften Essanfälle bei ihr hervor.

Personen, deren Binge Food wie bei Peggy biodynamische Nahrungsmittel sind, neigen in der Regel dazu, sich an einigen der weitverbreiteten oben erwähnten Lebensmitteln zu überessen. Ob es sich um raffinierten oder natürlichen Zucker handelt, um Schokolade oder Johannisbrot, fettfrei oder fettreich – wenn ein Nahrungsmittel Sie dazu veranlasst, sich daran zu überessen, dann ist es Ihr Binge Food. Die Betreffenden müssen versuchen, das übereinstimmende Muster in der besonderen Art von Nahrungsmittel zu finden, an dem sie sich überessen. Gehört es zur Kategorie »Trockenfrüchte« oder »natürliche Süßigkeiten«, dann kann der Abschnitt »Andere Süßigkeiten« auf Seite 61 unter Umständen einige Hinweise bieten. Handelt es sich um Müsliriegel, dann schauen Sie sich bitte noch mal den Abschnitt »Brot und stärkereiche Nahrungsmittel« auf Seite 65 an. Neigen Sie dazu, sich an Nüssen zu überessen, lesen Sie bitte den Abschnitt »Salziges Junkfood« auf Seite 63.

Bestimmen Sie Ihr Binge Food

Ihre einzigartige Persönlichkeit, Ihre chemische Zusammensetzung, Erfahrungen mit dem betreffenden Nahrungsmittel und persönliche Geschmacksvorlieben werden entscheiden, welchen

Arten von Nahrung Sie sich am meisten zuwenden. Mein Buch *Der Hunger nach Liebe* beschreibt noch detaillierter die Gründe, warum wir nach bestimmten Nahrungsmitteln verlangen. Welche Nahrungsmittel führen bei Ihnen zum zwanghaften Überessen und bilden somit Ihr Binge Food? Für einige Menschen können es zwei oder drei der weiter oben erwähnten Nahrungsmittel sein.

Wenn Sie nicht sicher sind, welche auf Sie zutreffen, beantworten Sie bitte die folgenden Fragen:

- Haben Sie ein ständiges Verlangen nach einer bestimmten Art von Nahrungsmittel?

- Wenn Sie es essen, spüren Sie dann einen überwältigenden Drang, mehr davon zu essen?

- Fällt es Ihnen schwer, auf dieses Nahrungsmittel zu verzichten?

- Haben Sie festgestellt, dass Sie einen oder zwei Tage nach dem Verzehr des Nahrungsmittels ein stärkeres Verlangen danach verspüren?

- Möchten Sie dieses Nahrungsmittel auch dann unbedingt essen, wenn Sie *nicht* verärgert sind und es keinen Stress in Ihrem Leben gibt?

Falls Sie mindestens drei dieser Fragen mit Ja beantwortet haben, dann ist das infrage kommende Nahrungsmittel Ihr Binge Food. Haben Sie nur eine oder zwei Fragen positiv beantwortet, kann es sein, dass dieses Nahrungsmittel für Sie zwar kein Binge Food darstellt, Sie jedoch hinsichtlich eines Essanfalls stark gefährdet sind.

Manchen Menschen gelingt es nicht, gleich beim ersten Mal ihr Binge Food genau festzulegen, da sie nie wirklich auf ihre

Reaktion auf bestimmte Nahrungsmittel geachtet haben. Falls Sie noch immer nicht sicher sind, bei welchen Speisen Sie zum Überessen neigen, dann nehmen Sie sich ein oder zwei Wochen Zeit, um aufmerksam Ihr Essverhalten zu beobachten. Die beste Möglichkeit dazu besteht darin, eine Art Tagebuch darüber zu führen, was Sie essen und wie Sie sich vor und nach dem Verzehr des jeweiligen Nahrungsmittels fühlen. Zugegeben, dies erfordert eine Menge Arbeit, doch es wird Ihre Aufmerksamkeit auf Ihre Reaktionen auf verschiedene Nahrungsmittel fokussieren.

Wenn Sie keine Lust haben, ein solches Tagebuch zu führen, sollten Sie vielleicht versuchen, Ihre Mahlzeiten ohne jegliche Ablenkung zu sich zu nehmen (also zum Beispiel beim Fernsehen, Lesen oder Autofahren nicht essen), und essen Sie die verschiedenen Nahrungsmittel auf Ihrem Teller eins nach dem anderen, damit Sie in der Lage sind festzustellen, wie Sie sich danach jeweils fühlen. Achten Sie vor allem auf den Grad der Angst beim Verzehr der einzelnen Nahrungsmittel. Wie fühlen Sie sich, wenn Sie das Salatdressing essen? Haben Sie ein Verlangen nach mehr und das Gefühl, als könnten Sie nicht genug davon bekommen? Und wie steht es mit den Brötchen oder Nudeln? Wie fühlen Sie sich, wenn Sie eine Nachspeise essen?

Achten Sie auf Muster in Ihrem Essverhalten, und Sie werden erkennen, was Ihr Binge Food ist. Natürlich mögen andere Personen, mit denen Sie regelmäßig essen, schon recht genau wissen, welche Nahrungsmittel bei Ihnen Essanfälle auslösen, und vielleicht möchten Sie die Betreffenden um ihre Meinung zu diesem Thema befragen.

Integration der Intuition bei Zwangsessern

Ihre innere Stimme und die Ihnen zuteilwerdende spirituelle Unterstützung werden Ihnen helfen, den überwältigenden Essdrang, zu stoppen oder zu überwinden, und zudem dafür sorgen, dass sich Ihr Heißhunger in Grenzen hält. Es gibt immer einen Moment, in dem Sie eine bewusste Entscheidung treffen können, unmittelbar bevor Sie die Entscheidung treffen, einen Essanfall zuzulassen. Während dieses Augenblicks, wenn Sie denken: »Ein kleiner Bissen wird mir schon nicht schaden«, oder: »Nun habe ich schon einmal angefangen, mein Binge Food zu essen, dann kann ich auch ruhig weiteressen«, erinnern Sie sich daran, an Ihre intuitive Stimme zu denken und auf sie zu hören. Selbst ein kurzer Augenblick des Zuhörens der liebevollen Argumentation Ihrer inneren Stimme kann ausreichen, um Sie wieder zur Vernunft zu bringen.

In Ergänzung zu den Vorschlägen im zweiten Kapitel hinsichtlich der Bitte um spirituelle Kraft und Hilfe ist es auch eine gute Idee, während des Tages immer wieder mal »nach innen« zu gehen. Bitte warten Sie nicht, bis Ihr Verlangen oder Ihre Essgewohnheiten außer Kontrolle geraten sind, obwohl spirituelle Intervention auch mitten in einem massiven Heißhungeranfall funktioniert. Sie werden jedoch sich selbst gegenüber liebevoller sein, wenn Sie sich daran erinnern, um Hilfe zu bitten, sobald Sie den Wunsch nach Völlerei verspüren.

Vergessen Sie nicht, sich eine »Nulltoleranzstrategie gegen Schmerz« anzueignen. In dem Moment, in dem Sie im Geiste anfangen, Ihr Binge Food zu schmecken, oder in der Sekunde, in der Sie spüren, dass Sie die Kontrolle über Ihren Appetit verlieren, gehen Sie nach innen – das können Sie sogar dann tun, wenn ein Teil von Ihnen unbedingt weiteressen möchte und nicht will, dass Ihre Esslust geheilt wird.

Fordern Sie den gesunden Teil Ihres Verstandes auf, folgende Frage zu stellen: »Was will mein Hunger mir sagen?« Ihre Intuition drängt Sie wahrscheinlich, auf etwas zu achten oder irgendwie aktiv zu werden. Tief in Ihrem Inneren wissen Sie bereits, was Ihre Intuition Ihnen zu sagen versucht. Doch Angst hat dafür gesorgt, dass Sie sich von dem weisen Rat Ihrer inneren Stimme abgewandt haben.

Viele Zwangsesser vermeiden es, auf ihre Intuition zu hören, da sie fürchten, Energie mobilisieren zu müssen, wenn sie sich innerlich ausgebrannt und kraftlos fühlen. Ich habe festgestellt, dass viele Personen, die zu zwanghaften Essanfällen neigen, vor der Überzeugung, in einer Welt zu leben, die von Konkurrenzverhalten beherrscht wird, wie gelähmt sind und daher denken: »Ich sorge besser dafür, dass ich bekomme, was mir zusteht, bevor es jemand anders bekommt.« Dieser Glaubenssatz hat seine Wurzeln oft in Erfahrungen in der Kindheit, in der der Betreffende das Gefühl hatte, am Mittagstisch um seinen gerechten Anteil kämpfen zu müssen.

Zwangsesser glauben außerdem, dass dieser Mangel an Gutem sich auf alle Lebensbereiche erstreckt. Sie machen sich Sorgen, dass es nicht genug Liebe, Geld, Anerkennung oder Gesundheit für alle gibt. Indem sie sich mit der unlogischen Natur dieses tief sitzenden Glaubenssystems auseinandersetzen, können die Betreffenden lernen, sich hinsichtlich ihrer Nahrungsversorgung zu entspannen. Dies ist ein wichtiger Schritt bei der Heilung des zwanghaften Bedürfnisses, sich zu überessen.

Am wichtigsten jedoch ist, dass das Loslassen von überspannten Ängsten vor irgendeinem Mangel den Zwangsesser in die Lage versetzt, seine intuitive Stimme hören zu können. Die Angst überdeckt die Lautstärke dieser Stimme und hält Zwangsesser davon ab, sie zu vernehmen und von ihrer Führung zu profitieren. Mir ist aufgefallen, dass Zwangsesser, die sich im Wachzustand ihrer Intuition nicht bewusst sind, sehr positive Resultate erzielen können, wenn sie ihre Träume wegen Quellen innerer Führung zurate ziehen. Ich empfehle allen Betreffenden dringend, ein Notizheft neben ihrem Bett aufzubewahren, um diese Informationsfülle schriftlich festzuhalten. Jeder Mensch träumt – selbst diejenigen, die schwören, dass sie nie träumen.

Sie werden sich an Ihre Träume erinnern, indem Sie den folgenden Satz auf ein Stück Papier schreiben und es unter Ihr Kopfkissen legen: »Ich bitte um einen Traum, an den ich mich ohne Schwierigkeiten erinnern werde und der mir klare Anweisungen darüber gibt, wie ich mehr Glück und inneren Frieden erlangen kann.« Wiederholen Sie diesen Satz innerlich mehrmals, bevor Sie einschlafen. Am Morgen, bevor Sie irgendetwas anderes tun, schreiben Sie alle Traumfragmente auf, an die Sie sich erinnern. Während Sie schreiben, werden Ihnen immer mehr Einzelheiten einfallen. Notieren Sie alles, so unwichtig oder bizarr es erscheinen mag, und bitten Sie dann Ihr höheres Selbst, Ihnen die Bedeutung des Traumes und seine Relevanz in Ihrem Leben zu erklären.

Ihre Träume und Intuitionen werden Sie durch jeden Aspekt Ihres Lebens führen, wenn Sie es zulassen. Sie können leicht zwischen Ihrer intuitiven Stimme und der Stimme des Ego unterscheiden, da Erstere eine ruhige und liebevolle Stimme der Vernunft ist, während Letztere demütigende und verletzende Äußerungen beinhaltet.

Zum Beispiel würde die Intuition sagen: »Ich weiß, dass ich ein Buch schreiben kann, das anderen Menschen wirklich helfen wird. Ich fühle mich angeleitet, einen Schreibkurs an der Abendschule zu belegen, damit ich mit der Arbeit an dem Buch beginnen kann.«

Die gleiche Botschaft, vom Ego kommend, würde sich ungefähr so anhören: »Jeder will ein Buch schreiben! Wer bin ich denn, zu glauben, ich hätte die nötigen Qualifikationen dafür? Was könnte ich schon zu sagen haben, das interessant genug wäre? Und wenn ich dann endlich mit dem Schreiben anfange, wird jemand anderes, der qualifizierter ist als ich, bereits über mein Thema geschrieben haben, und zwar viel besser, als ich es je könnte.«

Wenn Sie Entscheidungen treffen, die auf der Stimme Ihres Ego basieren, dann handeln Sie aus einem Gefühl der Angst und Anspannung heraus. Unsere innere Stimme, die uns drängt, unsere Lebensaufgabe zu erfüllen, verschwindet nicht einfach, nur weil wir sie ignorieren oder mit Nahrung überdecken. Nur indem Sie der intuitiven Stimme folgen, die Sie ermutigt, ein

Buch zu schreiben, zu fotografieren, Heiler/in zu werden oder was immer sonst Teil Ihrer Aufgabe ist, können Sie sicher sein, den inneren Frieden und das Gefühl von Sinnhaftigkeit zu erlangen, nach denen Sie sich wirklich sehnen.

Sich von Binge Food losreißen

Falls Sie in der Lage sind, Ihre Essgewohnheiten zu kontrollieren, wenn Sie sich in einem ruhigen Zustand befinden, und nur dann zu Essanfällen neigen, wenn Sie innerlich aufgewühlt sind, dann sind Sie kein Zwangsesser – Sie sind ein Emotionsesser (wie im fünften Kapitel beschrieben). Im Gegensatz dazu bleibt Binge Food Auslöser für Essanfälle *auch dann, wenn Sie sich ruhig, entspannt und im Frieden mit sich fühlen.* Das liegt daran, dass die stimmungs- und energiesteigernden chemischen Substanzen eine allergieähnliche Reaktion hervorrufen, die zu Angst führt. Eine Paarassoziationsreaktion wurde erzeugt – zunächst im Kopf, die dann in die Zellerinnerung des Körpers übertragen wird.

Sobald der Zwangsesser sein Binge Food schmeckt, wird das autonome Nervensystem des Körpers zu einer »Kampf oder Flucht«-Haltung angeregt. Die aus dem Verzehr des Binge Food resultierende Angst führt dann zu einem Essanfall, den der Betreffende nicht mehr kontrollieren kann.

Glücklicherweise gibt es eine Möglichkeit, diese Paarassoziation zu durchbrechen, sodass das Binge Food in Maßen genossen werden kann. Zwangsesser tun gut daran, so lange auf ihr Binge Food zu verzichten, bis diese konditionierte Reaktion aufgehoben ist. Wie der heilige Augustinus sagte: »*Völlige Abstinenz ist einfacher als perfekte Mäßigung.*« Anstatt mit dem Versuch zu kämpfen, den Verzehr Ihres Binge Food zu kontrollieren, wäre es nicht besser, es überhaupt nicht mehr zu essen, bis Sie die zugrunde liegenden Probleme, die Ihre Essanfälle auslösen, aufgedeckt und verarbeitet haben?

Um es noch einmal zu wiederholen: Zwanghafte Essanfälle müssen um jeden Preis vermieden werden. Sie führen dazu, dass wir die Pfunde, die wir nach monatelangen Bemühungen endlich abgenommen haben, schnell wieder zulegen. Und sie sorgen dafür, dass wir ein negatives Bild von uns haben, da wir uns nach einem Essanfall schuldig, schwach und unkontrolliert fühlen. Eine der besten Möglichkeiten, zwanghaftem Essen zu entgehen – bis Sie Ihre Esslust und Ihr Gewichtsproblem in den Griff bekommen haben –, besteht darin, alle Nahrungs- und Genussmittel zu meiden, die eindeutig zu Ihrem Binge Food gehören.

Sollten Sie andererseits in der Lage sein, nur ein wenig eines bestimmten Nahrungsmittels zu essen, oder falls Sie sich nur dann überessen, wenn Sie ein »dick machendes Gefühl« haben (siehe fünftes Kapitel), dann müssen Sie das betreffende Nahrungsmittel nicht von Ihrem Speiseplan streichen. Mit anderen Worten, wenn es Ihnen möglich ist, nur *ein* Bonbon, *ein* Stück Schokolade, *einen* Keks oder *einen* Kartoffelchip zu essen, und Sie sich nicht gezwungen fühlen, den Rest gierig zu verschlingen, dann können Sie dieses Nahrungsmittel ruhig essen und dennoch abnehmen. Ähnliches gilt, wenn Sie sich nur dann an diesen Dingen überessen, wenn Sie aufgebracht sind – in diesem Fall sollten Sie auf diese Speisen nur dann verzichten, wenn Sie sich innerlich aufgewühlt fühlen und der Versuchung eines zwanghaften Essanfalls erliegen könnten.

Falls Sie ein Zwangsesser sind, werden Sie auf Ihrem schrittweisen Weg zur Heilung vom Jo-Jo-Syndrom bald in der Lage sein, Ihr früheres Binge Food wieder in Ihren Speiseplan aufzunehmen, sofern Sie dies möchten. Doch im Moment ist es Teil Ihrer Aufgabe, genau Ihre Reaktionen auf die Nahrungsmittel zu prüfen, die Sie zu sich nehmen. Achten Sie darauf, welche Speisen Sie zu Essanfällen verführen, und versuchen Sie, irgendwelche Zusammenhänge zwischen Ihrem quälenden Hunger sowie Ihrer Esssucht und Emotionen oder Stressfaktoren in Ihrem Leben herauszufinden.

Indem Sie sowohl Ihren Geist als auch Ihren Körper genau beobachten, werden Ihnen die Schritte, die zur Heilung des Jo-Jo-Syndroms führen, die Werkzeuge zur Verfügung stellen, die Sie benötigen, um einen anhaltenden Gewichtsverlust zu erzielen. Im fünften Kapitel werden wir uns der zweiten Form des Jo-Jo-Syndroms zuwenden: den Emotionsessern.

5

DIE EMOTIONSESSER

*»Diejenigen, deren einzige Ekstase das Essen ist,
können nur diesen einen viehischen Grund angeben,
warum sie leben.«*

Juvenal (60–140 n. Chr.),
römischer Satiriker

Emotionsessern ist es oft unmöglich zu erklären, warum sie die Pfunde, die sie verloren haben, so schnell wieder zulegen, und vielleicht geben sie sich selbst die Schuld an ihrem Mangel an Willenskraft. Doch in Wahrheit handelt es sich um einen Mangel an Selbsterkenntnis, der für diesen Zustand verantwortlich ist – sich dessen nicht bewusst zu sein, was sie dazu antreibt, so viel zu essen. Hier sind die Merkmale der zweiten Form des Jo-Jo-Syndroms:

- ❧ Der Emotionsesser überisst sich nur dann, wenn er ein starkes Gefühl empfindet, wie beispielweise Wut oder Depression.

- ❧ Der Emotionsesser überisst sich oft unmittelbar nach seiner Rückkehr von der Arbeit.

- ❧ Der Emotionsesser neigt dazu zu essen, wann immer er sich langweilt.

- ❧ Manchmal stellt der Emotionsesser aus heiterem Himmel fest, dass er einen Riesenhunger hat, und hat fast das Gefühl, kurz vor dem Verhungern zu sein.

❧ Dem Emotionsesser ist es normalerweise unangenehm, offen über seine Gefühle zu sprechen.

Die metaphysische Basis für Emotionsessen ist die Überzeugung des Betreffenden, dass andere Leute sich immer wieder in ihre Versuche einmischen, ihre Lebensaufgabe zu erfüllen. Der Emotionsesser ist davon überzeugt, dass er dann, wenn seine Kinder, Nachbarn, Vorgesetzten, Kollegen, Lehrer, Eltern und Liebhaber kooperieren würden, anfangen könnte, an seiner Lebensaufgabe zu arbeiten.

Die Affirmation für den Emotionsesser lautet:

»Ich allein bin der Schöpfer meines Lebens. Ich beschließe, von jetzt an liebevolle, kreative, beständige Energie und begeisterte Anstrengung in die Entdeckung und Erfüllung meiner Lebensaufgabe zu investieren. Ich übernehme die alleinige Verantwortung dafür, wie ich mir meine Zeit einteile.«

Eines der »Hauptprobleme«, mit denen sich Emotionsesser konfrontiert sehen, besteht darin, dass sie sich fast immer hungrig fühlen. In der Vergangenheit lösten sie dieses Problem, indem sie jedes Mal aßen, sobald sie Hunger hatten. Da sie jedoch leider so häufig von Hunger geplagt waren, bedeutete dies, dass sie eine Menge Nahrung zu sich nahmen und dadurch natürlich enorm zunahmen.

Erster Schritt für Emotionsesser:
Bestimmen Sie Ihre dick machenden Gefühle

Falls Sie jemand sind, der isst, um seine Emotionen zu unterdrücken, ist es zunächst einmal wichtig, dass Sie anfangen, auf Ihre Hungergefühle zu achten. Dabei werden Sie wahrscheinlich entdecken, dass vieles von dem, was Sie als Hunger bezeichnen, in Wahrheit etwas ganz anderes ist – nämlich Wut, Langeweile, Erschöpfung, Depression oder Einsamkeit.

Es gibt einen Riesenunterschied zwischen emotionalem Hunger und physischem Hunger, wie die folgende Aufstellung deutlich macht:

Die acht Merkmale von emotionalem Hunger

Emotionaler Hunger

Physischer Hunger

1. *Taucht plötzlich auf.* In einem Moment denken Sie nicht einmal an Essen und im nächsten sind Sie fast am Verhungern. Ihr Hunger steigt innerhalb kürzester Zeit von 0 auf 60.

1. *Entwickelt sich allmählich.* Ihr Magen grummelt. Eine Stunde später brüllt er. Physischer Hunger gibt Ihnen kontinuierlich deutlichere Zeichen dafür, dass es Essenszeit ist.

2. *Richtet sich auf eine bestimmte Speise.* Ihr Verlangen bezieht sich auf eine bestimmte Art von Nahrung, wie beispielsweise Schokolade, Nudeln oder Cheeseburger. Bei Emotionsessen haben Sie das Gefühl, dass Sie diese bestimmte Speise *unbedingt essen müssen.* Sie kann durch nichts ersetzt werden!

2. *Ist offen für verschiedene Nahrungsmittel.* Bei physischem Hunger haben Sie vielleicht bestimmte Vorlieben für das eine oder andere Nahrungsmittel, doch sind diese Vorlieben flexibel. Sie sind offen für alternative Entscheidungen.

3. *Ist »oberhalb des Halses« lokalisiert.* Ein auf Emotionen basierendes Verlangen beginnt im Mund und im Kopf. Ihr Mund möchte die

3. *Kommt aus dem Magen.* Physischer Hunger gibt sich durch Gefühle im Magen zu erkennen. Bei physischem Hunger empfinden Sie ein

Emotionaler Hunger

Pizza schmecken, die Schokolade oder den Kuchen. Ihr Kopf ist voller durcheinanderwirbelnder Gedanken an die ersehnte Köstlichkeit.

4. *Ist dringend.* Emotionaler Hunger drängt Sie, JETZT SOFORT zu essen! Sie verspüren das Verlangen, emotionalen Schmerz umgehend mit Essen zu lindern.

5. *Geht mit einer aufwühlenden Emotion einher.* Ihr Chef hat Sie angebrüllt. Ihr Kind hat Probleme in der Schule. Ihr Ehepartner hat schlechte Laune. Emotionaler Hunger stellt sich in Verbindung mit einer aufwühlenden Situation ein.

6. *Neigt zu automatischem oder zerstreutem Essen.* Emotionales Essen kann sich anfühlen, als ob die Hand eines anderen und nicht Ihre eigene das Eis aus der Packung holt und in Ihren Mund schiebt (»automatisches Essen«). Vielleicht merken Sie gar nicht, dass Sie soeben

Physischer Hunger

Nagen, Grummeln, ein Gefühl der Leere und sogar Schmerzen im Magen.

4. *Ist geduldig.* Physischem Hunger wäre es lieber, wenn Sie bald etwas essen und ihn stillen würden, doch befiehlt er Ihnen nicht, genau in diesem Moment zu essen.

5. *Ist ein physisches Bedürfnis.* Physischer Hunger meldet sich, weil seit Ihrer letzten Mahlzeit vier oder fünf Stunden vergangen sind. Wenn der Hunger groß ist, wird Ihnen unter Umständen leicht schwindelig oder Ihre Energie lässt nach.

6. *Zeichnet sich aus durch überlegte Entscheidungen und bewusstes Essen.* Bei physischem Hunger sind Sie sich der Nahrung auf Ihrer Gabel, in Ihrem Mund und in Ihrem Magen bewusst. Sie wählen mit Bedacht, ob Sie das halbe oder das ganze Sandwich essen wollen.

Emotionaler Hunger

eine ganze Packung Schokoladenkekse verschlungen
haben (»zerstreutes Essen«).

7. *Ist trotz Sättigung nicht gestillt.* Emotionales Überessen
basiert auf dem Wunsch,
schmerzhafte Gefühle zu
überdecken. Der Betreffende
stopft sich voll, um seine
problematischen Emotionen
abzutöten, und er wird wieder zulangen, selbst wenn
er vom vielen Essen schon
Bauchschmerzen hat.

8. *Hinterlässt Schuldgefühle
wegen Essen.* Das Paradox des
emotionalen Überessens besteht darin, dass die Person
isst, um sich besser zu fühlen, und sich nachher dafür
beschimpft, Kekse, Kuchen
oder Cheeseburgers gegessen
zu haben. Der Betreffende
verspricht sich, es wiedergut-
zumachen (»Ich werde mor-
gen Fitness machen und auf
Diät gehen, Mahlzeiten
überspringen etc.«).

Physischer Hunger

7. *Ist gestillt, wenn man gesättigt ist.* Physischer Hunger
beruht auf dem Wunsch,
den Körper mit Kraftstoff
zu versorgen und ihn zu
nähren. Sobald diese Absicht
erfüllt ist, hört der Betreffende auf zu essen.

8. *Erkennt, dass Essen notwen-
dig ist.* Wenn die Absicht
hinter der Nahrungsauf-
nahme auf physischem
Hunger basiert, gibt es weder
Schuldgefühle noch Scham.
Die Person erkennt, dass
Essen – wie das Atmen von
Sauerstoff – eine Notwendig-
keit ist.

(Diese Aufstellung wurde dem Buch *Constant Craving: What Your Food Cravings Mean
and How to Overcome Them* von Doreen Virtue, Hay House, Inc., 1995, entnommen.)

Emotionsesser müssen sich der Motivation, die ihrem Wunsch nach Nahrungsaufnahme zugrunde liegt, sehr genau bewusst werden. Sie müssen das wissen, um sagen zu können, ob Ihr Magen tatsächlich leer ist oder Sie sich über irgendetwas geärgert haben oder traurig sind und einfach essen wollen, um sich besser zu fühlen. Zunächst einmal sollten Sie die kommende Woche damit verbringen, Ihre Gefühle zu analysieren, sobald Sie Hunger empfinden. Am besten tun Sie dies, indem Sie sich ein Tagebuch zulegen und darin festhalten, wie Sie sich vor, während und nach dem Essen fühlen. Das Tagebuch gibt Ihnen die Möglichkeit, die Muster in den emotionalen Gründen für Ihr ÜbJeressen schwarz auf weiß zu erkennen.

Als Zweites fragen Sie sich bitte beim nächsten Mal, wenn Sie das Bedürfnis haben zu essen, ob Sie vielleicht nicht hungrig, sondern aus irgendeinem Grund emotional aufgewühlt sind. Gehen Sie nicht automatisch in die Küche, wenn Sie quälenden Hunger verspüren. Nehmen Sie sich stattdessen – und das ist sehr wichtig – eine obligatorische »Auszeit« von fünfzehn Minuten, wann immer Sie glauben, hungrig zu sein. (Im dritten Teil dieses Buches werden Sie wunderbare Möglichkeiten lernen, die Emotionen zu heilen, die Ihrem Essverlangen zugrunde liegen.)

Auf den folgenden Seiten werden die 16 Gefühle beschrieben, die von Emotionsessern am meisten mit physischem Hunger verwechselt werden. Seien Sie beim Lesen dieser Liste so ehrlich wie möglich gegen sich selbst, da Selbsterkenntnis ein Schlüsselfaktor bei der Heilung des Jo-Jo-Syndroms ist. Diese Auflistung beschreibt lediglich die dick machenden Gefühle und erklärt, warum sie zum ÜbJeressen führen.

1. Wut

Wut wird in allen Fällen zwanghaften Übereressens öfter genannt als jede andere Emotion. Wut – vor allem dann, wenn sie keinen adäquaten Ausdruck findet – fühlt sich äußerst unangenehm an, und dieses Unbehagen wird oft mit Hunger verwechselt (Wut im Bauch/Bauch bzw. Magen als Sitz des Hungers). Doch was sich wie Hunger anfühlt, ist in Wahrheit der Wunsch, Nahrung zu benutzen, um die schmerzhafte Emotion – Wut – zu *überdecken*.

Besonders Frauen haben Schwierigkeiten, zuzugeben, dass sie wütend sind. Das liegt nicht zuletzt am gesellschaftlichen Druck, der von elterlichen Mahnungen (»Junge Damen sollten niemals wütend werden!«) bis zu den Spielregeln der Firmenpolitik (»Sie werden nur dann Aufstiegsmöglichkeiten in dieser Firma haben, wenn Sie freundlich lächeln und mit der Geschäftsleitung übereinstimmen anstatt ihre Praktiken infrage zu stellen.«) reicht.

Aufgrund dieses starken gesellschaftlichen Drucks wünschen die Menschen oft, sie würden niemals Wut empfinden – ein aussichtsloser Wunsch natürlich, da jeder hin und wieder wütend wird. Wir geraten in Schwierigkeiten mit unserer Wut, wenn wir unsere diesbezüglichen Gefühle ignorieren oder auch so tun, als existierten sie nicht, in der Hoffnung, dass sie verschwinden werden, wenn wir sie nur lange genug ignorieren. Emotionsesser wenden sich dem Essen zu, um ihre Wut zu unterdrücken.

Barbara war eine Emotionsesserin, die sich als Reaktion auf ihre unterdrückte Wut überaß. Im ersten Monat unserer Beratungssitzungen wegen ihres Jo-Jo-Syndroms klagte und weinte Barbara über ihr zwanghaftes Essen und ihr Übergewicht. An Barbaras zusammengeballten Fäusten, ihrer angespannten, schrillen Stimme und ihren schnellen, befangenen Bewegungen war zu erkennen, dass die 37-jährige Friseuse eine ziemliche Wut im Bauch hatte – und dass dies der Grund für ihr Überessen war.

Nachdem ich Barbara eine Weile zugehört hatte, stellte ich ihr ein paar Fragen: »Wie haben Sie sich gefühlt, unmittelbar bevor Sie den Kuchen aßen?«

»Oh, das kann ich nicht sagen«, antwortete sie. »Okay, ich nehme an ... na ja, vielleicht habe ich mich ein bisschen geärgert.«

»Waren Sie etwa wütend?«

»Nein, natürlich nicht!«

»Nun«, erwiderte ich dann, »nehmen Sie einfach mal an, dass Sie wütend waren. Was wäre der Grund für Ihre Wut gewesen?«

Irgendwann gab Barbara sich selbst gegenüber zu, dass sie tatsächlich wütend war. Der größte Teil ihrer Wut drehte sich um das, was sie als Gedankenlosigkeit anderer Menschen empfand – einige Situationen, in denen Barbara sich als Opfer fühlte, nicht in der Lage, sich zu verteidigen. Sie war dann sehr wütend auf den »Täter« – in der Regel ihren Ehemann, ihren Chef oder ihre Mutter –, wobei sie glaubte, sich nicht ausdrücken oder ihre Wut auflösen zu können. Ihre Frustration führte in der Folge dazu, dass sie Torte und Donuts aß, um sich ihrer unguten Gefühle nicht mehr bewusst zu sein.

Barbara lernte, wie sie die Quelle ihrer Wut heilen konnte, indem sie die im vorliegenden Buch beschriebenen Methoden anwandte. Nachdem sie diese Selbstheilungstechniken mehrere Monate lang praktiziert hatte, verschwand ihr Bedürfnis nach Essen als Reaktion auf Wut.

2. Müdigkeit, Erschöpfung

Wenn Wut die psychologische Hauptursache ist, warum Menschen sich überessen, ist Erschöpfung definitiv der zweitwichtigste Grund. Manche Personen, die vor allem spätnachts zu zwanghaften Essanfällen neigen, benutzen Nahrung in dem sinnlosen Versuch, sich dann, wenn sie müde und erschöpft sind, mit neuer Energie aufzuladen. Schichtarbeiter, die bis in die frühen Morgenstuden wach bleiben müssen, und »Workaholics« tendieren besonders dazu, sich zu überessen.

Andere Menschen benutzen Nahrung, um die nervöse Spannung, die mit Erschöpfung einhergeht, zu reduzieren. Vielleicht war Ihr Tag im Büro nervenaufreibend, und obendrein haben Sie übermäßig viel Koffein oder Schokolade konsumiert. Nachts versuchen Sie zu schlafen, stellen jedoch fest, dass Sie zu aufgewühlt sind. Das ist der Moment, in dem sich das Verlangen nach kohlehydrathaltigen Snacks einstellt, da diese Nahrungsmittel beruhigende chemische Substanzen im Gehirn anregen, die Ihnen helfen zu schlafen.

Wenn wir müde sind, vergessen wir oft unseren Entschluss, leichter und gesünder zu essen. Wir fühlen uns erschöpft und kraftlos und sagen: »Was soll dieses ganze Kalorienzählen!«, und verleiben uns eine Packung Eis oder einen Riesenteller Spaghetti ein.

Es ist wichtig, dass Sie wissen, wann Sie sich müde und erschöpft fühlen. Lernen Sie zu erkennen, wie es sich anfühlt, wenn Sie emotional ausgepumpt oder geistig überstimuliert sind. Wenn Sie erst einmal diese Gefühle als Erschöpfung wahrnehmen, werden Sie sie nicht mehr so schnell mit Hunger verwechseln.

Zweitens vergessen Sie bitte nicht, dass Sie sich viel besser fühlen, wenn Sie sich ausruhen, sobald Sie Zeichen von Müdigkeit verspüren. Überessen wird Ihnen nicht guttun. Nahrung mag vielleicht Ihren Blutzuckerspiegel vorübergehend erhöhen, was einem Gefühl des Ausruhens ähnlich ist, doch das Schlüsselwort hier ist *vorübergehend*. Darüber hinaus kann ein Essanfall zu Lustlosigkeit und Müdigkeit am nächsten Tag führen, während Ihr Körper noch versucht, die hohe Konzentration von Zucker, Fett und Kohledydraten zu verdauen, die Sie sich mit Ihrem Binge Food zugeführt haben. Ruhe, regelmäßiges Fitnesstraining oder Yoga und die in späteren Kapiteln beschriebenen Geist-/Körpermethoden sind die beste Möglichkeit, die Müdigkeits- und Erschöpfungsgefühle zu bekämpfen. Essen macht alles nur noch schlimmer!

3. Depression

Wenn das Leben grau und düster aussieht, fangen die meisten Emotionsesser an, über Möglichkeiten nachzudenken, wie sie sich besser fühlen können, und ihre Lösung für Depression hat in der Regel mit Essen zu tun. Menschen, die essen, wenn sie depressiv sind, greifen mit Vorliebe zu Milchprodukten wie beispielsweise Eis (vor allen Dingen Schokoladeneis) und Käse. So präzise wie ein gelernter Apotheker, aber ausschließlich seiner sicheren Intuition folgend, wählt der Emotionsesser Nahrungs- und Genussmittel, die Depressionen lindern. Schließlich hat die chemische Zusammensetzung von Milchprodukten eine ähnliche neurologische Wirkung wie Antidepressiva.

Gedanken an Käse, der auf einer Pizza oder Tortilla schmilzt, kamen *Katie* fast jeden Tag in den Sinn, während sie voll damit beschäftigt war, ihren Kindern die nötige Fürsorge angedeihen zu lassen und dabei ihre Hausarbeit zu erledigen. Mit dem Cheddar auf ihrem täglichen Omelett und dem geschmolzenen Monterey-Jack-Käse oder Mozzarella beim Mittag- oder Abendessen nahm Katie täglich beinahe ein Pfund Käse zu sich.

Wir brauchten nicht lange, um festzustellen, dass Katies dick machenden Gefühlen eine Depression zugrunde lag. Sie fühlte sich entmutigt und niedergeschlagen, stellte sich heraus, da sie nach ihrer Hochzeit vorzeitig das College verlassen und ihren Traum von einer Karriere als Schauspielerin aufgegeben hatte.

Katie war mit dem Besitzer eines Lastwagenunternehmens verheiratet, der jeden Tag zwölf Stunden arbeitete, und ihre Rolle im Leben schien ihr wenig mehr zu sein als die einer unbezahlten Haushälterin. Sie war wütend auf ihren Mann und ärgerte sich über ihre Kinder, während sie gleichzeitig Schuldgefühle wegen dieser Empfindungen hatte. Also unterdrückte sie die Schuldgefühle und richtete den Zorn gegen sich. Das Resultat waren Depressionen und ein Heißhunger auf Käse.

Sobald Katie aufhörte, sich als Opfer zu sehen – schließlich zwang niemand sie, ihre Schauspielwünsche aufzugeben –, belegte sie erneut Schauspielkurse und nahm die Arbeit an ihren ursprünglichen Zielen wieder auf. Indem sie ihr Leben so umgestaltete, dass den Wünschen ihres Herzens wieder Rechnung getragen wurde, war Katie in der Lage, 25 Pfund abzunehmen und sich auf ihre Zukunft zu freuen!

Depression hat eine Vielzahl von Ursachen. Sie kann zurückgeführt werden auf

❦ Zurückhalten von Wut (wie bei Katie).

❦ einen Verlust, wie etwa Scheidung, Hausverkauf, Kündigung des Arbeitsverhältnisses, Krankheit oder Verlust eines geliebten Menschen oder Haustieres.

❦ physische Erschöpfung oder schlechte Ernährung. Diese Art von Depression reagiert besonders gut auf Ruhe und eine gesunde Ernährung.

❦ Härte gegen sich selbst und das Fokussieren auf eigene reale oder eingebildete negative Eigenschaften. Versuchen Sie, Ihre Aufmerksamkeit auf Ihre positiven Eigenschaften zu lenken, und vergessen Sie nicht, dass jeder Mensch Fehler macht. Vergeben Sie sich!

❦ darauf, sich wie ein hilfloses Opfer zu fühlen und die Zukunft als hoffnungslos zu betrachten. Sie sind kein Opfer, und die Zukunft wird so angenehm oder schmerzhaft sein, wie Sie sie gestalten! Sie erschaffen sich wirklich Ihr Leben!

4. Einsamkeit

Obwohl *Donald* in einem großen Krankenhaus arbeitete,
das Hunderte von Angestellten beschäftigte, fühlte er sich
sehr einsam. In der Annahme, niemandem vertrauen zu
können, gab Donald seinen Kollegen gegenüber selten irgendetwas Persönliches preis. Als Emotionsesser begann
Donald zu essen, sobald er sich allein fühlte: Backwaren
jeglicher Art, Nüsse wie Cashewnüsse, Erdnüsse und Son-
nenblumenkerne sowie Erdnussbutter-Sandwiches. Diese
extrem fettreichen, schwer verdaulichen Nahrungsmittel
schienen die Leere in Donalds Leben zu füllen – jedenfalls
für kurze Zeit. Das *Pyrazin* in den Nüssen regte die Produktion chemischer Substanzen im Gehirn an, die mit Glücksgefühlen assoziiert werden – genau das, wonach es Donald
eigentlich verlangte. Doch je mehr er aß und je dicker er
wurde, desto stärker wurde sein Gefühl der Entfremdung
gegenüber den anderen.

Als Donald mit seiner Therapie begann, war er davon
überzeugt, dass andere Menschen ihn nicht mochten, weil
er übergewichtig war. Sein Irrtum hätte nicht größer sein
können. Er musste sich der Tatsache stellen, dass er es selbst
war, der sich nicht mochte, und dass er andere Menschen
von sich wegstieß. Essen und Fett waren nur Symptome,
mit denen er seine darunter liegenden Gefühle, nicht geliebt zu werden und einsam zu sein, zudeckte. Sobald Donald lernte, sich selbst zu lieben und zu akzeptieren, und
anfing, anderen Menschen zu vertrauen, verschwand sein
Heißhunger auf Erdnussbutter-Sandwiches.

Menschen, die aus einem Gefühl der Einsamkeit heraus essen,
müssen sich in der Regel dazu zwingen, auf neue Menschen zuzugehen, auch wenn diese Vorstellung ihnen Angst einjagt. Einige der leichtesten Möglichkeiten, hinauszugehen und gemeinsam mit anderen aktiv zu werden, bestehen in irgendeiner Art

von organisierter Gruppenaktivität, wie der Mitgliedschaft in einem Volleyball- oder sonstigen Team, Teilnahme an einem beliebigen Kurs oder Mitgliedschaft in einer Wohltätigkeitsorganisation.

5. Unsicherheit/Unzulänglichkeit

Zu Beginn meiner Tätigkeit als psychologische Beraterin empfand ich sehr oft ein Gefühl der Unzulänglichkeit. Ich arbeitete in einem großen Rehabilitationszentrum für Alkohol- und Drogenkranke, und wir litten unter ständigem Personalmangel. Es gab immer irgendwelche Krisen mit Patienten oder Mitarbeitern und nicht viel, was wir Berater tun konnten, um für eine positive Atmosphäre zu sorgen. Eine anhaltende düstere und verzweifelte Stimmung hing wie ein Damoklesschwert über uns. Und am Ende jedes Arbeitstages blieb in mir das Gefühl zurück, als hätte ich einfach nicht genug getan, um den Alkoholikern und Drogensüchtigen in unserem Krankenhaus zu helfen. Ich fühlte mich leer und wusste nicht mehr weiter, und das Resultat war, dass ich essen wollte. Meine jahrelange Erfahrung als Beraterin und mein spiritueller Hintergrund halfen mir schließlich, meine Perspektive zu verändern.

Wie Sie vielleicht wissen, ist das Gefühl, »nicht gut genug« zu sein, eine Empfindung der Leere. Die Unsicherheit und Unzulänglichkeit, die Selbstzweifel begleiten, können sich wie ein riesiges schwarzes Loch mitten im Bauch anfühlen, was äußerst unangenehm ist und nichts Gutes an sich hat.

Ich glaube, dass diese Gefühle zu denen gehören, die am schwierigsten zu lösen sind, da wir oft nicht einmal zugeben wollen, dass wir sie empfinden. Dabei weiß ich von mir selbst, dass ich zeitweise geglaubt habe, der einzige Mensch in der Welt zu sein, der sich unzulänglich fühlte. Und ich hatte Angst, dass ich dann, wenn ich diese Gefühle zugeben würde – wenn auch nur mir selbst gegenüber –, erreichen würde, dass ich *tatsächlich* unzulänglich war. Also versteckte ich diese Gefühle vor mir selbst und anderen und versuchte, die Leere in mir mit Essen zu füllen.

Unzulänglichkeit ist ein ganz normales Gefühl! *Jeder,* selbst Doktoren und Professoren, wohlhabende, erfolgreiche und berühmte Leute, ringt zuweilen mit Selbstzweifeln und fühlt sich wie ein Versager. Problematisch wird es, wenn Emotionsesser versuchen, diese Unzulänglichkeitsgefühle durch Essen zu ignorieren oder zu überdecken, anstatt Schritte zu unternehmen (etwa aufs College zurückzugehen, um eine Gehaltserhöhung zu bitten, zu beten etc.), um die Grundlage für dieses Gefühl zu verringern.

6. Schuldgefühle

Kim, eine geschiedene Mutter zweier Kinder, war arbeitslos und machte sich Sorgen darüber, wie sie finanziell den nächsten Monat überstehen sollte. Außerdem hatte sie das Gefühl, ihre Familie im Stich gelassen zu haben, weil die Kinder neue Schulkleidung brauchten und Kim es sich nicht leisten konnte, ihnen neue Sachen zu kaufen. Ihr quälendes Gewissen und Schuldgefühl veranlassten sie, sich an Makkaroni mit Käse und anderen Nudelgerichten zu überessen.

Tisha, eine andere Klientin von mir, hatte Schuldgefühle wegen ihrer außerehelichen Affäre. Zu Beginn der Beziehung mit ihrem Liebhaber glaubte Tisha nicht, dass heimliche Begegnungen in Hotelzimmern irgendwelche negativen Auswirkungen auf sie selbst haben konnten. Doch nach vier Monaten begann sie, nonstop Schokolade zu essen, während ihre Schuldgefühle wegen ihrer Untreue immer stärker wurden.

Natürlich ist Essen keine Lösung für eine Situation, die Schuldgefühle hervorruft. Sowohl Kim als auch Tisha mussten sich der Ursache ihres Problems stellen und entsprechende Schritte unternehmen, um ihre Schuldgefühle

zu mildern. Bei Kim bedeutete dies, ihre Ausgaben wie beispielsweise für Ferngespräche und Kleidung zu reduzieren,
damit sie genug Geld hatte, um für ihre Kinder zu sorgen,
bis sie einen neuen Job finden würde. Tisha begann, sich
besser zu fühlen, als sie die Beziehung mit ihrem Liebhaber beendete und mit ihrem Mann zur Eheberatung ging.

Abgesehen von den Schritten, die Sie unternehmen können,
um das Problem zu lösen, kann auch die Erkenntnis, dass Sie
weder voll und ganz für andere Menschen verantwortlich sind
noch die Taten und Gefühle eines anderen wirklich kontrollieren können, Sie von unnötigen Schuldgefühlen befreien. Das
heißt nicht, dass Sie gedankenlos sein sollten, sondern vielmehr, dass Sie nicht für das Glück der Menschen in Ihrer Umgebung verantwortlich sind. Es gibt niemanden, der eine solche
Macht besitzt! Respektieren Sie die Richtung, die andere in ihrem Leben einschlagen.

7. Eifersucht

Julia war eifersüchtig, weil ihr Exfreund Bob eine Beziehung mit einer anderen Frau eingegangen war. Sie stellte
sich das Paar vor, wie sie gemeinsam in eleganten Restaurants speisten und danach tanzen gingen, und quälte sich
mit Fantasien darüber, wie Bob seiner neuen Freundin ex-
travagante und romantische Geschenke machte. Obwohl er
während seiner Beziehung mit Julia ziemlich unromantisch gewesen war und wenig Vorstellungskraft zu besitzen
schien, glaubte sie zu wissen, dass Bob bei seiner neuen
Freundin der perfekte Liebhaber war. Julia war davon überzeugt, dass diese andere Frau hübscher, schlanker und ero-
tischer war, als sie selbst jemals hoffen konnte zu sein.

Diese krankhafte Eifersucht führte dazu, dass Julia ein
cremegefülltes Schokoladenplätzchen nach dem anderen
in sich hineinstopfte. Sie ging stundenlang im Zimmer auf

und ab und hörte nicht auf zu essen. Um diesen Kreislauf zu durchbrechen, war es für die Lösung von Julias Jo-Jo-Syndrom wichtig, sich der Tatsache zu stellen, dass ihr ehemaliger Liebhaber jetzt eine Beziehung mit einer anderen Frau hatte. Außerdem kam sie zu der Erkenntnis, dass Bob aller Wahrscheinlichkeit nach bei seiner neuen Freundin genauso unromantisch war, wie sie es von ihm kannte. Und das Wichtigste: Sie lernte, sich selbst nicht länger schlechtzumachen und mit anderen zu vergleichen.

Viele »Eifersuchtsesser«, die ich behandelt habe, tendieren dazu, in ihrem Vergleich mit anderen unvorteilhaft abzuschneiden. Diesen Prozess bezeichne ich als das »Vergleichen des eigenen Inneren mit dem Äußeren anderer Personen«. Das geschieht dann, wenn Sie andere Leute sehen, die den *Anschein* erwecken, bei ihnen sei alles in Ordnung, sie seien glücklich und voller Selbstvertrauen, und diesen Eindruck damit vergleichen, wie Sie sich in Ihrem Inneren *fühlen*. Vielleicht werden Sie eifersüchtig, wenn Sie annehmen, dass das Leben eines anderen so viel glücklicher ist als Ihr eigenes, da er oder sie nach außen hin so viel glücklicher erscheint. Vergessen Sie dabei nicht, dass der äußere Schein trügen kann und andere Menschen *Sie* wahrscheinlich als jemand sehen, bei dem alles wunderbar läuft.

8. Glücklichsein

Kelly war jemand, der sich aus »Glück« überaß, ein »glücklicher Übereser«. Nach einem Jahr finanzieller Probleme und Krankheiten in der Familie war sie froh, als die Dinge endlich wieder so zu laufen begannen, wie sie es sich vorstellte. Innerhalb von zwei Monaten bekam sie eine Gehaltserhöhung, die Krebserkrankung ihrer Mutter ging in Remission, und sie konnte endlich ihre Eigentumswohnung verkaufen. Kelly war außer sich vor Freude – bis sie feststellte, dass sie in diesen zwei Monaten zehn Kilo zugenommen hatte. Als sie zum ersten Mal in meine Praxis kam, waren ihre Essgewohnheiten völlig außer Kontrolle geraten und ihr neu gefundenes Glück stand auf der Kippe.

»Glückliche« Überesser wie Kelly scheinen sich aus zwei Gründen dem Essen zuzuwenden. Der erste ist der, dass sie sich dann, wenn die Dinge gut laufen, über alle Maßen wohlfühlen und diese Wohlgefühle noch steigern möchten. Da der »glückliche Überesser« das Essen liebt, möchte er so viel wie möglich zu sich nehmen, um sich völlig mit diesen positiven Emotionen anzufüllen. Er sieht Glück als einen begrenzten Vorrat an, der schnell zur Neige geht und den er sich einverleiben muss, bevor er wieder verschwindet. Es hilft, wenn der Betreffende häufig die grenzenlose Fülle von Glück affirmiert, da Freude unser wahrer und natürlicher Seinszustand ist:

»Glück strömt aus dem Zentrum meines Seins, das meinen Geist, meinen Körper und meine Seele mit Wellen der Freude erfüllt und jedem Glück bringt, der mich sieht, mit mir spricht oder an mich denkt.«

Zweitens fühlen Menschen mit geringer Selbstachtung oft, dass sie kein Glück und keinen Erfolg verdienen. Was dazu führt, dass sie, sobald Aspekte ihres Lebens sich positiv zu entwickeln beginnen – wie zum Beispiel Gewichtsverlust –, unbewusst damit anfangen, ihren eigenen Erfolg zu sabotieren.

Glück, sofern Ihnen nie viel davon vergönnt war, kann aufgrund seiner Neuheit erschreckend scheinen. Und obwohl es unlogisch scheint, sich selbst Unglück zu wünschen, gibt es Menschen, denen Glück suspekt ist und die sich nur dann wohlfühlen, wenn sie einen missmutigen, depressiven Tag haben. Sie *brauchen* beinahe ein Problem oder eine Krise in ihrem Leben, damit sie ein Gefühl von Sinnhaftigkeit bekommen. Auch hierbei handelt es sich um einen Ableger der dritten Variante des Jo-Jo-Syndroms – den Selbstachtungsesser, der im nächsten Kapitel beschrieben wird.

Falls Sie ein »glücklicher« Übereser sind, ist es wichtig, sich daran zu erinnern, dass es völlig okay ist, glücklich zu sein und Erfolg zu haben! Wiederholen Sie möglichst oft die folgende Affirmation:

»Glück ist Gottes Wille für mich. Glück ist mein Geburtsrecht, und meine Freude heilt das Leben vieler Menschen.«

Darüber hinaus wird die Freude weder verschwinden noch Ihnen aus den Händen gerissen, also entspannen Sie sich und lassen Sie jede Spur von »Mangeldenken« los, das Ihnen weismachen will, Glück sei ein begrenzter Schatz. Und am wichtigsten: Überessen Sie sich nicht, nur weil Sie glücklich sind.

9. Unruhe/Nervosität

Robin überaß sich jedes Mal, bevor sie einen Immobilienverkauf abschloss. Brent stopfte sich voll, wann immer er mit dem Gedanken spielte, eine neue Bekannte um ein erstes Rendezvous zu bitten. Heather kaute vor ihren Semester- oder Abschlussprüfungen ganze Berge von Sonnenblumenkernen. Und Teresa hatte das Gefühl, vor Hunger zu vergehen, als sie erfuhr, dass sie einen Fernsehauftritt hatte, um eine neue Produktlinie ihrer Firma zu bewerben.

Unruhe und Nervosität führen zu einer besonderen Art von Überessen – der »Probier«-Variante des Jo-Jo-Syndroms. Diese Art von Essen verschleiert die Menge der Nahrung, die jemand zu sich nimmt, da immer nur eine winzige Menge konsumiert wird, Bissen für Bissen. Doch da unaufhörlich weitergegessen wird, sind große Essensmengen verputzt, bevor der Betreffende überhaupt merkt, was passiert ist. Wie in einem Zustand von

Bewusstlosigkeit oder Trance sucht der Überesser durch Nahrungsaufnahme Beruhigung.

Diejenigen, die aus Unruhe und Nervosität zu Essanfällen neigen, benutzen Nahrung, damit sie sich entspannen und alternative Methoden finden können, um abzuschalten. Da »Nervositätsessen« so eng mit Stressessen verwandt ist, wäre es für die Betreffenden sinnvoll, den ersten Schritt für Stressesser zu befolgen, der im siebten Kapitel beschrieben wird.

10. Enttäuschung/seelische Verletzung

Elise fühlte sich durch die Art und Weise verletzt, wie ihre Mutter sie ständig kritisierte. Fast täglich rief ihre Mutter sie an und klagte über Elises Wahl des Ehemannes, ihres Jobs und ihre Gewichtszunahme. Tatsächlich hatte Elises Mutter seit jeher kritische Kommentare über den Körper ihrer Tochter abgegeben. Diese Kritik verletzte Elises Gefühle, und sie schwor sich regelmäßig, sich zu verbessern, damit ihre Mutter endlich stolz auf sie sein konnte. Doch es hatte den Anschein, als könnte sie ihre Mutter nie zufriedenstellen, und je verletzter Elise sich fühlte, desto mehr wandte sie sich dem Essen zu, um sich besser zu fühlen. Je mehr sie aß, desto dicker wurde sie. Und in diesem Teufelskreis blieb es nicht aus, dass ihre Mutter Elise immer mehr zum Abnehmen drängte, je mehr sie zunahm.

Ähnlich verhält es sich mit Personen, die angesichts von Enttäuschungen dazu neigen, sich zu überessen. Vielleicht hat ein Freund Sie im Stich gelassen oder hintergangen. Vielleicht haben Sie die erwartete Gehaltserhöhung oder bessere Stelle in Ihrer Firma nicht bekommen. Oder vielleicht fühlen Sie sich verraten und verkauft, wann immer Sie kein Glück beim Lottospielen haben. Egal, was der Grund ist, Enttäuschung kann dazu führen, dass Sie sich allein fühlen und die Zukunft Ihnen hoffnungslos erscheint. Enttäuschung kann Sie dazu bringen, das Interesse an sich selbst zu verlieren, und dafür sorgen, dass es Ihnen egal ist, wie viel Sie wiegen oder wie Ihr Körper aussieht. Wenn Ihnen alles egal ist, wird es Ihnen besonders schwerfallen, sich vom Essen fernzuhalten.

Wie bei den anderen dick machenden Gefühlen werden im dritten Teil dieses Buches Methoden zur Heilung von seelischen Verletzungen und Enttäuschung beschrieben.

11. Innere Leere/Gefühl des Ausgehöhltseins

Terry hat sich stets alle Entscheidungen vom Leben diktieren lassen. Sie besuchte direkt nach dem College eine Handelsschule in ihrer Stadt, da sie zufällig in einer Zeitung eine Anzeige darüber sah. Nach Abschluss ihrer Ausbildung nahm sie den ersten Job an, den man ihr anbot, obwohl er sich in einer anderen Stadt befand. Obwohl Terry ihren neuen Job nicht besonders mochte – genauso wenig wie den neuen Ort –, so war er doch wenigstens sicher. Für Terry war Sicherheit das Wichtigste.

Doch wie kam es, dass sie jetzt, wo sie diese Sicherheit hatte, sich innerlich so leer und ausgehöhlt fühlte? Warum überaß sie sich jeden Abend an Kuchen, Torten oder sonstigen Süßigkeiten?

Terry hatte das Gefühl, dass es ihrem Leben an Richtung und einer sinnvollen Aufgabe mangelte. Alle meine Klienten, die wie Terry kein Gespür dafür haben, wohin ihr Leben sich entwickelt, ringen mit Unzufriedenheit, Leere und chronischer Angst. Und diese Gefühle kommen alle aus der gleichen Quelle, nämlich dem inneren Wissen, nicht die eigene »Mission« im Leben zu erfüllen.

Ich glaube, dass wir alle den Antrieb oder die Ambition haben, bestimmte Dinge in unserem Leben zu tun, und dass wir uns den Versuch schuldig sind, diese innere Sehnsucht zu stillen. Vielleicht werden unsere Bemühungen nicht immer von Erfolg gekrönt sein, doch ist es sehr wichtig, dass wir es zumindest versuchen. Solange wir keine Schritte zur Realisierung unserer Träume und Ziele machen, spüren wir in unserem Inneren ein unangenehmes Gefühl von Beklommenheit, das bis zu Angstzuständen reichen kann. Das Ziel könnte alles sein, vom Abschluss eines Medizinstudiums, dem Schreiben des Romans, der einem schon lange vorschwebt, bis hin zur ehrenamtlichen Tätigkeit im örtlichen Altersheim. Was immer auch Ihr persönlicher Traum sein mag, setzen Sie ihn in die Tat um! Teilen Sie das große Ziel in kleinere, leichter erreichbare Ziele auf und machen Sie heute bereits den ersten kleinen Schritt, um sich selbst dem Leben näher zu bringen, das Sie führen wollen. Sie werden froh sein, es getan zu haben.

12. Trauer

Um feststellen zu können, ob unverarbeitete Trauer der Grund für Ihr Jo-Jo-Syndrom ist, fragen Sie sich selbst, ob Gedanken an Ihre Verluste eines oder mehrere der folgenden Gefühle hervorrufen:

❧ ein schweres oder drückendes Gefühl in Ihrer Brust

❧ Tränen in den Augen

❧ den Wunsch, sofort an etwas anderes zu denken

❧ Wut, Bitterkeit oder Depression

Wenn irgendeine dieser Emotionen auf Sie zutrifft, leiden Sie wahrscheinlich unter einer Trauer, die Sie noch nicht völlig verarbeitet haben. Obwohl es keine angenehme Aufgabe ist, könnte der Schlüssel zur Heilung Ihres Wunsches nach Überessen darin bestehen (mithilfe eines Therapeuten, durch Gebet und Meditation oder das Führen eines Tagebuches), Ihre Gedanken eine Zeit lang auf den Schmerz über Ihren Verlust zu fokussieren.

Der bemerkenswerteste Fall unverarbeiteter Trauer im Zusammenhang mit dem Jo-Jo-Syndrom, den ich je erlebt habe, war der meiner Patientin Sally.

Sally war eine sehr hübsche grünäugige Brünette, doch bei einer Größe von 1,65 Metern brachte sie 110 Kilo auf die Waage, was eindeutig zu viel war. Sally hatte über 50 Kilo zugenommen, seit sie als Teenager das Sterben ihrer Mutter miterlebt hatte. Sie versuchte, die visuellen Bilder, die sie über die letzten Momente ihrer Mutter in sich herumtrug, auszulöschen, indem sie sich hauptsächlich mit extrem fettreichen Lebensmitteln wie Steaks, Kartoffeln mit Butter und salzigen Snacks ernährte.

Unsere Therapie beinhaltete das Lesen von Briefen, die Sallys Mutter ihr damals geschrieben hatte, und Sally die Erlaubnis zu geben, einfach über die Tatsache, dass ihre Mutter gestorben war, zu weinen, was sie auch wochenlang in jeder unserer Sitzungen tat.

Sobald Sally ihre Trauerarbeit abgeschlossen hatte, nahm sie schnell und stetig ab. Als sie endlich in der Lage war, einen der Briefe ihrer Mutter zu lesen, ohne in Tränen auszubrechen, hatte sie den Großteil ihres Übergewichts sowie das Verlangen, sich an extrem fettreichen Speisen zu überessen, verloren.

13. Aufschieben

Essen ist, wenn nichts anderes, so auf jeden Fall ein guter Zeitvertreib. Es bietet eine wunderbare Entschuldigung dafür, eine unangenehme Aufgabe hinauszuschieben.

Ellen zum Beispiel merkte, dass sie jedes Mal, wenn sie zu einem Vorstellungsgespräch gehen musste, plötzlich unstillbaren Hunger verspürte. Ihr Essen führte in der Regel dazu, dass sie zu spät zu ihren Terminen mit potenziellen Arbeitgebern erschien, was dazu führte, dass sie keine Job-angebote mehr bekam. Der Gedanke, arbeiten zu gehen – und sich vielleicht lächerlich zu machen, dumm zu er-scheinen oder gefeuert zu werden –, jagte Ellen Angst und Schrecken ein. Es war einfacher, zu Hause zu bleiben und zu essen.

Benutzen Sie Essen als Entschuldigung dafür, eine gefürchtete Aufgabe nicht zu erledigen? Benutzen Sie Essen in dem Ver-such, einen bestimmten Telefonanruf oder Brief zu verschieben oder die Erledigung einer langweiligen und profanen Pflicht zu umgehen? Oder um eine komplizierte und schwierige Arbeit nicht zu Ende bringen zu müssen?

Falls Sie eine oder mehrere dieser Fragen mit Ja beantwortet haben, sind Sie sich wahrscheinlich der Tatsache schon bewusst, wie sinnlos es ist, zu essen, um etwas aufzuschieben. Egal wie viel Sie essen, die Aufgabe wird nach wie vor auf Ihrer Liste der Dinge stehen, die Sie erledigen müssen. Sie machen die Situ-ation nur schlimmer, wenn Sie essen, bevor Sie die Aufgabe an-gehen. Es sorgt dafür, dass Sie sich unbeherrscht fühlen, fett, nachlässig und wütend auf sich selbst, weil Sie gegessen haben. Und es hilft alles nichts, Sie müssen sich der gefürchteten Situ-ation dennoch stellen.

Ist es nicht stattdessen wesentlich sinnvoller, die Aufgabe zu erledigen (vielleicht sogar eine Möglichkeit zu entdecken, wie Sie sie genießen können), sie an jemand anderen zu delegieren oder aber zu beschließen, dass Sie sie letzten Endes gar nicht wirklich erledigen müssen?

14. *Angst*

Angst löst oft nervöses Verhalten aus, vor allen Dingen konti-nuierliches Naschen.

Da er irgendeine Möglichkeit brauchte, seine angestaute Energie loszuwerden, verbrachte *Ted* die Woche vor seiner Knieoperation damit, den Inhalt seines Kühl- und Vorratsschranks zu leeren. Er hatte große Angst vor der bevorstehenden Operation und der damit einhergehenden Narkose und befürchtete, dass während der Betäubung etwas Schlimmes passieren könnte. Es fiel Ted schwer, mit anderen über seine Ängste zu sprechen, da er nicht den Anschein von Schwäche erwecken wollte. Doch in Wirklichkeit hatte er Angst. Große Angst. Seine Methode, diese schrecklich lange Woche einigermaßen gut zu überstehen, bestand darin, so viel zu essen, wie er konnte.

✳ ✳ ✳

Auch *Andrea* gehörte zu denen, die sich aus Angst überessen, doch bei ihr war die Angst etwas, mit dem sie ständig lebte. Seit sie drei Jahre zuvor misshandelt und vergewaltigt worden war, war sie extrem nervös und hatte Angst, dass ihr das Gleiche noch mal passieren könnte.

Als Resultat überaß sie sich an Snacks jeglicher Art. Sie futterte den ganzen Tag lang Bonbons, Studentenfutter, Nüsse oder Salzbrezeln – alles, was klein war und sie sich schnell in den Mund stopfen konnte. Das Kauen half ihr, sich irgendwie weniger nervös und ängstlich zu fühlen, führte jedoch dazu, dass sie im Laufe dieser drei Jahre 20 Kilo zunahm.

Wie im dritten Teil dieses Buches noch erläutert wird, ist Angst die Ursache von Schuldgefühlen, Unsicherheit und anderen dick machenden Gefühlen. Obwohl Angst sich wie ein unüberwindbarer Feind anfühlen kann, bellt sie im Grunde nur, aber beißt nicht. Indem Sie die Methoden anwenden, über die Sie bald lesen werden, können Sie diesen unwillkommenen »Gast« für immer aus Ihrem Leben verbannen!

15. Langeweile

Die Zeit lastete jeden Tag schwer auf *Margaret*. Margaret, eine 57-jährige Großmutter von vier Enkelkindern, musste seit dem Tod ihres Mannes immer mit irgendetwas beschäftigt sein. Also verbrachte sie ihre Zeit damit, Plätzchen und Kuchen zu backen für den Fall, dass »unversehens« Besuch kommen würde. Doch Besucher waren selten, und Margaret blieb nichts anderes übrig, als den Kuchen selbst zu essen, da sie es hasste, Nahrungsmittel zu verschwenden. Als Margaret endlich in der Lage war zuzugeben, dass sie in Wahrheit alles für sich selbst gebacken hatte – und nicht für ihre hypothetischen Besucher –, sah sie sich gezwungen, andere Aktivitäten zu finden, um ihre Zeit auszufüllen.

Genauso wie Menschen, die aus Gründen des Aufschiebens essen, können diejenigen, die es aus Langeweile tun, Stunden, Tage, Monate und sogar Jahre damit verbringen, einen Biss nach dem anderen zu sich zu nehmen. Sie haben oft Angst, nicht zu wissen, was sie mit ihrer Zeit anfangen sollen, und sind ständig auf der Suche nach irgendwelchen Beschäftigungen. Sie haben Schuldgefühle, wenn sie nicht auf irgendeine Weise aktiv sind, und Essen passt zu ihrer Definition von »Aktivität«.

Falls diese Beschreibung Sie an sich selbst erinnert, ist es wichtig, dass Sie sich den Problemen stellen, die Ihrem Verhalten zugrunde liegen. Warum ist es nicht okay, hin und wieder einfach nichts zu tun? Müssen Sie immer produktiv sein, um sich gut zu fühlen? Versuchen Sie vielleicht, jemandem zu gefallen oder seine/ihre Zustimmung zu finden, indem Sie ständig mit irgendetwas beschäftigt sind? Welche andere Tätigkeit außer Essen wäre Ihnen eigentlich lieber? Warum gehen Sie dieser anderen Tätigkeit nicht nach? Welche Schritte, die Ihr Leben mit Bedeutung, Sinn und Freude erfüllen würden, können Sie in diesem Augenblick machen?

16. Verlegenheit

Colleens Ehemann Larry war Alkoholiker und wurde ziemlich unausstehlich, wenn er getrunken hatte. Wenn sie gemeinsam unterwegs waren, brachte er seine Frau unweigerlich in Verlegenheit und sorgte dafür, dass sie sich schämte, indem er ordinäre Bemerkungen über sie losließ. »Ich möchte einfach nur im Boden versinken, wenn mein Mann anfängt, diese schrecklichen Dinge über mich zu sagen!«, klagte Colleen. Anstatt Larry mit seinem Verhalten und seiner Alkoholsucht zu konfrontieren, überlagerte Colleen ihre Gefühle der Verlegenheit und Verletzung mit Essen. In Restaurants aß sie Riesenportionen, und auf Partys stand sie den ganzen Abend lang neben dem Büfett, so als ob sie sich schützen wollte.

Da Colleens Jo-Jo-Syndrom sehr viel mit ihrem Koalkoholismus (dem emotionalen Schmerz, mit einem geliebten Menschen zusammen zu sein, der Alkoholiker ist) zu tun hatte, war eine Voraussetzung für ihre Genesung, sich der Selbsthilfegruppe Al-Anon anzuschließen. Diese Gruppe, ähnlich wie die Anonymen Alkoholiker, ist speziell darauf ausgerichtet, Familienmitgliedern im Umgang mit der Alkoholsucht zu helfen. Colleen lernte in der Gruppe, wie sie sich bei Larry durchsetzen konnte, und entdeckte außerdem, dass sie nicht schuld an seinem Trinken war. »Er hatte mich davon überzeugt, dass er trank, weil ich zu dick war«, sagte sie später. »Heute weiß ich, dass das nur seine Entschuldigung war und nichts mit mir zu tun hatte. Was für eine Erleichterung!«

Überessen aus Verlegenheit, Beschämung oder mangelndem Selbstbewusstsein hat seine Ursache in der unrealistischen Erwartung, dass Sie nie auffallen oder zum Gesprächsthema werden sollten. Es besteht sowohl die Tendenz, jegliche Bemerkungen als Kritik zu verstehen, als auch der Glaubenssatz, dass die negative Meinung anderer Menschen über Ihr Verhalten richtig ist. Wenn Ihnen dann ein Fehler unterläuft – beispielsweise ein gesellschaftlicher Fauxpas oder ein geschäftlicher Irrtum –, fühlen Sie sich, als wenn Ihre Welt zusammenfallen würde.

Integration der Intuition bei Emotionsessern

Wie bereits beschrieben, sollten Sie immer dann, wenn Sie sich innerlich aufgewühlt, wütend oder hungrig fühlen, Ihre innere Stimme und Ihr spirituelles Hilfssystem zurate ziehen! Rufen Sie sich in Erinnerung, dass es Ihr Geburtsrecht ist, glücklich und gesund zu sein, und dass emotionaler Schmerz und unkontrollierte geratene Esslust Zeichen dafür sind, dass irgendein Aspekt Ihres Lebens aus dem Gleichgewicht geraten ist. Ihre Intuition wird Ihnen helfen, den besten Weg zu finden, Ihr Leben wieder ins Gleichgewicht zu bringen, einen Zustand inneren Friedens zu erlangen und zu einem normalen Appetit zurückzukehren. In dem Augenblick, in dem Sie denken: »Ich kann dieses schmerzhafte Gefühl nicht länger ertragen. Ich muss sofort etwas essen!«, oder: »Ich bin am Verhungern und fühle mich total ausgepumpt und leer«, halten Sie inne und begeben sich an einen ruhigen Ort, an dem Sie Ihre intuitive Stimme hören können.

Viele Emotionsesser ignorieren ihre Situation, weil sie nicht glauben, »stark« genug zu sein, um die Veränderungen und Herausforderungen im Leben zu ertragen. Sie haben Angst, dass sie – wenn sie der inneren Führung folgen und ihren Beruf wechseln oder eine Beziehung beenden – mit unerträglichen emotionalen Belastungen konfrontiert werden. Der Emotionsesser glaubt, es sei leichter, den Status quo aufrechtzuerhalten und das intuitive Drängen in seinem Inneren zu ignorieren, das ihn auffordert, an Verbesserungen in seinem Leben zu arbeiten.

Emotionsesser schleppen oft die Last jahrelanger Wut und Bitterkeit mit sich herum, die ihre intuitiven Ohren verstopft. Sie können die volle Macht und positive Kraft Ihrer Intuition durch eine »Vergebungssitzung« entfesseln. Hier ist eine Methode, basierend auf der Arbeit des Autors John Randolph Price, die ich all meinen Klienten verordne, die sich aus emotionalen Gründen überessen:

Gehen Sie in einen Raum, in dem Sie mindestens eine Stunde lang allein und ungestört sind (hängen Sie gegebenenfalls ein »Bitte nicht stören«-Schild an die Tür und stellen Sie das Telefon ab). Schreiben Sie auf ein oder mehrere Blatt Papier die Namen aller Personen oder Tiere (lebend oder verstorben, Ihnen persönlich bekannt oder nicht bekannt), die Sie jemals irritiert oder wütend gemacht haben. Fangen Sie mit irgendeinem Namen ein, der Ihnen zuerst in den Sinn kommt, und machen Sie weiter. Wahrscheinlich werden Sie sich an die Namen von Menschen erinnern, an die Sie seit Jahren nicht mehr gedacht haben. Falls Sie sich nicht an ihre Namen erinnern können, sondern nur an irgendwelche Eigenschaften oder Äußerlichkeiten, schreiben Sie auf, was immer Ihnen zu dieser Person einfällt (zum Beispiel: »Die blonde Klassensprecherin aus der neunten Klasse!«). Die meisten Menschen stellen eine sehr lange Liste zusammen, und in der Regel steht ihr eigener Name ziemlich weit oben.

Als Nächstes sagen Sie folgenden Satz zu jeder einzelnen Person auf Ihrer Liste (entweder im Geiste oder laut):

»Ich vergebe dir total und entlasse dich jetzt in die Liebe, die unsere tatsächliche, einzige Wahrheit ist. Ich halte nur den Teil unserer Beziehung aufrecht, der geheilt ist und aus der Liebe kommt. Ich bitte darum, dass alle Auswirkungen der Fehler aus der Vergangenheit für alle Zeiten aufgehoben und vergessen sind.«

Vergessen Sie nicht, dass Sie der Person vergeben, nicht unbedingt ihren Taten (die allesamt trügerische Illusionen

des Ego sind, egal wie verletzend sie waren). Diese Vergebungssitzung wird Ihnen mehr helfen, Ihr Herz zu erleichtern und schließlich auch Ihren Körper, als alles, was Sie
sonst noch tun könnten.

Während der folgenden Tage nach diesem Vergebungsprozess
werden Sie mit ziemlicher Sicherheit Personen begegnen oder
von ihnen träumen, die Sie an einige der Namen auf Ihrer Liste
erinnern. Dies ist weder ein Versehen noch ein Zufall, sondern
die Art und Weise, wie der Heilige Geist Ihnen zeigt, auf welche
Menschen Sie noch immer böse sind. Falls Sie diese Mahnungen bekommen, wiederholen Sie den oben zitierten Satz oder
beten um spirituelle Intervention, um Ihnen bei der rückhalt-
losen Vergebung dieser Person zu helfen. Je mehr Sie loslassen,
desto lauter wird die Stimme Ihrer Intuition sein, und das überwältigende Essverlangen wird nachlassen oder sogar ganz verschwinden.

Ihre Intuition wird Sie durch jedes scheinbare Problem führen, von dem Sie glauben, dass Sie es haben. Sie können den
Unterschied zwischen Ihrer intuitiven Stimme und der Stimme
des Ego leicht erkennen, da die Intuition ruhig und liebevoll ist,
das Ego dagegen abwertend und voller Angst. Zum Beispiel sagt
Ihre Intuition vielleicht: »Ich glaube, es würde mir guttun, einen
Yogakurs mitzumachen. Ich weiß um den Wert von Entspannung und wie gut es ist, einen Zustand inneren Friedens herzu-
stellen, und werde jetzt sofort das nächste Yogastudio anrufen
und mich für einen Kurs anmelden.«

Das Ego würde diese innere Botschaft so drehen, dass sie sich
eher folgendermaßen anhört: »Wer hat schon Zeit für Entspannung? Wenn ich nicht die ganze Zeit aktiv bleibe, wird es bei
der Arbeit oder in meiner Ehe eine Katastrophe geben. Außerdem möchte ich nicht, dass Tom denkt, ich sei wertlos, und das
würde er wahrscheinlich sagen, wenn ich so etwas Egoistisches
machen würde wie einen Yogakurs. Er ist so unspirituell und

schnell mit seinem Urteil zur Hand; er würde nie verstehen, warum ich Zeit von der Familie abknapse, um etwas Gutes für mich zu tun!«

Entscheidungen, die auf der Stimme des Ego basieren, führen selten zu einem positiven Resultat. Wie reagiert Tom, wenn Sie ein Bild von ihm aufrechterhalten als jemandem, der voller Vorurteile und nicht spirituell ist? Wie fühlen Sie sich dabei, wenn Sie ständig auf der Hut sein müssen, um sich vor den Angriffen anderer zu schützen? Urteile, Bitterkeit und Wut, die das Ego hinsichtlich anderer Menschen aufrechterhält, kommen unweigerlich wie ein Bumerang als emotionaler Schmerz zu uns zurück. Wenn Sie jedoch der intuitiven Stimme folgen, dann werden Sie sich selbst und anderen gegenüber auf eine liebevolle Weise verhalten. Indem Sie sich auf das in Wahrheit liebevolle und spirituelle Selbst anderer Menschen fokussieren, sorgen Sie dafür, dass ihr wahres Selbst hervorkommen und leuchten kann. Auf diese Weise bleibt Ihr Leben in einem Zustand der Harmonie, und Sie zetteln keine Situationen an, die zu emotionalem Überessen führen.

Sie werden Ihre intuitive Stimme nicht mehr länger mit Nahrung zum Schweigen bringen! Sie haben sich dazu verpflichtet, Ihre Esslust und Ihr Übergewicht zu heilen, also stellen Sie sich heute furchtlos dem Inhalt der Botschaft Ihrer inneren Führung. Dann werden Sie feststellen, dass Ihre Intuition äußerst sinnvoll ist und Sie anleitet, Schritte zu unternehmen, die letzten Endes dazu führen, dass Ihre Träume in Bezug auf Ihre Karriere, Ihr Liebesleben und Ihren Wunsch nach strahlender Gesundheit Wirklichkeit werden. Je mehr Sie Ihrer Intuition folgen, desto mehr wird sich Ihr Leben verbessern, Ihre Selbstsicherheit zunehmen und Ihr heftiges Verlangen verschwinden.

* * *

An diesem Punkt während Ihrer Heilung vom Jo-Jo-Syndrom werden Sie vielleicht ein wachsendes Gewahrsein Ihres Essverhaltens bemerken. Einige der Informationen, die Sie hier lesen, werden unter Umständen ein paar dick machende Gefühle auslösen und Ihnen Hunger suggerieren. Vielleicht sind Sie sich an diesem Punkt ja beinahe schmerzhaft bewusst, dass Sie nicht essen, weil Sie physisch hungrig sind. Sie essen, weil Sie emotional hungrig sind. Die Gründe für zwanghaftes Überessen zu verstehen ist ein wichtiger Schritt für Emotionsesser. Und indem Ihnen die Unterschiede zwischen physischem und emotionalem Hunger klar werden, wird Ihre Neigung, aufgrund dick machender Gefühle automatisch zu essen, abnehmen.

Vergessen Sie von jetzt an nie mehr die 15-Minuten-Regel: In dem Moment, in dem Ihr Geist sich Richtung Nahrung und Essen bewegt, schauen Sie nach, wie spät es ist. Halten Sie sich in den nächsten 15 Minuten von allem Essbaren fern.

Wie ich bereits sagte, werde ich auf spezielle Möglichkeiten eingehen, deren Sie sich bedienen können, um emotionalen Hunger zu reduzieren und schließlich ganz zum Verschwinden zu bringen. Für heute fordere ich Sie auf, weiterhin an sich selbst zu glauben. Sie haben alle Kraft, die Sie brauchen, um Ihre Träume wahr werden zu lassen. *Sie können es schaffen!*

✳ ✳ ✳

6

DIE SELBSTACHTUNGSESSER

*»Die Freuden des Gaumens gehen mit uns um wie
die ägyptischen Diebe, die jeden erwürgen,
den sie umarmen.«*

Lucius Seneca (4 v. Chr. – 65 n. Chr.),
römischer Philosoph

Die dritte Variante des Jo-Jo-Syndroms ist der Selbstachtungsesser. Hier sind die Merkmale dieses Essverhaltens:

❧ Selbstachtungsesser wünschen, sie hätten mehr Selbstvertrauen. Sie neigen dazu, in ihrem Vergleich mit anderen schlecht dazustehen. Sie haben große Angst davor, verurteilt, kritisiert oder lächerlich gemacht zu werden.

❧ Sobald die Selbstachtungsesserin genug abgenommen hat, um Komplimente oder bewundernde Blicke zu bekommen, neigt sie dazu, wieder zuzunehmen.

❧ Bei Selbstachtungsessern ist das wichtigste Motiv zum Abnehmen der Wunsch, ihrem Ehepartner, ihrem Liebhaber, ihren Eltern oder irgendeinem anderen Menschen zu gefallen anstatt sich selbst.

❧ Selbstachtungsesser haben beinahe alle Hoffnung aufgegeben, jemals ihr Übergewicht loszuwerden, und neigen zu der Annahme, dass sie eben einfach von Natur aus übergewichtig sind.

❧ Selbstachtungsesser tendieren aufgrund ihres
Übergewichts zu harten Urteilen über sich selbst.
Sie fühlen sich als Versager, wann immer sie ein paar
Pfunde zulegen.

Die metaphysische Basis des Überessens aus Mangel an Selbstachtung ist die Überzeugung, dass »ich das Glück und den inneren Frieden nicht verdient habe, die mir durch die Erfüllung
meiner Lebensaufgabe zuteilwürden«. Viele Selbstachtungsesser
befürchten, *überhaupt keine* Lebensaufgabe zu haben, während
anderen Betroffenen der Glaube an ihre Fähigkeiten fehlt, ihre
Lebensaufgabe meistern zu können, und sie es daher gar nicht
erst versuchen.

Die Affirmation für Selbstachtungsesser lautet:

*»Gott hat mich nach seinem perfekten Ebenbild erschaffen. Ich
bin makellos, machtvoll, heilig und werde in dieser Welt unbedingt gebraucht. Mir stehen alle Mittel zur Verfügung, meine Lebensaufgabe zu erfüllen.«*

Selbstachtungsesser sind Personen, die sich nicht sehr wohl in
ihrer Haut fühlen und sich aus diesem Grund überessen. Es
mangelt ihnen an dem nötigen Vertrauen, ihre frustrierenden
Jobs oder unglücklichen Ehen aufzugeben, und sie haben Angst,
ihre geheimen Träume und Sehnsüchte zu verfolgen. Der Teufelskreis beginnt, wenn sie sich überessen, weil es ihnen egal ist,
was mit ihnen geschieht. Dies führt zu Gewichtszunahme und
in der Folge zu niedriger Selbstachtung, was bedeutet, dass sie
noch mehr essen.

Obwohl sie eine fähige, kompetente Buchhalterin war,
fühlte *Robin* sich als Person nicht gut. Als Tochter einer depressiven, unglücklichen Mutter wurde Robin als Kind und
Teenager ständig gesagt: »Du wirst niemals hübsch sein!

Mach dir keine Illusionen, du wirst nie einen Mann kriegen, weil du zu fett und langweilig aussiehst.« Robin bezweifelte nie die abschätzigen Bemerkungen ihrer Mutter, und die 32-jährige Frau mit den langen braunen Haaren und den blauen Augen glaubte wirklich, dass sie hässlich und nicht liebenswert war.

Abends und an Wochenenden naschte Robin ständig irgendwelche Süßigkeiten, betrachtete sich jedoch nie als zwanghafte Esserin. Im Gegenteil, manchmal wunderte sie sich sogar, wie sie nur »so wenig« essen konnte und dennoch 85 Pfund Übergewicht hatte.

Robin war sich nicht bewusst, wie viel sie in Wirklichkeit aß, einen kleinen Snack nach dem anderen. Außerdem hatte sie nicht die geringste Ahnung, warum sie ununterbrochen aß: nämlich um ihre unangenehmen Gefühle hinsichtlich ihrer Person zu betäuben.

Hier sind ein paar weitere Beispiele meiner Klienten, die aus mangelnder Selbstachtung zu Überessern wurden:

Extrem schüchtern, hatte *Lonnie* keine engen Freunde, da sie sich davor fürchtete, auf Menschen zuzugehen oder Gespräche mit Kollegen anzufangen. Sie lebte allein mit einer Hauskatze und verbrachte ihre freie Zeit damit, sich mit einem Buch und einem unerschöpflichen Vorrat an Snacks und Fertiggerichten in ihrem Apartment zu verkriechen

Als ich Lonnie zum ersten Mal traf, sagte sie mir, sie sei fest davon überzeugt, dass andere sie nicht mochten. »Niemand ruft mich an oder kommt mich besuchen«, klagte sie. Lonnie sprach lange und ausführlich darüber, wie ihr Mangel an Freunden auf ihre »lausige Persönlichkeit« zurückzuführen sei. Immer wieder äußerte sie sich negativ über sich selbst, bis klar war, dass die Person, die Lonnie am wenigsten mochte ... Lonnie selbst war! Aus diesem Grund bestrafte sie sich mit Überessen und damit, dass sie nicht abnahm, sondern immer dicker wurde. Mit anderen Worten: Lonnie bestrafte Lonnie.

Auch *Jane* war eine Frau, die sich aus Mangel an Selbstachtung überaß. Als Sekretärin in einer Anwaltspraxis fiel es Jane schwer, für ihre Rechte einzustehen, da sie Angst hatte, ihrem Arbeitgeber gegenüber Nein zu sagen. Sie tat anderen auch dann einen Gefallen, wenn sie erschöpft war und lieber gesagt hätte: »Das kann ich nicht.«

Jane agierte wie eine Fußmatte für die Menschen in ihrer Umgebung, weil sie glaubte, weder das Recht noch den Mut zu haben, sich zu behaupten. Und jeden Abend besänftigte sie ihren verletzten Stolz mit einer riesigen Mahlzeit und einem üppigen Dessert – eine Angewohnheit, die dazu führte, dass sie zwanzig Pfund mehr wog, als ihr lieb war.

Für Selbstachtungsesser scheint das Durchbrechen des Teufelskreises besonders schwierig zu sein, da es bedeutet, sich am eigenen Kragen hochzuziehen, bevor man sich dazu bereit fühlt. Lassen Sie mich das erklären:

Denken Sie einen Moment an die Personen in Ihrem Leben, die Sie am meisten mögen – diejenigen, mit denen Sie am liebsten Ihre Zeit verbringen (nicht unbedingt Liebesbeziehungen). Höchstwahrscheinlich sind die Menschen, die Ihnen einfallen, jene, die Sie freundlich behandeln und Ihnen ein gutes Gefühl geben – Menschen, von denen Sie spüren, dass sie Sie wirklich gern haben, die Ihnen nette Dinge sagen und Sie respektvoll behandeln. Nun, das ist ganz natürlich, da wir alle Menschen mögen, die nett zu uns sind.

Was passiert also mit uns, wenn wir *uns selbst* nicht nett behandeln? Wie fühlen wir uns als Menschen, wenn wir uns selbst gegenüber rücksichtslos sind, wenn wir anderen erlauben, uns mit Füßen zu treten oder uns auszunutzen? Die Antwort lautet natürlich, dass wir uns selbst nicht sehr mögen, genau wie wir niemand anderen mögen, der uns schlecht behandelt.

Die Folgen dieses Zustandes sind, wie oben erwähnt, dass Jo-Jo-Esser mit geringer Selbstachtung nicht glauben, es verdient zu haben, liebevoll behandelt zu werden. Obgleich ich viel Zeit investiere, um den Betroffenen zu helfen, ihre Selbstachtung zu heben, muss ich neuen Klienten in der Regel zuerst dabei helfen, dass sie fühlen, es zu *verdienen*, sich selbst gut zu behandeln. Da sie so daran gewöhnt sind, sich selbst mit Füßen zu treten und sich von anderen treten zu lassen, wissen sie nicht, wie sie diesen Teufelskreis durchbrechen können.

Es ist wichtig, das Paradoxe an dieser Situation zu begreifen: Bevor Ihre Selbstachtung wachsen kann, müssen Sie beginnen, sich selbst so gut zu behandeln, wie es Ihnen irgend möglich ist. Das heißt, Sie müssen anfangen, gut für sich zu sorgen, *bevor* Sie sich dazu in der Lage fühlen. Sie müssen behutsam mit sich umgehen, selbst wenn Sie das Gefühl haben, egoistisch zu sein, und von Schuldgefühlen geplagt werden. Nach einem oder zwei Monaten rücksichtsvoller Behandlung, die Sie sich selbst angedeihen lassen, wird sich Ihre Selbstachtung Ihrem neuen Verhalten anpassen. Sie werden beginnen zu glauben, dass Sie es verdient haben, gut behandelt zu werden, und Ihre Selbstachtung wird wesentlich größer sein.

Im folgenden Abschnitt sind verschiedene Möglichkeiten aufgelistet, mit denen Sie Ihre Selbstachtung steigern und anfangen können, sich selbst besser zu behandeln. Für den Selbstachtungsesser ist dieser Schritt äußerst wichtig, um abzunehmen und um das Wunschgewicht zu halten.

Erster Schritt für Selbstachtungsesser:
Lernen Sie, sich selbst zu lieben

Sie müssen nicht warten, bis Sie Ihr Übergewicht verloren haben, bevor Sie sich selbst mögen können. Im Gegenteil, Sie werden sich selbst lieben *müssen*, wenn Sie jemals Ihr Übergewicht für immer verlieren wollen! Und das ist besonders dann wichtig, wenn Sie sich jemals erlauben sollten, die Früchte all

Ihrer harten Arbeit zu ernten: einen gesunden, fitten und attraktiven Körper, der vor allen Dingen Ihnen gefällt.

Untersuchungen zeigen, dass Sie eine gehörige Portion Selbstvertrauen brauchen, um erfolgreich abzunehmen. Der Grund
dafür ist, dass Sie darauf vertrauen müssen, sich an einen Diät-
oder Fitnessplan zu halten; ohne dieses Vertrauen in Ihre eigene
Durchhaltekraft werden Sie sich irgendwann fragen: »Wozu soll
das gut sein?«, und aufgeben. Wenn Sie sich selbst nicht mögen,
ist es nahezu unmöglich, Zuversicht, Glauben oder Selbstvertrauen zu haben.

Falls Sie schon längere Zeit nicht gut mit sich umgegangen
sind, ist es am besten, mit einfachen Schritten anzufangen. Die
nachfolgend beschriebenen Selbstvertrauensübungen sind in
zwei Abschnitte unterteilt, die Sie bitte nacheinander absolvieren. Ich rate Ihnen, mindestens zwei Wochen für den ersten
Teil und einen Monat für den zweiten Teil zu veranschlagen. Es
versteht sich von selbst, dass ein guter Umgang mit sich selbst
nicht nur eine vorübergehende Angelegenheit ist. Vielmehr ist
es ein Bemühen, das Sie für den Rest Ihres Lebens aufrechterhalten sollten.

ERSTER TEIL

Dieser Teil beginnt mit grundlegenden Übungen, die sich zunächst vielleicht wie oberflächliche Verhätschelungen anfühlen. Doch glauben Sie mir, sie sind alles andere als trivial – vielmehr sind sie so angelegt, dass sie den Rahmen schaffen, der
Ihnen hilft zu lernen, gut zu sich selbst zu sein. Beim Durchführen dieser Übungen werden Sie vielleicht ein schlechtes Gewissen haben oder sich töricht fühlen. Versuchen Sie nicht,
diese Gefühle zu unterdrücken oder zu ignorieren, doch lassen
Sie sich gleichzeitig dadurch nicht von Ihren Übungen abhalten. Jeder Schritt ist wichtig, lassen Sie also bitte keinen aus –
selbst wenn es Ihnen verführerisch erscheint, dies zu tun. Rufen
Sie sich in Erinnerung, dass Sie als Gegenleistung für Ihre Be-

mühungen das bekommen, was Sie schon immer haben wollten: Glück, Selbstliebe und einen gesünderen Körper. Hört sich
das unmöglich an? In diesem Fall brauchen Sie diese Übungen
ganz besonders dringend!

Machen Sie nicht den Fehler und warten Sie, bis Sie in der
richtigen Stimmung sind, um mit diesen Schritten zu beginnen.
Sie werden nie in der richtigen Stimmung sein, bis Sie anfangen, ein besseres Gefühl für sich zu haben. Mit anderen Worten, gesteigerte Selbstachtung ist eine Folge des entsprechenden
Verhaltens; zuerst tun Sie so, »als ob« Sie sich selbst mögen,
und bald mögen Sie sich dann wirklich. Fangen Sie gleich heute
mit den folgenden Schritten an:

1. Ersetzen Sie Ihre alte Kleidung

Werfen Sie alle Ihre scheußlichen Klamotten einschließlich Py-
jamas und Unterwäsche weg oder spenden Sie sie. Selbst wenn
Sie vorhatten, sich erst dann neu einzukleiden, wenn Sie Ihr
Idealgewicht erreicht haben, sollten Sie sich schon diese Woche
ein paar hübsche neue Kleidungsstücke kaufen. Kaufen Sie sich
Sachen, die Ihnen bei Ihrem momentanen Gewicht bequem
passen – die hübschesten, attraktivsten Kleidungsstücke, die Sie
sich leisten können. Vergessen Sie nicht, Sie haben sie jetzt, in
diesem Moment, verdient! Indem Sie es aufschieben, sich selbst
gut zu behandeln, sorgen Sie regelrecht dafür, dass Sie kein
Pfund abnehmen werden. Sie bestätigen durch Ihr Verhalten,
dass alles Gute für Sie irgendwo in der Zukunft liegt – und
nicht im Hier und Jetzt. Nehmen Sie sich das »Gute«, das Ihnen
zusteht, und fangen Sie in dieser Minute damit an!

Während Sie sich allmählich vom Jo-Jo-Syndrom befreien
und feststellen, dass Sie abnehmen, geben Sie nach und nach
Ihre zu groß gewordenen Sachen weg. Kaufen Sie sich stattdessen wieder neue Kleidung, sowie Ihre Kleidergröße immer kleiner wird. Denken Sie daran, Kleiderspenden an gemeinnützige
Organisationen können Sie steuerlich absetzen (lassen Sie sich

eine Zuwendungsbestätigung ausstellen). Gleichzeitig helfen Sie Menschen, denen es nicht so gut geht wie Ihnen. (Frauenhäuser zum Beispiel haben stets Bedarf an Kleidung!)

Sie werden auf Ihrem »gewichtsmäßigen Weg nach unten« kein Geld verschwenden, wenn Sie neue Kleidung kaufen. Denken Sie nur an das viele Geld, das Sie für üppige Mahlzeiten, diverse Snacks, alle möglichen Diätklubs, Diätberater und die Behebung gesundheitlicher Probleme ausgegeben haben, die alle mit Ihrem Gewicht zu tun hatten. Verglichen mit diesen Beträgen werden die folgenden Schritte zur Gewinnung von Selbstachtung regelrecht billig sein. Und Sie haben noch nie in Ihrem Leben so viel für Ihr Geld zurückbekommen!

Jetzt gut auszusehen wird Ihnen helfen, Ihre Selbstachtung zu verbessern und ein besseres Selbstgefühl zu entwickeln, ganz zu schweigen von dem positiven Feedback, das Sie von anderen Menschen bekommen. Diese Bestätigungen werden Ihnen das Abnehmen wesentlich erleichtern, da Sie die Angewohnheit entwickeln, sich selbst besser zu behandeln – eine Angewohnheit, die Sie ganz natürlich dazu veranlassen wird, die Dinge zu essen, die Ihnen guttun – und sich nicht mehr noch weiter vollzustopfen, obwohl Sie schon längst satt sind.

Wir behandeln Menschen, die wir mögen, automatisch mit Respekt, und das gilt auch für Sie, wenn Sie sich angewöhnen, besser auf sich zu achten.

Während Sie sich die Mühe machen und auch keine Kosten scheuen, die damit einhergehen, sich neu einzukleiden auf Ihrem »gewichtsmäßigen Weg nach unten«, sollten Sie auch nicht vergessen, sich um Ihre Haare, Ihre Haut, Ihr Make-up, Ihre Zähne, Ihre Fingernägel und andere Aspekte persönlicher Schönheitspflege und Hygiene zu kümmern. Falls Sie einen Hautarzt, jemand, der Sie bei Make-up-Fragen berät, einen Zahnarzt, eine Maniküre, einen Logopäden oder irgendwelche anderen Fachleute brauchen, dann machen Sie sofort einen Termin aus. Auch hier werden Sie feststellen, dass die damit verbundenen Kosten kein zum Fenster hinausgeworfenes Geld sind – betrachten Sie sie als Investition, die Ihnen eine hohe Dividende bringen wird.

2. Gönnen Sie sich etwas Besonderes

Wer wäre der Gast, den Sie am liebsten zu sich nach Hause einladen und nach allen Regeln der Kunst verwöhnen würden? Wäre es der Regierungschef Ihres Landes oder seine Frau? Ein berühmter Filmstar? Ein Autor? Was würden Sie einkaufen oder was würden Sie anders machen, wenn Sie in diesem Moment einen Anruf bekämen, der Sie darüber informiert, dass dieser spezielle Gast Sie am Wochenende besuchen kommt?

Nun, Sie werden es nicht glauben: Sie sind genauso speziell. Tatsächlich sind Sie sogar noch viel spezieller, da Sie jeden Tag mit sich selbst leben und nicht mit der Person, die Sie sich oben vorgestellt haben. Und da Sie etwas derart Besonderes sind, haben Sie auch eine besondere Behandlung verdient. Leider denken die meisten Selbstachtungsesser nicht so, sondern sind stets bereit, sich mit dem Zweit- oder Drittbesten zufriedenzugeben. Für andere tun sie alles, was in ihren Kräften steht, kaufen ihnen die schönsten Dinge, und dann wundern sie sich, warum sie sich nicht wohl in ihrer Haut fühlen.

Hören Sie auf, sich mit einem zweitklassigen Leben zufriedenzugeben! Wenn Sie etwas Besonderes für die Frau Ihres Regierungschefs tun würden, dann können Sie das auch für sich selbst. Aber Sie müssen nicht viel Geld ausgeben, um gut zu sich zu sein.

Hier sind ein paar Beispiele für kleine Dinge, die Ihr Selbstgefühl auf *tief greifende* Weise positiv verändern können. Versuchen Sie es eine Woche lang jeden Tag mit einem dieser Vorschläge und achten Sie besonders darauf, wie viel besser und energiegeladener Sie sich fühlen und wie Ihr Hunger immer weniger wird:

❧ Holen Sie Ihr bestes Porzellan und Kristall aus dem
Schrank und legen Sie Plastikbecher und Keramikteller
beiseite. Sie haben es verdient, zum Essen das feinste
Porzellan zu benutzen, und Sie werden sich besonders
gut fühlen, wenn Sie Ihr Mineralwasser aus einem edlen
Stielglas trinken.

❧ Wenn Sie das nächste Mal zur Tankstelle fahren, dann
lassen Sie sich vom Tankwart den Wagen auftanken. Der
Euro, den das mehr kostet, wird Ihr Budget nicht sonder-
lich belasten, doch das Gefühl, verwöhnt zu werden, wird
Ihnen guttun und Ihr Selbstwertgefühl angenehm stärken
– was sich wiederum positiv auf Ihr Gewicht auswirkt –
und wir müssen nicht darüber diskutieren, wie viel Sie
das bisher gekostet hat, oder?

❧ Gehen Sie beim Einkaufen nicht jedes Mal schnurstracks
zu den Sonderangeboten. Obwohl ich die Erste bin, die
zugibt, dass man sich wunderbar fühlen kann, wenn man
ein unerwartetes Schnäppchen erstanden hat, so ist es auch
wichtig, hin und wieder etwas zu kaufen, was nicht herun-
tergesetzt ist, sofern Sie es wirklich haben wollen. Darauf
zu bestehen, ausschließlich Sonderangebote zu kaufen, basiert auf einem »Mangeldenken«, das dazu führt, dass Sie
tatsächlich Mangelsituationen erfahren. Den vollen Preis
zu bezahlen bestätigt Ihnen innerlich, dass Sie »in Fülle
leben« und es Ihnen an nichts mangelt – ein Geisteszustand,
der größeren Wohlstand in Ihr Leben fließen lassen wird.

❧ Gönnen Sie sich eine Pediküre, Massage oder Maniküre
(auch die Männer!).

❧ Nehmen Sie ein luxuriöses Schaumbad, zünden Sie
überall im Badezimmer Kerzen an, streuen Sie Blüten-
blätter ins Badewasser, legen Sie Ihre Lieblingsmusik auf

oder nehmen Sie Ihre Lieblingslektüre mit ins Bad und stellen Sie ein Kristallglas mit Sprudel bereit.

❦ Sorgen Sie dafür, dass Sie stets einen Strauß frischer Blumen in Ihrer Wohnung haben. Wenn Sie einkaufen gehen, legen Sie als Erstes Blumen in Ihren Einkaufswagen anstatt all der dick machenden Snacks, die Sie früher immer gekauft haben.

❦ Kaufen Sie sich neue Unterwäsche. Ob Sie es glauben oder nicht, die Qualität Ihrer Unterwäsche wirkt sich erstaunlich positiv oder negativ auf Ihr Selbstgefühl aus. Meine Damen, bitte achten Sie darauf, dass Sie genug hübsche, perfekt sitzende Reiz- und Unterwäsche haben; und meine Herren, Sie haben es verdient, bequeme und schöne Socken, Unterhosen oder Shorts zu tragen.

❦ Machen Sie ein Rendezvous mit sich selbst. Gehen Sie ins Kino und schauen Sie sich die neue romantische Komödie oder einen Actionfilm an; nehmen Sie an einem spirituellen Seminar teil oder besuchen Sie eine Ballettaufführung, die Sie schon lange sehen wollten (an der Ihre Familie oder Freunde aber nicht interessiert zu sein scheinen). Ziehen Sie sich zu diesem Anlass besonders schön an und gönnen Sie sich eine Tüte Popcorn ohne Butter!

❦ Machen Sie hin und wieder ganz allein einen Kurzurlaub. Das könnte bedeuten, sich ein Wochenende lang in einem netten Hotel einzuchecken oder im Haus eines Freundes zu sein, der verreist ist. Setzen Sie sich ins Auto und fahren Sie an Ihre Lieblingsplätze, auch wenn sie nicht in unmittelbarer Nähe liegen, selbst wenn Sie glauben, dass Sie nicht gerne allein sind (je mehr Ihr Selbstwertgefühl steigt, desto angenehmer werden Sie sich in Ihrer eigenen Gesellschaft fühlen).

Sie entscheiden, was Sie wollen! Sie brauchen von niemandem die Erlaubnis, etwas zu tun, was gut für Sie sein wird. Und vergessen Sie nicht, dass es auch Ihrem Ehepartner und Ihren Kindern letzten Endes besser gehen wird, wenn Sie mit sich selbst glücklicher sind.

Es liegt in *Ihren* Händen, ob Ihre Bedürfnisse erfüllt werden. Fest steht, dass Sie es verdient haben.

3. Holen Sie sich emotionale Unterstützung

Das Bedürfnis nach emotionaler Unterstützung während der Heilung vom Jo-Jo-Syndrom ist für jeden unterschiedlich. Einige Menschen stellen fest, dass sie sich nicht an die Vorschläge in diesem Buch halten können, ohne jemanden zu haben, der ihnen immer wieder Mut macht und sie entsprechend antreibt. Andere dagegen sagen, dass sie ihren Heilungsprozess lieber ganz allein durchlaufen und darüber höchstens mit ein oder zwei engen, hilfsbereiten Freunden oder Freundinnen sprechen.

Was immer Ihre individuellen Bedürfnisse sein mögen, in jedem Fall empfehle ich Ihnen dringend, ein Treffen der »Overeaters Anonymous (OA)« zu besuchen, da Jo-Jo-Betroffene dort eine warme, freundliche Art von Unterstützung finden.

Alle möglichen Leute – von extrem fettleibig bis leicht übergewichtig, jung und alt, Männer und Frauen, gebildet und weniger gebildet – haben die Erfahrung gemacht, dass diese Selbsthilfegruppe eine Quelle der Hilfe und bedingungslosen Unterstützung bietet.

Jede Gruppe hat ihre eigene Mentalität und ihren eigenen Charakter, daher müssen Sie vielleicht zu mehr als einem Treffen gehen, um eine Gruppe zu finden, in der Sie sich wohlfühlen. Falls Sie es in der Vergangenheit mit OA versucht und entschieden haben, dass es nicht das Richtige für Sie ist, waren Sie vielleicht zu dem Zeitpunkt einfach noch nicht bereit dazu, daher schulden Sie sich selbst einen erneuten Versuch. Besuchen Sie wenigstens drei OA-Treffen, bevor Sie sich entscheiden.

Die Zeiten und Örtlichkeiten sind normalerweise im Lokalteil Ihrer Tageszeitung aufgelistet, oder Sie können über die Auskunft die Telefonnummer von OA oder auch die der Anonymen Alkoholiker erfahren (wo man Ihnen oft Informationen über OA geben kann). Darüber hinaus erhalten Sie weitere Informationen auch zu Treffen und Veranstaltungen auf der Website overeatersanonymous.de.

ZWEITER TEIL

Mit diesem Abschnitt beschäftigen Sie sich am besten erst, wenn Sie mit den Schritten im ersten Teil begonnen und sie wenigstens eine Woche lang in Ihr Leben integriert haben. Der zweite Teil ist ebenso wichtig für Ihre Genesung vom Jo-Jo-Syndrom, und Sie sollten sich den unten beschriebenen Schritten wenigstens einen Monat lang widmen. Sie werden Ihnen bestimmt gefallen!

1. Benutzen Sie positive Affirmationen

Für diejenigen unter Ihnen, die vielleicht noch keine Erfahrungen damit gemacht haben: Positive Affirmationen sind selbst bestärkende Aussagen, die Sie sich wieder und wieder sagen oder aufschreiben und die Ihnen Kraft und Zuversicht geben. Irgendwann werden diese Aussagen zu einem Teil Ihres Selbstbildes und steigern Ihr Selbstvertrauen. Sie ersetzen die negativen inneren Dialoge, an die Sie sich im Laufe der Jahre vielleicht gewöhnt haben, wie beispielsweise: »Das kannst du nicht tun; du weißt doch, dass du immer versagst!« Derlei negative Selbstgespräche wirken sich schädlich auf Ihr tägliches Leben aus, denn wenn Sie sich ständig einsuggerieren, dass Sie versagen, wird genau das passieren.

Ich möchte, dass Sie selbst Affirmationen aufnehmen und dabei die folgenden positiven Glaubenssätze benutzen. Unter

Umständen möchten Sie auch ein paar eigene Affirmationen hinzufügen. Achten Sie nur darauf, dass sie auf eine positive »Das kann ich«-Art formuliert werden (zum Beispiel: »Ich genieße es, regelmäßig zu trainieren«), im Gegensatz zu einer negativen Formulierung (wie beispielsweise: »Ich werde nicht aufhören zu trainieren«). Sprechen Sie die Affirmationen selbst, da Ihr Unterbewusstsein am besten auf Ihre Stimme reagieren wird. Sprechen Sie ruhig und liebevoll während der Aufnahme.

Dann hören Sie sich die Aufnahme 30 Tage lang mindestens einmal täglich an. Zunächst mögen Ihnen die Aussagen lächerlich oder unehrlich erscheinen. Das macht nichts – es ist lediglich ein Zeichen dafür, dass Ihr Selbstbild im Moment extrem negativ ist. Nach nur einer Woche regelmäßigen täglichen Anhörens werden Sie feststellen, dass Sie immer mehr in der Lage sind, die positiven Botschaften zu akzeptieren. Am Ende des Monats werden Sie sie wirklich glauben.

Die Programmierfähigkeit unseres Geistes ist äußerst beeindruckend! Falls Sie mir nicht glauben, denken Sie an die Art und Weise, wie Sie sich beispielsweise Lieder eingeprägt haben, die immer wieder gespielt wurden. Vielleicht haben Sie diese Erfahrung schon mal gemacht: Sie schalten das Radio ein, und plötzlich wird ein Song gespielt, den Sie zehn oder zwanzig Jahre nicht mehr gehört haben, doch Sie erinnern sich genau an den Text. Das kommt daher, weil Sie Ihr Gehirn durch das wiederholte Anhören des Songtextes programmiert haben.

Affirmationen funktionieren auf die gleiche Weise. Nachfolgend sind die Aussagen aufgeführt, die Sie benutzen sollten. Vergessen Sie nicht, jede Aussage zweimal hintereinander aufzunehmen. Machen Sie zwischen den einzelnen Affirmationen eine Pause von ca. fünf Sekunden, damit Sie sie später (wenn Sie sich die Aufnahme anhören) wiederholen können:

- *Ich fühle mich wohl in meiner Haut.*
- *Ich bin ein liebenswerter Mensch, und andere fühlen sich zu mir hingezogen.*

❧ *Ich bin erfolgreich in allem, was ich tue.*

❧ *Es fällt mir leicht, an meinen Zielen festzuhalten und sie zu erreichen.*

❧ *Ich verdiene es, abzunehmen.*

❧ *Ich bin ehrlich gegen mir selbst und anderen Menschen.*

❧ *Ich bin ein glücklicher Mensch.*

❧ *Ich habe das Recht, mein Leben zu verändern und es meinen persönlichen Bedürfnissen anzupassen.*

❧ *Es ist okay für mich, gut mit mir selbst umzugehen.*

❧ *Ich verdiene es, glücklich zu sein.*

❧ *Ich verdiene es, Erfolg zu haben.*

❧ *Ich verdiene es, einen attraktiven Körper zu haben.*

❧ *Es ist ungefährlich für mich, attraktiv zu sein.*

❧ *Ich bin für mein Verhalten selbst verantwortlich.*

❧ *Ich bin verantwortlich für das, was ich mir in den Mund stecke.*

❧ *Ich beschließe, mich selbst glücklich zu machen.*

❧ *Meine Freunde sind liebevolle, erfolgreiche Menschen.*

❧ *Ich behandele mich selbst mit Respekt und Liebe.*

❧ *Ich sorge sehr gut für mich.*

❧ *Ich bitte andere Menschen offen um ihre Unterstützung, wenn ich sie brauche.*

❧ *Ich nehme alles »Gute« dankbar an.*

❧ *Ich genieße es, meinen Körper zu trainieren.*

❧ *Es gefällt mir, einen leistungsfähigen Körper zu haben.*

❧ *Ich verfolge meine Ziele.*

❧ *Heute unternehme ich Schritte hin zu einem glücklicheren Leben.*

❧ *Es kommt jedem zugute, wenn ich glücklich bin.*

❧ *Ich bin verantwortlich dafür, wie ich die Momente meines Lebens verbringe.*

❧ *Ich habe das Recht, glücklich und gesund zu sein.*

❧ *Ich kann mich selbst an erste Stelle setzen, ohne mich schuldig zu fühlen.*

❧ *Falls ich etwas brauche, ist es okay, wenn ich es mir selbst gebe.*

❧ *Ich kann andere Menschen um Hilfe bitten.*

❧ *Ich genieße es, abzunehmen.*

❀ *Es ist wichtiger, ein gutes Gefühl über mich zu haben, als mich vollzustopfen.*

❀ *Ich verbringe meine Zeit mit sinnvollen Beschäftigungen.*

❀ *Die Beziehung zu meiner Familie ist besser als je zuvor.*

❀ *Ich liebe mich selbst.*

❀ *Andere Menschen lieben mich auch.*

❀ *Ich bin ein wertvoller Mensch.*

❀ *Ich vergebe mir selbst und sehe vertrauensvoll der Zukunft entgegen.*

❀ *Andere schätzen mich dafür, dass ich so bin, wie ich bin.*

❀ *Alle meine Träume werden sich erfüllen.*

❀ *Heute behandele ich mich selbst wie eine Königin (oder: einen König).*

❀ *Ich verdiene es, liebevoll und mit Respekt behandelt zu werden.*

❀ *Ich erwarte, dass andere mich akzeptieren.*

❀ *Ich bin offen und ehrlich.*

❀ *Ich habe Spaß am Leben und gestatte es mir, mich zu entspannen.*

❀ *Ich lache gerne.*

❀ *Ich bin ein interessanter Mensch.*

❀ *Ich verdiene allen Erfolg, den das Leben zu bieten hat.*

❀ *Am wichtigsten ist, was ich über mich denke.*

❀ *Ich lebe mein Leben entsprechend meinen eigenen Glaubenssätzen und Wertvorstellungen.*

❀ *Ich liebe meinen Körper.*

❀ *Ich liebe es, fit, schlank und gesund zu sein.*

❀ *Es ist okay für mich, bewundert zu werden.*

❀ *Es ist okay für mich, Komplimente zu bekommen.*

❀ *Es ist okay für mich, andere Menschen nahe an mich herankommen zu lassen.*

❀ *Es ist eine Wonne, mich näher kennenzulernen.*

❀ *Andere Menschen ehren und schätzen mich als die Person, die ich wirklich in meinem Inneren bin.*

❀ *Ich bin ein ganz besonderer Mensch.*

❀ *Ich bin mein eigener bester Freund.*

❀ *Ich bin gern allein.*

❧ *Es fühlt sich gut an, abzunehmen.*
❧ *Je mehr ich trainiere, desto mehr Spaß macht es mir.*
❧ *Ich höre auf meine innere Stimme und ich vertraue mir selbst.*
❧ *Ich habe das Recht, meine aufrichtigen Gefühle zum Ausdruck zu bringen.*
❧ *Meine Gefühle sind legitim.*
❧ *Es ist okay für mich, alles zu fühlen, was ich fühle.*

Falls Sie persönliche oder berufliche Ziele haben, sorgen Sie dafür, entsprechende Affirmationen hinzuzufügen. Zum Beispiel hat jemand, der Bildhauer sein wollte, diese Affirmation angewandt: »Ich bin ein erfolgreicher Künstler.« Und eine Immobilienmaklerin formulierte es so: »Ich verdiene 500 000 Dollar im Jahr.« Beide machten große Fortschritte in ihrer jeweiligen Karriere, die sie hauptsächlich ihrer positiven Geisteshaltung infolge des regelmäßigen Anhörens ihrer Aufnahmen zuschrieben. Diese innere Einstellung half ihnen, ihre Träume zu verwirklichen. Dieser Glaube an sich selbst veranlasste sie, Schritte zu unternehmen, um ihre Träume zu realisieren – Schritte, vor denen sie vielleicht zu viel Angst gehabt hätten, hätten sie nicht an sich selbst geglaubt.

Formulieren Sie Ihre Affirmationen in der Gegenwartsform, so als entsprächen sie bereits der Wahrheit. Wenn Sie auf diese Weise ihre Realität bestätigen, werden Sie mit größerer Wahrscheinlichkeit auf eine Art und Weise handeln, die dafür sorgt, dass Ihre Affirmationen sich sehr bald tatsächlich realisieren.

2. Benutzen Sie Ihre Imagination

Gleichzeitig mit der Umprogrammierung der Erwartungen, die Sie von sich selbst haben, ist es ebenso wichtig, die Art, wie Sie Ihren Körper sehen, neu zu programmieren. Ich habe festgestellt, dass ein eindeutiger Zusammenhang besteht zwischen dem geistigen Bild, das jemand von seinem Körper hat, und dem Erfolg irgendeiner Diät zur Gewichtsabnahme. Klienten, die ihr Wunschgewicht nie erreichen, leiden nicht unbedingt unter einem bestimmten physischen Gewicht, das sie nicht unterschreiten können. Sie sind vielmehr einfach nicht in der Lage, sich selbst als schlanke Menschen zu sehen! Bevor Sie sich selbst nicht mit Ihrem Idealgewicht sehen können, werden Sie es wahrscheinlich weder erreichen noch halten können, sollten Sie es kurzfristig erreicht haben.

Indem Sie sich selbst als einen schlankeren Menschen sehen, beginnen Sie, als schlankerer Mensch zu handeln. Schlanke Menschen bekommen keinen fitten Körper, indem sie riesige Mengen in sich hineinstopfen – sie nehmen maßvolle Portionen leichter, gesunder Nahrung zu sich. Sehen Sie sich selbst so, als hätten Sie Ihr angestrebtes Gewicht bereits erreicht – anstatt das Selbstbild einer Person, die mit ihrem Übergewicht kämpft, aufrechtzuerhalten. Mit dem schlanken Selbstbild wird es Ihnen leichter fallen, Ihren Teller nicht zwanghaft jedes Mal leer zu essen. Höchstwahrscheinlich werden Sie sich in diesem Fall für Nahrungsmittel mit geringerer Kalorienzahl entscheiden und sie langsamer essen. Sie werden öfter trainieren und sich mehr Zeit für Ihre Körper- und Schönheitspflege nehmen. Und dadurch werden Sie den Körper erschaffen, den Sie vor Ihrem geistigen Auge sehen.

Viele Menschen, die an dem Jo-Jo-Syndrom leiden, fühlen tief in ihrem Inneren, dass es ihnen einfach *unmöglich* ist, Gewicht zu verlieren, so als wäre ein schlankerer Körper etwas, was ihnen nie vergönnt sein wird. Ich habe folgende Behauptung unzählige Male gehört: »Ich bin heute so viel älter als damals, das letzte Mal, als ich schlank war – was ist, wenn ich zu alt bin, um abzunehmen?« Obgleich ein älterer Körper zu einem langsameren Stoffwechsel neigt, ist sein natürlicher Zustand (das heißt, ein normales Gewicht zu haben) der gleiche wie bei einem jungen Körper. Egal wie alt Sie sind, Sie können auf eine gesunde Weise Gewicht verlieren. *Sie können es tun*, und Sie müssen dafür nicht mit Ihrer geistigen Gesundheit bezahlen wie bei manchen erzwungenen unnatürlichen Diätprogrammen! Doch zuerst müssen Sie an sich selbst glauben oder Sie werden aufgeben, bevor eine Gewichtsreduktion möglich ist.

Um Ihnen zu helfen, Ihr Bild von Ihrem Körper zu überarbeiten, schneiden Sie aus einer Zeitung das Foto irgendeines Menschen aus, der Ihrem »Typ« entspricht (in Bezug auf Haare, Augenfarbe, Größe und Alter) und der einen Körper hat, der Ihnen attraktiv erscheint. Bitte schneiden Sie nicht das Foto eines superdünnen Models aus. Ihr Ziel sollte ein gesundes Körpergewicht sein, und viele Models sind regelrecht abgemagert – für niemanden ein gutes Vorbild. Legen Sie das Bild in Ihr Portemonnaie oder kleben Sie es auf Ihren Spiegel oder Kühlschrank. Nach einer Weile werden Sie sich wahrscheinlich so an das Bild gewöhnt haben, dass Sie es nicht mehr länger bewusst wahrnehmen, so als würde es zum Inventar gehören. An diesem Punkt nehmen Sie ein neues Foto, das Sie benutzen können.

Sie können wirklich einen gesunden und leistungsfähigen Körper erlangen, glauben Sie mir! Viele Menschen haben das Gefühl, sie seien irgendwie aus dem »glücklichen Kreis« der Personen mit einem attraktiven, gepflegten Körper ausgeschlossen. Sie glauben, aus biologischen Gründen nicht schlank sein zu können und dass die ganze Idee von Gewichtsverlust und Abnehmen hirnrissig sei. Eine solche Einstellung wird sich stets als selbsterfüllend erweisen, daher achten Sie auf Ihre Neigung, Ihre Bemühungen zur Gewichtsabnahme zu sabotieren.

3. Machen Sie Inventur

Nehmen Sie sich die Zeit, um Ihre gegenwärtige Lebenssituation zu analysieren, indem Sie die folgenden Fragen beantworten. Als Selbstachtungsesser ist Ihr Gewicht ein Symptom Ihres Unglücklichseins, nicht umgekehrt. Um abzunehmen, müssen die zugrunde liegenden Probleme wirklich gelöst werden, was aber nicht geschehen kann, solange Sie sich nicht diese schwierigen Bereiche Ihres Lebens ehrlich anschauen und Schritte unternehmen, um sie zu heilen.

Analysieren Sie Ihren Tagesablauf.

Nehmen Sie sieben Papierbogen für jeden Tag der Woche und bezeichnen Sie jedes Blatt mit dem Namen eines Wochentages. Dann nummerieren Sie jedes Blatt von 1 bis 24 für die Stunden jedes Tages. Notieren Sie während der nächsten Woche genau, wie Sie jede Stunde des Tages verbringen. Zum Beispiel könnten Sie auf das Montagsblatt schreiben:

11 bis 7	schlafen
7 bis 8	für die Arbeit fertigmachen
8 bis 9	zur Arbeit fahren
9 bis 5	arbeiten
5 bis 6	nach Hause fahren
6 bis 7	Abendessen vorbereiten und essen
7 bis 8	sauber machen und den Kindern bei den Hausaufgaben helfen
8 bis 9	fernsehen und die Kinder ins Bett bringen
9 bis 10	ein Buch lesen
10 bis 11	sich zum Schlafengehen bereitmachen

Diese Übung erfordert natürlich ein wenig Zeit und Mühe, doch empfand ich sie als extrem wertvoll, als ich sie das erste Mal selbst vornahm. Und nachdem Sie mit Ihrer Woche fertig sind (achten Sie darauf, jede Stunde ehrlich aufzuschreiben), schauen Sie sich Ihre Aufzeichnungen noch einmal genau an und fragen Sie selbst:

❦ Bin ich glücklich damit, wie ich in dieser Woche meine Zeit verbracht habe?

❦ Gab es Zeiten, in denen ich besser etwas anderes getan hätte?

❦ Welche Gedanken haben mich davon abgehalten, meine Zeit anders zu verbringen?

❦ Welche Gefühle haben mich davon abgehalten, meine Zeit anders zu verbringen?

❦ Habe ich diese Woche irgendetwas getan, was ich nicht tun wollte? Wenn ja, warum?

❦ Falls ich drei Wünsche frei hätte, welche Veränderungen würde ich in meinem Leben vornehmen?

❦ Was hält mich davon ab, diese Veränderungen vorzunehmen (Angst, Unsicherheit, Schuldgefühle etc.)?

❦ Wie kann ich anfangen, mein Leben umzustrukturieren, damit ich glücklicher bin?

❦ Gibt es irgendeine Tätigkeit, die ich gerne tun würde, doch aus Angst nicht tue?

❦ Kann ich diesen Traum in Teile zerlegen, die einfacher zu realisieren sind?

❦ Welchen Schritt kann – und werde – ich *heute* machen, damit einer dieser Teile Wirklichkeit wird?

✻ ✻ ✻

Analysieren Sie Ihre Beziehungen.

Als Nächstes schauen Sie sich Ihre Beziehungen an, indem Sie die folgenden Fragen beantworten:

❦ Mit wem verbringe ich die meiste Zeit?

❦ Wie würde ich unsere Beziehung beschreiben?

❦ Welchen Teil unserer Beziehung würde ich gerne verbessern?

❦ Beurteile ich diesen Menschen oder mich selbst in irgendeiner Weise negativ?

❦ Da negative Urteile selbsterfüllend sind, bin ich bereit, diesen Menschen und mich als liebevolle Wesen zu sehen, damit unsere Beziehung geheilt werden kann?

❦ Gibt es jemanden, mit dem ich gerne mehr Zeit verbringen würde?

❦ Was hält mich davon ab, mit diesem Menschen zusammen zu sein?

❦ Habe ich Angst vor bestimmten Personen?

❦ Schütze ich mich davor, Menschen nahezukommen? Wovor fürchte ich mich, wenn jemand mein wahres Wesen kennenlernt? Handelt es sich hierbei um eine Angst, die ich freiwillig aufrechterhalte?

❦ Habe ich das Recht zu wählen, wie ich meine Zeit verbringe? Wenn nicht, wer hat es?

❧ Gebe ich anderen unberechtigte Macht über mein Leben, indem ich sie ständig um Erlaubnis bitte?

❧ Glaube ich, gesunde, glückliche Beziehungen verdient zu haben?

❧ Fühle ich mich wohler in harmonischen Beziehungen oder in solchen, in denen ständig gestritten wird? (Oftmals fühlen wir uns am wohlsten mit dem, woran wir gewöhnt sind, selbst wenn es negativ ist.)

❧ Hege ich irgendwelche Gefühle hinsichtlich meiner Beziehungen, die sich auf meine Essgewohnheiten und mein Gewicht auswirken?

Jetzt, wo Sie analysiert haben, wie und mit wem Sie Ihre Zeit verbringen, ist der Moment gekommen, sich darauf zu fokussieren, wie Sie Ihre Aktivitäten und Beziehungen in Zukunft ändern möchten. Schließlich gilt: Wenn Sie nicht glücklich damit sind, wie Sie Ihre Zeit gegenwärtig verbringen, wie können Sie dann in Zukunft glücklich sein, ohne ein paar Veränderungen in Ihrem Leben vorzunehmen?

Analysieren Sie Ihre Intentionen, Teil 1

Stellen Sie sich die folgenden Fragen:

❧ Welche Menschen bewundere ich am meisten?

❧ Was an ihnen veranlasst mich, sie zu bewundern (zum Beispiel ihr Dienst am Nächsten, Ruhm, Talent, Aussehen, kreative Arbeit, Einkommen, Lebensweise)?

❧ In welcher Beziehung ähnele ich diesen Personen?

❧ Was müsste ich tun, um mein Leben auf eine ähnliche Art zu führen?

✳ ✳ ✳

Analysieren Sie Ihre Intentionen, Teil 2

Stellen Sie sich die folgenden Fragen:

❧ Was würde ich gerne in einem Monat tun? In sechs Monaten? In einem Jahr? (Schreiben Sie alles auf, auch das Ziel Gewichtsabnahme, Dinge, die Sie gerne kaufen würden, Orte, die Sie gerne besuchen würden, und Absichten in den Bereichen Weiterbildung, Karriere, Finanzen, Beziehungen und Spiritualität.)

❧ Wo sehen Sie sich in fünf Jahren? Was machen Sie?

❧ Habe ich das Gefühl, ein solches Leben verdient zu haben?

❧ Wenn nicht, warum nicht? (Falls Sie mit Nein geantwortet haben, sollten Sie sich so oft wie möglich Ihre Affirmationsaufnahme anhören, um diesen negativen Glaubenssatz umzuprogrammieren. Sie verdienen es zweifellos, Erfolg zu haben, doch zuerst müssen Sie daran glauben.)

❧ Welche Schritte kann ich in Bezug auf meine kurz- und langfristigen Pläne heute unternehmen?

✳ ✳ ✳

Analysieren Sie Ihre Intentionen, Teil 3

Nehmen Sie sich eine Minute Zeit für ein Brainstorming und schreiben Sie all die verschiedenen Jobs, Berufe, Hobbys oder Nebenbeschäftigungen auf, die Sie immer bewundert oder von denen Sie geträumt haben (Schauspieler, Rechtsanwalt, Bergsteiger, Heiler, Psychologe, Autor, Turner, Maler, Tiefseetaucher, etc.). Erstellen Sie eine Liste mit ungefähr 25 verschiedenen Berufen und Beschäftigungen, die Sie wirklich begeistern. Notieren Sie dabei ausschließlich die Aktivitäten, die Ihr Herz vor Freude lauter schlagen lassen, wenn Sie nur daran denken.

Schauen Sie sich Ihre Liste nun nach Gemeinsamkeiten zwischen all den Berufen und Beschäftigungen an. Handelt es sich dabei zum Beispiel um Tätigkeiten, mit denen Sie die Welt verbessern können und die es Ihnen ermöglichen würden, Ihren Stempel aufzudrücken? Wenn ja, dann haben Sie wahrscheinlich den brennenden Wunsch, eine sinnvolle Lebensaufgabe zu erfüllen.

Vielleicht haben alle Aktivitäten, die Sie notiert haben, etwas damit zu tun, anderen Menschen zu helfen. Oder vielleicht dreht es sich bei allen darum, viel Geld zu verdienen oder finanzielle Belohnungen zu ernten. Vielleicht haben sie auch mit Reisen zu tun und mit der Erforschung fremder Kulturen. Oder vielleicht fühlen Sie sich zur Unterhaltungsbranche hingezogen, da Sie einfach wissen, dass Sie mit Ihren Begabungen andere Menschen berühren und aufheitern können.

Welche Gemeinsamkeiten zwischen den von Ihnen aufgelisteten Aktivitäten auch bestehen mögen, in jedem Fall repräsentieren sie Ihre ureigensten Bedürfnisse und Wertvorstellungen. Falls diese Bedürfnisse in Ihrem gegenwärtigen Beruf oder bei Ihrem Lebensstil nicht erfüllt werden, dann ist die Möglichkeit groß, dass Sie nicht zufrieden sind.

Schauen Sie sich Ihre Liste noch einmal an. Gibt es da eine oder zwei Aktivitäten, die Ihnen besonders zusagen, die Ihnen regelrecht in die Augen springen, weil sie so faszinierend und attraktiv erscheinen? Kreisen Sie diese Beschäftigungen oder Hobbys auf Ihrer Liste ein (selbst wenn sie im Moment noch unerreichbare Träume zu sein scheinen).

Noch eine Frage: Als Sie noch ein Kind waren, welchen Berufswunsch hatten Sie damals? Warum? Und was ist aus diesem Traum geworden?

✳ ✳ ✳

Überlegen Sie sich ernsthaft Folgendes, nachdem Sie sich einige Ihrer Träume und Sehnsüchte genauer angeschaut haben: Warum melden Sie sich nicht bei der erstbesten Möglichkeit zu einem Kurs an, in dem Sie etwas über die von Ihnen gewünschte Beschäftigung oder Berufung lernen können? Falls Sie nicht sicher sind, wo solche Kurse angeboten werden, dann setzen Sie sich zum Beispiel mit der örtlichen Volkshochschule in Verbindung und sprechen Sie mit den dortigen Beratern. Diese Berater sind Experten, wenn es darum geht, den Ratsuchenden die für sie passenden Kurse, Klassen oder Fortbildungsmöglichkeiten herauszufinden, egal ob Sie sich dort für einen Kurs einschreiben oder nicht. Außerdem gibt es in den städtischen Büchereien in der Regel eine Abteilung mit Unterlagen und Informationen über die verschiedensten Studiengänge.

Oder fragen Sie in einem Buchladen nach Informationen über Berufsausbildung und verschiedene Hobbys. Außerdem bieten spezielle Hobbyläden vergnügliche Workshops an, die Ihnen helfen können, Ihre kreative Seite zum Ausdruck zu bringen, und Ihnen gleichzeitig die Möglichkeit bieten, künstlerisch orientierte Seelengefährten kennenzulernen.

Integration der Intuition für Selbstachtungsesser

Ihre Intuition und Ihre Engel sind liebevolle Cheerleader, die Sie ständig an Ihre wahre Unschuld und Perfektion erinnern. Wann immer Ihnen der Gedanke kommt: »Menschen, die abnehmen können, sind genetisch anders veranlagt als ich. Warum sollte ich es also überhaupt versuchen?«, oder: »Niemand liebt mich. Ich bin so einsam, und Essen ist mein alleiniger Trost und einziger Freund«, ist es sehr wichtig, einen tiefen Atemzug zu nehmen und nach innen zu gehen.

Ein Hauptgrund, warum Selbstachtungsesser nicht auf ihre Intuition hören, ist der, dass sie kein Selbstvertrauen haben. Sie nehmen die Meinungen anderer Menschen wichtiger als ihre eigene. Ich habe festgestellt, dass viele Selbstachtungsesser wundervolle Träume und Lebensziele haben, doch sie zweifeln an ihrer Fähigkeit, diese Pläne erfolgreich in die Tat umzusetzen. Also versuchen sie es gar nicht erst, und dann überdecken sie ihre Enttäuschung mit zwanghaftem Überessen. Viele Selbstachtungsesser warten auf die »Erlaubnis« oder Ermutigung durch andere Menschen, um mit der Arbeit an der Erfüllung ihrer Wünsche zu beginnen.

Bitte machen Sie sich bewusst, dass Gott Ihnen eine Lebensaufgabe gegeben hat, von der er sich absolut sicher war, dass Sie in der Lage sind, sie zu erfüllen. Ihre Intuition ist ein perfektes Mittel, um Sie zu führen, und sie wird Ihnen Schritt für Schritt genau zeigen, was Sie tun müssen. Ein Großteil Ihrer Angst und Zweifel kommt daher, dass Sie viel zu weit in die Zukunft schauen. Vergessen Sie nicht, dass alle großen Leistungen aus Tausenden kleiner Schritte bestehen. Konzentrieren Sie sich auf das Heute und fragen Sie Ihre Intuition: »Welchen kleinen Schritt kann ich in diesem Moment machen, um der Verwirklichung meines Traumes ein Stück näher zu kommen?« Dann machen Sie diesen Schritt und fragen morgen nach neuen Anweisungen. Und vergessen Sie nicht, jeglicher Schmerz, den Sie in Bezug auf die Menschen in Ihrem Leben empfinden, existiert nur in Ihrem Ego.

Eine ausgezeichnete Möglichkeit für Selbstachtungsesser, die Macht und das Vertrauen in ihre intuitive Stimme zu verstärken, ist das Praktizieren täglicher Meditation und Chakra-Balancing. Mein Buch *Zeit-Therapie. Wie Sie die Zeit finden, Ihr Leben zu verändern* (Ullstein Verlag, Berlin) und meine Audiokassette *Chakra Healing* (Hay House) beschäftigen sich detailliert mit diesen Praktiken. Darüber hinaus bieten viele metaphysische Buchläden und Erwachsenenbildungsstätten wie etwa Volkshochschulen Kurse in Meditation und Chakra-Arbeit an.

Zu den Vorteilen dieser gesundheitsfördernden Praktiken zählen größere Energie, Gefühle des Wohlbefindens und beständiger innerer Frieden. Viele Selbstachtungsesser fühlen sich oft müde und apathisch als Folge der unaufhörlichen geistigen Kämpfe, die sie mit sich austragen – Kämpfe, in denen sie davon überzeugt sind, dass andere Menschen sie schlecht machen. Diese Kämpfe sind erschöpfend und emotional schwächend, und außerdem führen sie dazu, dass sich die Betreffenden überessen. Sie werden diese kriegsähnlichen Gedanken bemerken, wenn Sie anfangen zu meditieren, und es wird einige Übung erfordern, zu lernen, wie Sie sie durch innere Ruhe ersetzen können. Doch Sie *können* es tun, und Sie haben den Frieden *verdient*, der sich einstellt, wenn Sie endlich Ihre Ego-Gedanken des Selbstangriffs loslassen.

Meditation und Chakra-Arbeit helfen Selbstachtungsessern sehr, die Stimme ihrer intuitiven Führung zu hören, die Erfolge in ihrem Leben kreieren wird. Je mehr Erfolge Sie zu verzeichnen haben, desto größer werden Ihr Selbstvertrauen und Ihr Glaube an sich selbst werden. Ihre Intuition wird Sie sicher durch jeden Aspekt Ihres Lebens führen.

Und so können Sie zwischen der Stimme Ihrer Intuition und der Ihres Ego unterscheiden: Die Erstere ist wie ein liebevoller Freund oder Lehrer, der Ihr Vertrauen stärkt, während die Zweitere, die Stimme des Ego, Schreckensbilder benutzt, die Ihnen Ihr Selbstvertrauen rauben. Die Intuition mag vielleicht sagen: »Ich fühle den starken Drang, noch mal aufs College zu gehen und meine Ausbildung abzuschließen. Ich weiß, dass dies ein Signal meines höheren Selbst ist, das mich auf neue Möglichkeiten in meinem Leben vorbereitet. Ich vertraue und folge dieser Führung, indem ich sofort das College anrufe und einen

Termin vereinbare, um meine Einschreibung für das nächste Semester zu besprechen.«

Im Gegensatz dazu würde Ihnen die Stimme des Ego die gleiche Botschaft auf eine viel brutalere Art mitteilen, wie beispielsweise: »Warum habe ich bloß mein Studium vorzeitig aufgegeben? Man wird mich nie mehr zulassen, wo ich doch schon so lange weg bin! Sicher, es wäre schön, wenn ich meine Ausbildung zu Ende bringen könnte, doch wie um Himmels willen könnte ich mit all den Studenten konkurrieren, die mit Sicherheit viel intelligenter sind als ich? Außerdem wird mich jeder auslachen, weil ich so viel älter bin als meine Kommilitonen. Das Ganze ist zu schmerzhaft, um überhaupt darüber nachzudenken!«

Wenn wir auf unser Ego hören, sind unsere Gedanken und Taten angespannt und unkreativ. Ihr Ego will, dass Sie das Drängen Ihrer Intuition, sich auf neue Türen vorzubereiten, die sich in Ihrem Leben öffnen werden, ignorieren. Später würden Sie diese auf dem Ego basierenden Entscheidungen jedoch mit Sicherheit bereuen, was Ihrem geringen Selbstvertrauen einen weiteren Schlag versetzen würde.

Wenn Sie jedoch Ihrer intuitiven Stimme folgen, dann handeln Sie auf eine Weise, die Ausdruck Ihrer Selbstliebe ist und die Sie auf zukünftige Ereignisse vorbereitet, die mit der Erfüllung Ihrer Lebensaufgabe zu tun haben.

Es mag Ihnen helfen, sich daran zu erinnern, dass Ihre Lebensaufgabe vielen Menschen zum Segen reichen würde und dass Sie – wie wir alle – eine moralische Verpflichtung haben, diese Mission zu erfüllen. Ein jeder von uns spielt eine lebenswichtige Rolle in Gottes Gesamtplan, und wir müssen darauf vertrauen, dass Er diese Aufträge nicht willkürlich verteilt. Was immer es ist, wozu Ihre Intuition Sie liebevoll drängt, *folgen Sie ihren Anweisungen* im vollen Vertrauen, dass Gott Sie auf jedem Schritt Ihres Weges unterstützen wird.

Sie schulden es sich selbst, die Momente Ihres Lebens mit den Beschäftigungen zu verbringen, die Sie glücklich machen.

Und für Selbstachtungsesser ist dies ein absolutes Muss, wenn es darum geht, eine dauerhafte Gewichtsreduzierung zu erreichen. Diejenigen meiner Klienten, die positive Änderungen in ihrem beruflichen und gesellschaftlichen Leben machen, berichten stets davon, wie viel weniger Heißhunger sie verspüren. Indem Sie Ihr Leben mit Aktivitäten ausfüllen, die nichts mit Nahrungsaufnahme zu tun haben, werden Sie wesentlich seltener an Essen denken. Ihr Leben wird so erfüllt sein, dass Sie gar keine Zeit haben, so viel zu essen!

Bitte glauben Sie nicht, dass Sie Ihren Verbindlichkeiten nicht mehr gerecht werden können, wenn Sie sich die Zeit nehmen, Ihr Leben zu verbessern. Das Gegenteil ist der Fall. Wenn Sie Aktivitäten, die Ihre Lebensqualität erhöhen, in Ihren täglichen Terminplan einbauen, werden Sie automatisch mit mehr Energie und Vitalität belohnt. Und da Sie mehr erreichen können, wenn Sie mit Feuereifer und Lebenslust bei der Sache sind, ist das wie zusätzliche Stunden, die Ihnen jeden Tag zur Verfügung stehen.

✳ ✳ ✳

DIE STRESSESSER

»Derjenige, der sich keine Sorgen um seinen Bauch macht,
wird sich auch kaum um andere Dinge sorgen.«

Samuel Johnson (1709–1784),
englischer Schriftsteller

Die vierte Form des Jo-Jo-Syndroms hat mit Menschen zu tun, die sich überessen, wenn sie das Gefühl haben, unter starkem Stress zu stehen. Hier sind die wichtigsten Merkmale dieses Essverhaltens:

❧ Stressesser scheinen nie genug Zeit zu haben, richtig zu essen oder zu trainieren.

❧ Der Stressesser ist so beschäftigt, dass er sich an manchen Tagen fragt, wieso er nicht schon längst vor Erschöpfung zusammengebrochen ist.

❧ Stressessern kommt es so vor, als würden sie weniger im Leben erreichen als andere und das Leben weniger genießen, obwohl sie schwerer arbeiten als jemals zuvor. Sie haben das Gefühl, als säßen sie irgendwie fest, so als würden sie alles in ihren Kräften Stehende tun, ohne jedoch irgendein sichtbares Resultat der vielen Stunden und Mühen vorzeigen zu können, die sie in eine Tätigkeit investiert haben.

❧ Der Stressesser fühlt, dass er sich nur dann von seinem extrem stressigen Terminplan erholen kann, wenn er etwas isst.

❧ Lebensmittel und koffeinhaltige Getränke sind die
liebsten Muntermacher, wenn Stressesser sich ausgelaugt
und erschöpft fühlen und zugleich glauben, sich keine
Pause gönnen zu dürfen und unbedingt weitermachen
zu müssen.

Die metaphysische Basis von Stressessen ist der Glaubenssatz,
dass »ich nicht genug Zeit, Geld oder Hilfe habe, um meine
Aufgabe zu erfüllen«. Stressesser sind erbittert darüber, dass sie
zu viele Verpflichtungen haben und ihnen nicht genug Wert-
schätzung und Unterstützung zuteilwird, um ihre Lebensaufgabe zu erfüllen. Stressesser versuchen außerdem, Dinge zu erzwingen, was zu Frustration führt, da ihr intensives Wesen
Menschen abschreckt und das Erreichen ihrer Ziele vereitelt.
  Die Affirmation für Stressesser lautet:

»Ich gebe das Bedürfnis auf, zu kämpfen, zu leiden und Dinge
aufzuschieben. Ich bin glücklich, die volle Verantwortung für
mein Handeln und meinen Terminplan zu übernehmen. Mir stehen unbegrenzte Mittel für die Erfüllung meiner Aufgabe zur
Verfügung. Ich erwarte, erbitte und erhalte so viel Hilfe von anderen, wie ich brauche.«

Das Gewicht von Stressessern schwankt und ist einem Barome-
ter vergleichbar, das anzeigt, wie hoch der Druck ist, unter dem
sie sowohl zu Hause als auch bei der Arbeit stehen. Wenn die
Last auf ihren Schultern leicht ist, dann ist es auch ihr Körper.
Doch wenn sie anfangen, sich durch Deadlines, Beziehungs-
probleme oder einen zu vollen Terminkalender gestresst zu
fühlen, dann wächst ihre Esslust, was wiederum zur Gewichtszunahme führt.
  Ich habe bei Stressessern immer wieder beobachtet, dass
hauptsächlich zwei Situationen bei ihnen Stress hervorrufen.
Die erste ist das Gefühl, in irgendeinem Bereich ihres Lebens

festzustecken oder gefangen zu sein. Die zweite hat mit Überarbeitung zu tun.

Der Stressesser muss die speziellen störenden Situationen beseitigen, anstatt zu versuchen, den Stress mit Nahrung zu reduzieren. Natürlich *verstärkt* Überessen Ihren Stresspegel, da
Sie sich für fett halten, was dazu führt, dass Sie wütend auf sich
sind und sich unattraktiv und lethargisch fühlen. Dieses Kapitel
wird Ihnen helfen, andere Alternativen zu entdecken, um
Stress abzubauen.

Das Gefühl, festzustecken –
das Gefühl, fett zu sein

Es gibt ebenso viele Bereiche, in denen Menschen festzustecken glauben, wie es Menschen gibt, doch im Allgemeinen tendieren Jo-Jo-Esser dazu, vor allem in ehelicher und beruflicher
Hinsicht im Trott festzustecken.

Das Gefühl, in einer Ehe festzustecken

Jenny war seit zwölf Jahren mit George, ihrem zweiten Ehemann, verheiratet. »Ich wusste schon vor meiner Heirat mit
George, dass nicht alles zwischen uns rosig war«, erzählte
mir die 36-jährige Krankenschwester. »Doch ich machte
einfach weiter und dachte, dass sich die Dinge ändern oder
bald bessern würden.«

Als Jenny über ihre unglückliche Ehe sprach und beschrieb, wie ihr Mann sie regelmäßig abwertete und belei-
digte, erwähnte sie außerdem, dass sie Angst hatte, ihr
Mann würde ihr jegliche finanzielle Unterstützung entziehen, wenn sie sich von ihm scheiden lassen würde. Sie
hatte große Angst davor, ihr Haus zu verlieren und nicht
in der Lage zu sein, ihre drei kleinen Kinder zu ernähren.
Obwohl sie berufstätig war und damit eine eigene beschei-
dene Einnahmequelle hatte, beschloss Jenny, diese krank-

machende Ehe aufrechtzuerhalten, anstatt einen genügsameren Lebensstil zu riskieren.

Viele Frauen finden sich in der gleichen Situation wie Jenny wieder und fühlen sich hilflos, wenn es darum geht, irgendetwas zu unternehmen, um ihre Situation zu verändern. Also wenden sie sich dem Kühlschrank oder der Vorratskammer zu, um vorübergehend ihren emotionalen Schmerz zu betäuben. Natürlich sind es nicht nur Frauen, die sich in tristen Ehen gefangen fühlen; auch Männern geht es oft ähnlich. Viele könnten eine ähnliche Geschichte erzählen wie Ray:

Ray, 40 Jahre alt, hatte seine Jugendliebe Gloria gleich nach Abschluss der Highschool geheiratet. Ray war ihr zutiefst ergeben, und er investierte viel Energie in den Versuch, sie glücklich zu machen – was keine einfache Sache war, wie Ray im Laufe seiner Ehe feststellte.

»Ich weiß nicht, was ich falsch mache«, klagte Ray, »und ich weiß nicht, was ich sonst noch tun kann, um meine Frau glücklich zu machen!« Er beschrieb, wie er monatlich Hunderte von Dollars für Glorias Garderobe und für Restaurantbesuche mehrmals wöchentlich ausgab. »Ich tue wirklich alles für sie, was ich irgend kann, und ich kaufe Gloria alles, was sie sich wünscht. Doch egal was ich tue, sie ist nie zufrieden. Sie klagt und beschwert sich ständig darüber, was für ein schlechter Ehemann ich sei, und verlangt, dass ich mehr Geld verdiene, um ihre Bedürfnisse zu befriedigen.«

Ray stellte fest, dass er – je mehr ihn das unersättliche Verlangen seiner Frau nach Kleidung und anderen kostspieligen Unternehmungen frustrierte – sich umso mehr dem Essen zuwandte, um sein Gefühl, ein unzulänglicher Ehemann zu sein, zu beschwichtigen. Ray wollte sich nicht von Gloria scheiden lassen, doch war er alles andere als glücklich mit der Beziehung. Mit dem hilflosen Gefühl, die Situation nicht verbessern zu können – »Es ist tatsächlich schon seit 20 Jahren so. Warum sollte es sich jetzt ändern?« –, fühlte sich Ray gefangen und sah keinen Ausweg, ein Gefühl, das ihm jedes Jahr weitere zehn Pfund einbrachte, und dies bei seiner ohnehin schon übergewichtigen Figur.

Oftmals nicht ihrer eigenen Fähigkeit vertrauend, die richtigen Entscheidungen über ihre eheliche Situation zu treffen, halten Stressesser ihre Ehen jahrelang aufrecht in der Hoffnung, dass die Dinge sich irgendwann irgendwie bessern. Sie wenden sich dem Essen zu, um mit den intensiven Gefühlen umgehen zu können, die in solch ungesunden Beziehungen erlebt werden. Eine Klientin, die zum dritten Mal verheiratet war, sagte mir, dass sie im Laufe jeder ihrer Ehen mehr als 30 Pfund zugenommen hatte. »Mir ist klar, dass ich während jener Ehen und auch in meiner jetzigen gegessen habe, weil ich mich innerlich tot fühle. Irgendwie sorgt das Essen eine Weile dafür, dass alles nicht so schlimm aussieht.«

Ich zeige meinen Klienten, wie sie mit Gebeten und spiritueller Heilung ihre Beziehungen wiederherstellen können, wie es auch im zweiten Kapitel des vorliegenden Buches und in meinem Buch *Zeit-Therapie. Wie Sie die Zeit finden, Ihr Leben zu verändern* beschrieben ist. Beten heilt jeden Aspekt unseres Lebens, auch den beruflichen.

Sich im Beruf gefangen fühlen

Donna war Anwältin, die sich wünschte, nie etwas von der Juristerei gehört zu haben. Da sie Papierkram, Debatten und Termindruck hasste, war Donna so ungeeignet für ihre Art von Arbeit, wie man es nur sein kann. Das Einzige, was Donna in ihrem Beruf hielt, war das unglaublich hohe Gehalt, das sie von der Anwaltsfirma bekam, für die sie tätig war.

»Ich sitze in der Falle, hundertprozentig«, klagte Donna
bei unserer ersten Sitzung. »Angesichts der monatlichen
Hypothekenzahlungen für mein Haus, der Studiengebüh-
ren für meine Kinder und der Ausgaben für das tägliche
Leben brauche ich jeden Cent, den ich verdiene. Wie kann
ich also jemals meinen Beruf an den Nagel hängen und
etwas anderes machen?« Jeden Morgen wachte Donna mit
Angstgefühlen in ihrer Brust auf – Angst davor, schon wieder ins Büro gehen zu müssen. Sie schleppte sich nach
einem riesigen Frühstück in die Firma, wo sie den ganzen
Tag lang irgendetwas naschte. »Nur so kann ich dem Druck
standhalten«, führte Donna als Grund an.

*** *** ***

Eine andere Klientin, *Jilian*, besaß das notwendige Vertrauen in ihre Fähigkeiten, das eigene Fitnesscenter zu betreiben und dabei eine Menge Geld zu verdienen. Das Problem war, dass die Tatsache, ein erfolgreiches Fitnesscenter
zu besitzen, Jilian nicht auf die Weise glücklich machte,
wie sie es sich immer erträumt hatte. »Irgendwie ist es ein
leeres Gefühl«, sagte Jilian mir, »wenn ich bedenke, wie
viel Jahre ich hart gearbeitet habe, um dieses Geschäft aufzubauen. Jetzt, wo ich mein Ziel erreicht habe, denke ich
mir: Na und?« Die enttäuschende Leere, die sie empfand,
ist normal bei erfolgreichen Personen, die das Gefühl haben, einen Berg erklommen zu haben, und sich dann fragen: »Und was jetzt?«

Ich habe im Laufe meiner Jahre als psychologische Beraterin
viele Klienten und Klientinnen gesehen, die sich in ihren Kar-
rieren gefangen fühlten, weil ein übertriebenes Sicherheitsbe-
dürfnis sie die Tatsache ignorieren ließ, dass sie ihre Arbeit hass-
ten. Alan zum Beispiel wollte eigentlich Heiler werden, doch
hatte er Angst, seinen Vater zu enttäuschen. »Dad sagt mir im-

mer, dass meine Position als Regierungsbeamter der sicherste Beruf in der Welt ist. Er sagt, dass er echt stolz auf mich ist, weil ich diesen angenehmen, sicheren Job ergattert habe. Wenn ich ihm sagen würde, dass ich kündigen möchte, um als Heiler zu arbeiten, würde er an die Decke gehen!«

Eine andere Klientin, Kim, arbeitete in der Versicherungsabteilung eines Luft- und Raumfahrtunternehmens. »Ich mag meinen Job überhaupt nicht«, sagte sie mir. »Er ist langweilig, und mein Chef ist einfach unmöglich!«

»Warum suchen Sie sich nicht eine andere Arbeit?«, wollte ich wissen.

»Ich muss nur noch zwölf Jahre durchhalten, dann gehe ich in Rente«, war Kims Erklärung.

Sich in anderen Lebensbereichen gefangen fühlen

Während sich die meisten Menschen in ihren Jobs oder Ehen gefangen fühlen, gibt es auch noch andere Bereiche, in denen Stressesser oft das Gefühl haben, ausweglos festzustecken.

Zum Beispiel sagte die 44-jährige *Nicole*, dass ihre Mutter versuchte, ihr Leben zu kontrollieren, und sie nicht wüsste, wie sie dem entkommen konnte. Nicoles Mutter rief mindestens einmal am Tag an und belehrte ihre Tochter darüber, wie und was sie essen sollte, wie sie mit anderen Menschen reden sollte und über jedes andere Thema, das man sich vorstellen kann. »Ich würde ihr ja so gerne sagen, dass sie mich nicht anrufen und belehren soll«, sagte Nicole, »aber ich habe Angst, wie sie das gesundheitlich verkraften würde.«

Essen, um ein Problem zu verdecken, verbessert keine Situation, wie die meisten von uns wissen; es vermittelt uns nur eine kurzzeitige Erleichterung, wobei wir in Wahrheit einen Langzeitplan bräuchten, um die Situation zu bereinigen. Fühlen Sie sich gefangen, stecken Sie fest? Wenn ja, helfen Ihnen vielleicht einige der unten stehenden Fragen, Ihren Gedanken über das Problem genug feste Form zu geben, um einen Aktionsplan entwickeln zu können – gefolgt natürlich von der Beinarbeit, die notwendig ist, um den Plan zu verwirklichen.

❦ In welchen Bereichen Ihres Lebens fühlen Sie sich
   gefangen?

❦ Welche Aspekte der Situation erwecken in Ihnen den
   Wunsch, sie ändern zu wollen?

❦ Welche Aspekte der Situation betrachten Sie als positiv,
   sicher oder angenehm?

❦ Wovor haben Sie Angst, wenn Sie Ihre Situation
   verändern würden?

❦ Gibt es Schritte, die Sie unternehmen können, um Ihre
   Situation zu verbessern, sodass Sie nicht weggehen wollen?

❦ Gibt es eine Möglichkeit, Ihre Sichtweise der Situation zu
   ändern und somit größeren inneren Frieden zu erlangen?

❦ Gibt es Schritte, die Sie unternehmen können (einschließlich der Änderung Ihrer Haltung), um Ihnen
   zu helfen, Ihre unerwünschte Situation entweder zu
   verbessern oder hinter sich zu lassen?

❦ Warten Sie in irgendeiner Weise darauf, dass Ihnen
   jemand die Erlaubnis gibt, diese Schritte zu machen?
   Wenn ja, wer? Warum glauben Sie, das Einverständnis
   eines anderen Menschen zu brauchen, um Ihr Leben zu
   ändern oder zu verbessern?

❧ Inwiefern wirkt sich das Gefühl, festzustecken, auf Ihr Essverhalten und Ihr Gewicht aus?

Der überaktive, hektische Lebensstil

Falls Ihr Terminplan mit zu vielen Verpflichtungen vollgestopft ist und Sie nie genug Zeit haben, alles zu erledigen, sind Sie vielleicht ein Opfer der zweitwichtigsten Ursache für Stress: ein überaktiver, hektischer Lebensstil. Stress entsteht, wenn Sie von einer Aufgabe zur nächsten eilen in dem Versuch, die Uhr zu besiegen und alles zu erledigen, was Sie sich vorgenommen haben. Wenn Sie unter einer solchen Lebensweise leiden, nehmen Sie sich nicht genug Zeit, um gut für sich zu sorgen. Wahrscheinlich bekommen Sie weder genug Schlaf noch trainieren Sie genug, und Ihr Essverhalten zeichnet sich in der Regel durch willkürliche Mahlzeiten in Fast-Food-Restaurants aus. Darüber hinaus werden Sie wahrscheinlich ständig von dem Momentum einer Situation mitgerissen und wissen nicht, wie Sie Ihr hektisches Tempo verlangsamen können. Das macht Sie besonders anfällig für übermäßiges Essen, da Sie Ihre Mahlzeiten und Snacks vielleicht als Entschuldigung benutzen, eine Weile nicht zu arbeiten.

Meine Klientin *Jennifer* hatte eine extrem hektische Lebensweise. Die 33-jährige Unternehmerin verbrachte den größten Teil ihrer Therapiesitzungen damit, über all die Dinge zu klagen, die sie zu Hause und in der Arbeit erledigen sollte: Papierkram und Bestandskontrolle, Steuern und Gehaltsabrechnungen, dafür sorgen, dass ihre Kinder jeden Morgen rechtzeitig aufstanden, sie anziehen und ihnen ihr Frühstück bereiten, bevor der Schulbus kam. Nach der Arbeit versuchte sie, Zeit zum Spielen mit ihren Kindern zu finden und ihnen bei den Hausaufgaben zu helfen. Irgendwo zwischen all diesen Tätigkeiten bereitete Jennifer das Abendessen zu, und danach räumten sie und ihr Mann, ein Anwalt, das Haus auf, sorgten dafür, dass die Kinder badeten, und brachten sie ins Bett.

Nach getaner Arbeit versuchte Jennifer, sich zu entspannen, indem sie anfing, einen kleinen »Abendsnack« zu sich zu nehmen, der sich dann hinzog, bis sie Stunden später übermüdet ins Bett fiel. Als Jennifer das erste Mal zu mir kam, weil sie abnehmen wollte, war sie davon überzeugt, ein Opfer ihres hektischen Terminkalenders zu sein, der ihr keine andere Wahl ließ, als sich abzurackern und sich dann spätabends zu überessen.

Als sie jedoch die Aufgaben, die ihr oblagen, genauer betrachtete, erkannte Jennifer deutlich, dass sie alle freiwillig auf sich genommen hatte. Sie war der Meisterplaner ihrer hektischen Tage und Abende. Obgleich sie es sich ohne Schwierigkeiten hätte leisten können, eine Hilfe einzustellen – einen Buchhalter für ihr Unternehmen beispielsweise und einen Putzservice für ihr Haus –, hatte sie sich nicht die Erlaubnis dazu gegeben. Sich dieser Erkenntnis zu stellen bereitete Jennifer großes Unbehagen, denn das bedeutete, dass sie selbst dafür verantwortlich war, was sie mit ihrer Zeit anstellte und wie sie sie organisierte; nichts und niemand zwang sie, die Dinge zu tun, die sie tat.

Beschloss Jennifer – nachdem sie erkannt hatte, dass sie selbst für ihre hektische Lebensweise verantwortlich war –, ein einfacheres Leben zu führen? Nein – zumindest nicht sofort. Zunächst schaute sie sich genau an, warum sie das Bedürfnis hatte, immer irgendetwas zu tun und produktiv zu sein, und fand heraus: Sie hatte Angst, es nicht zu sein. Arbeit, egal ob es sich dabei um ihre Buchhaltung, den Hausputz oder die Führung ihres Gartenbaugeschäftes handelte, war Jennifers Lebensinhalt und das, wodurch sie sich definierte. Wenn sie nichts tat, fühlte sie sich in gewisser Weise wertlos. Und sie fühlte sich schuldig, so als sei sie ein schlechter Mensch.

Jennifer befürchtete, dass etwas Schreckliches passieren würde, sollte sie ihr hektisches Tempo drosseln. Diese vage Furcht wurde begleitet von der Angst, dass sie von anderen Menschen als faul betrachtet werden könnte – eine Angst, die daher rührte, dass sie von arbeitssüchtigen Eltern großgezogen worden war, die sie stets dazu gedrängt hatten, etwas zu tun.

»Die einzigen Male, wo ich ihre ganze Aufmerksamkeit bekam, war dann, wenn ich ein Zeugnis mit lauter Einsern nach Hause brachte«, erinnerte sich Jennifer mit angespanntem Gesichtsausdruck. »Ich erinnere mich an dieses eine Mal, als ich lauter Einser hatte, außer einer Zwei in Mathematik. Mein Vater warf einen Blick auf die Zwei und sagte mir, ich solle mir das nächste Mal mehr Mühe geben. Er sagte nicht ein einziges Wort über die vielen Einser, die ich in den anderen Fächern bekommen hatte!«

Angesichts dieser hohen Einsätze – die Aufmerksamkeit ihrer Eltern, ihre Anerkennung und das, was sich wie ihre Liebe anfühlte –, von denen Jennifers Schulleistungen abhingen, entwickelte sich bei dem jungen Mädchen das Gefühl, nur für das geliebt zu werden, was sie tat, und nicht um ihrer selbst willen. Sie, genauso wie ihre Eltern, fing an, sich nur unter bestimmten Bedingungen zu mögen. Wenn sie irgendetwas nicht perfekt machte, bestrafte Jennifer sich selbst. Und wenn sie etwas richtig gemacht hatte, gratulierte sie sich kurzfristig und ging dann gleich zum nächsten Projekt über. Als ich sie kennenlernte, war sie 33 Jahre alt, und ihr täglicher Terminplan bestand aus einer endlosen Liste von Projekten und Aufgaben, Erledigungen und Verabredungen, die nahtlos ineinander übergingen. Und obgleich sie eine sehr erfolgreiche junge Frau war, die ein eigenes Geschäft betrieb, hatte Jennifer das Gefühl, als sei dies alles nicht genug.

Genug für was? Für die Anerkennung ihrer Mutter und ihres Vaters, nach der sie sich sehnte. Die Bestätigung ihres

Vaters, dass er stolz auf sie war. Eine Umarmung von ihrer Mutter, um Jennifer spüren zu lassen, dass sie als Mensch geschätzt wurde. Und, mehr als alles andere, das Wissen, dass beide Eltern sie liebten und sie ein liebenswerter Mensch war.

Die Auseinandersetzung mit dem Jo-Jo-Syndrom war zunächst deshalb schwierig für Jennifer, weil es für sie bedeutete, die Tatsache zu akzeptieren, dass das alltägliche Ego-Verhalten ihrer Mutter und ihres Vaters ihr nicht die Liebe und Anerkennung geben konnte, die sie suchte. Das wahre Selbst ihrer Eltern bestand natürlich aus reiner Liebe, und Jennifer musste sich immer wieder die spirituelle Wahrheit der Quelle der Liebe in Erinnerung rufen, nach der sie sich so sehr sehnte. Wenn sie sich nur nach dem oberflächlichen Verhalten ihrer Eltern richtete, bedeutete dies, dass sie von einer Ego-Illusion abhängig war, die ihr Liebe geben sollte. Das Ego – egal wessen Ego es ist – ist unfähig, Liebe zu geben oder zu zeigen.

Jennifer erkannte, dass das nicht bedeutete, sie sei der Liebe nicht würdig oder nicht liebenswert (etwas, was sie immer gefürchtet hatte). Vielmehr bedeutete es, dass Jennifer sich selbst die Liebe und Anerkennung geben musste, indem sie kontinuierlich affirmierte, dass wahre Liebe von Gott kommt.

War Jennifer jetzt in der Lage, ihren übermäßig anstrengenden Lebensstil zu ändern? Nun, noch nicht ganz. Sie hatte immer noch zu viel Angst, ihren hektischen Terminkalender aufzugeben, obwohl sie mir oft sagte, wie sehr sie sich wünschte, loslassen und entspannen zu können. Jennifer war noch nicht vollkommen davon überzeugt, von einem entspannteren Lebensstil profitieren zu können.

Der Anruf kam an einem Montagmorgen. »Irgendetwas ist nicht in Ordnung! Ich muss Sie sofort sehen.« Wir machten einen Nottermin aus, und was ich von Jennifer hörte, überraschte mich nicht. Sie, wie andere Stressesser mit einem überspannten Lebensstil, merkte, dass sie sich viel zu hart antrieb, und ihr Körper begann, dagegen zu protestieren.

An diesem Morgen hatte sie eine Panikattacke gehabt. Weit verbreitet unter Menschen, die sich selbst über die Erschöpfungsgrenze hinaus antreiben, wird eine Panikattacke von rasendem Herzklopfen, Schwindelgefühlen, Benommenheit, der Unfähigkeit, tief durchzuatmen – so als hätte die Lunge Löcher –, und der Angst begleitet, dass man gleich sterben wird, eine Herzattacke bekommt oder den Verstand verliert. Als ich Jennifer erklärte, was mit ihr geschehen war, schien sie erleichtert zu sein, hatte jedoch Angst, dass sich das wiederholen könnte. »Und was mache ich jetzt?«, fragte sie. Jennifer hatte ihren Tiefpunkt erreicht und war nun bereit zu lernen, wie sie sich entspannen konnte.

Nachdem sie sich von einem Arzt gründlich hatte untersuchen lassen, nahm sich Jennifer eine Woche frei. Ich schlug Jennifer vor, während dieser Zeit eine absolut ehrliche Prioritätenliste zu erstellen. Als sie damit fertig war, schauten wir uns an, welche Aktivitäten Jennifer aus ihrem Terminplan herausstreichen konnte. Alle Dinge, die von ihren Prioritäten abwichen, wurden gestrichen. Stattdessen wurden Zeiten zum Spielen und Entspannen eingetragen. Sobald Jennifer eingesehen und akzeptiert hatte, dass ihre Gesundheit einschließlich ihres Gewichts von einer ausgeglichenen, vernünftigen Lebensweise abhing (»Schließlich werde ich gar nicht so viel schaffen können, wenn ich früh sterbe«, sagte sie mir), stellte sie sich langsam auf ein stressärmeres Leben um.

Heute ist Jennifer eine völlig andere Frau als die, die ich damals kennengelernt hatte. Sie sieht wunderbar aus, nachdem sie die 30 Pfund Übergewicht aufgrund ständigen Naschens abgenommen hat, und ihr Gesicht hat die Sorgenfalten und den strengen Ausdruck von früher verloren.

Doch das Wichtigste ist, dass Jennifer heute mit sich im Reinen und glücklich ist und sich bedingungslos liebt.

Falls sich der Beginn von Jennifers Geschichte wie Ihre eigene anhört, seien Sie versichert: Sie sind nicht allein. Eine hektische Lebensweise gepaart mit ständiger Überarbeitung ist ein Hauptmerkmal des Stressessers und leider etwas, was äußerst schwierig aufzugeben ist. Es fühlt sich erschreckend an, ein langsameres Tempo einzulegen, so als würden Sie den Boden unter den Füßen verlieren und das bisher Erreichte aufs Spiel setzen. Sein Tempo zu drosseln kann gleichbedeutend scheinen mit dem Eingeständnis, schwach zu sein und dem Druck nicht standhalten zu können – so als hätten Sie versagt, bevor Sie die Chance hatten, sich zu bewähren.

Wie bereits erwähnt, bedeutet eine Drosselung des eigenen Tempos jedoch weder nachlassende Produktivität noch das Vermeiden sinnvoller Aktivitäten. Im Gegenteil, es bedeutet, beides zu intensivieren, während Sie gleichzeitig die unzähligen sinnlosen Aufgaben loslassen, die Ihren Tag auffressen und Sie frustriert zurücklassen. Sie wissen schon – jene Aktivitäten, die Ihnen ein Gefühl der Bitterkeit und Leere geben, nachdem Sie sie erledigt haben – Aktivitäten, die in Ihnen den kompensatorischen Wunsch wecken, etwas zu essen.

Hier ist ein Statement, das Sie über Ihrem Arbeitsplatz anbringen sollten, um sich daran zu erinnern, wer wirklich das Sagen hat – nämlich Sie:

Die Zeit ist nicht mein Feind, und ich bin kein Opfer von zeitlichen Begrenzungen. Jeglichen Druck, unter dem ich stehe, habe ich mir selbst auferlegt.

Manchmal haben wir das Gefühl, von äußeren Kräften kontrolliert zu werden, die uns ihren Willen aufzwingen und uns jeglicher Freizeit berauben. Doch die Wahrheit ist, dass wir zu allem Ja gesagt haben, was wir in unserem Leben tun. Sicher, Nein zu sagen hat Konsequenzen, doch wir haben stets die Wahl, eine Aktivität auf uns zu nehmen oder abzulehnen. Jeglichen Druck, den wir empfinden, haben wir uns in Wahrheit selbst auferlegt.

In anderen Situationen füllen wir unser Leben mit Routinearbeiten, Verpflichtungen und Aktivitäten an, damit unser Terminkalender prall bleibt und wir nicht in Verlegenheit kommen, einmal nichts zu tun zu haben. Schließlich ist es eine Tatsache, dass freie und unstrukturierte Zeit uns Angst machen kann. Also füllen wir zuweilen unseren Terminkalender mit allen möglichen Dingen an, um den Stunden des Tages Sinn und Bedeutung zu geben.

Volle Terminpläne halten uns zudem davon ab, intime Beziehungen zu entwickeln, die uns vielleicht irgendwann emotionale Schmerzen zufügen können. Wenn Sie immer mit irgendeinem Projekt beschäftigt sind, kann Ihnen niemand zu nahekommen. Also ist Ihre Geschäftigkeit in Wahrheit ein Weg, die Kontrolle über Ihr Herz zu behalten.

Manche Menschen werden süchtig nach dem Adrenalin-High, das in einem Krisenzustand eintritt. Adrenalin ist äußerst süchtig machend, und es ist interessant, dass das englische Wort *Rush* bedeutungsgleich sowohl mit Eile als auch mit der durch Adrenalin hervorgerufenen Euphorie ist. Zeitdruck gibt uns außerdem ein Gefühl des Wichtigseins und Gebrauchtwerdens und rechtfertigt uns zu sagen: »Geh mir aus dem Weg, Welt! Ich muss mich sofort um eine dringende Angelegenheit kümmern!« Daraus folgt, dass ein Zuviel an Verpflichtungen und Aufgaben physisch und emotional abhängig machen kann.

Die Wahrheit ist, dass wir ungeheuer viel Zeit haben und es völlig uns selbst überlassen ist, wie wir damit umgehen. Jeden Tag bekommen wir 24 Stunden geschenkt. Es ist lediglich unser *Glaube* daran, Opfer zu sein, der uns in irgendeiner Opferrolle gefangen hält. Wir sind unsere eigenen Zeiträuber. Und wenn wir glauben, dass es uns an irgendetwas mangelt, halten wir diese Überzeugung auch in anderen Bereichen unseres Lebens aufrecht. Achten Sie darauf, was Sie hinsichtlich der Zeit sagen und denken. Anstatt zu behaupten: »Ich habe nicht genügend Zeit«, sollten Sie lieber affirmieren: »Ich habe jede Menge Zeit.« Sie werden sehen, wie Ihr Energieniveau ansteigt und Ihr Terminplan plötzlich freie Stunden aufzeigt; diese Affirmation schafft tatsächlich die nötige Zeit, damit Sie alle Ihre vordringlichen Angelegenheiten erledigen!

Unser Energiepegel ist entscheidend

Wenn Leute sagen, dass sie nicht genug Zeit haben, meinen sie oft: »Ich habe nicht genug Energie.« Unsere physischen Gewohnheiten wirken sich auf den Energiepegel unseres Körpers aus. Doch noch wichtiger ist unser spiritueller und emotionaler Energiepegel. Wir drücken unsere Stimmung, wenn wir faule Kompromisse eingehen oder nicht authentisch handeln.

Zuweilen verwirrt es uns, wenn wir eine Menge Aufgaben erledigen müssen. Wir fragen uns, welche wichtiger ist und welche auf der Liste unserer Prioritäten weiter unten steht. Unser wahres Selbst führt uns mittels unserer Intuition wie eine Kette, die eine Achterbahn auf ihren sich windenden Schienen hält. Intuition ist unser stets gegenwärtiger Berater, der uns hilft, zwischen wichtigen und weniger wichtigen Aktivitäten zu unterscheiden. Wenn wir uns dieser Führung widersetzen, blockieren wir uns selbst und fühlen uns kompromittiert. Wenn wir nicht auf unsere Intuition hören oder ihr misstrauen, leiden wir in unserer Arbeit oder Beziehungen unter den Folgen. Das ist der Grund, warum unser Energiepegel sinkt.

Nachdem wir uns einen ganzen Tag lang bei der Arbeit kompromittiert haben, fühlen wir uns abends schlecht. Unsere Interaktionen mit unseren Kindern, Partnern oder Freunden schenken uns keine Befriedigung mehr. Unser Ego meldet sich mit lauten Botschaften in Form von Selbstvorwürfen, Unsicherheit, Wut oder Schuldgefühlen. Woraufhin wir dann zu dem

Schluss kommen: »Ich habe nicht genug Liebe in meinem Leben«, ohne zu realisieren, dass wir selbst es so weit haben kommen lassen.

Wir können dieses Problem nicht lösen, indem wir Medikamente einnehmen oder uns über unseren Mangel an Liebe beschweren. Diese Herangehensweise verstärkt nur die Stimme des Ego und sorgt dafür, dass wir die liebevolle Führung unserer Intuition noch weniger vernehmen.

Meditation hilft uns, unsere wahre innere Stimme zu hören und zu verstehen. Jedoch sind sich viele von uns – ob wir nun meditieren oder nicht – unserer »Gefühle im Bauch« nicht bewusst. Wenn Menschen mir sagen, dass sie ihre intuitive Stimme nicht hören können, dann antworte ich immer: »Doch, Sie können es. Sie wollen nur einfach nicht hören, was sie Ihnen zu sagen versucht.« Die Betreffenden bestätigen in der Regel die Wahrheit dieser Behauptung und geben zu, dass sie der Weisheit ihrer instinktiven Gefühle nicht vertrauen. Sie fürchten sich vor Armut oder Einsamkeit.

Erster Schritt für Stressesser:
Bewerten Sie Ihren Stress und reduzieren Sie ihn

Eine gute Art, Ihren Tag neu zu planen, um eine weniger anstrengende Lebensweise zu ermöglichen und dennoch die wichtigen Dinge erledigen zu können, besteht darin, eine Liste Ihrer Prioritäten aufzustellen – etwas, was ich Ihnen dringend ans Herz lege. Auf einem Blatt Papier schreiben Sie fünf oder zehn Dinge auf, die Sie im Leben am meisten schätzen. Das könnten Ziele sein, die Sie sich gesetzt haben (»Ich möchte nächstes Jahr mein Studium abschließen«), Wünsche (»Ich will ein besseres Selbstgefühl entwickeln«), Wertvorstellungen (»Ich möchte mehr Zeit zum Spielen mit meinen Kindern haben«) oder andere wichtige Dinge (»Ich muss mich besser um meine Gesundheit kümmern«).

Was auf Ihrer Liste steht, ist nicht so wichtig wie die *Ehrlichkeit* Ihrer Liste. Viele Menschen schämen sich beispielsweise, zuzugeben, dass ihre Familie, Gesundheit oder religiösen Überzeugungen nicht ganz oben auf ihrer Liste stehen. Doch wenn sie nun mal nicht das Wichtigste sind, dann sind sie es eben nicht, und genau das sollte Ihre Liste widerspiegeln. Falls es sich um eine Liste handelt, die entsprechend dem erstellt wurde, was Ihrer Meinung nach darauf stehen *sollte,* dann wird sie wertlos sein, da es nicht wirklich *Ihre* Liste ist. Vergessen Sie auch nicht, dass Sie diese Liste keinem anderen zeigen müssen.

Nachdem Sie also Ihre Prioritäten aufgelistet haben, notieren Sie die ungefähre Stundenzahl, die Sie jede Woche mit diesen Aktivitäten verbringen. Wenn Sie zum Beispiel »Ich will mein Studium erfolgreich abschließen« als Ihre wichtigste Priorität festgehalten haben, dann schreiben Sie auf, wie viele Stunden Sie in der Schule oder auf dem College verbringen und wie viele Stunden Sie jede Woche studieren. Danach schreiben Sie die Stundenzahl auf, die Sie in die anderen Prioritäten auf Ihrer Liste investieren.

Nachdem Sie damit fertig sind, werden Sie vielleicht überrascht sein – oder erschrocken –, wenn Sie feststellen, dass Sie eigentlich nicht viel Zeit mit den Dingen verbringen, die Ihnen wirklich wichtig sind. Kein Wunder, dass Sie sich frustriert fühlen – es ist, als würden sich Ihre Räder wie verrückt auf der Stelle drehen und Sie nirgendwo ankommen!

Im Idealfall wird Ihr Terminplan Ihnen zeigen, dass Sie den größten Teil Ihrer Zeit für Ihre erste Priorität aufwenden, gefolgt von Ihrer zweiten Priorität und so weiter. Was sagen Sie da? »Unmöglich«? Nun, das habe ich schon oft gehört – und festgestellt, dass es in der Regel viel leichter möglich ist, als sich die Leute vorstellen. Es ist nur so, dass sie es nicht gewohnt sind, sich selbst die Erlaubnis zu erteilen, ein Leben voller Aktivitäten zu führen, die ihnen Spaß machen. Leider sind viele Menschen so wie Jennifer – sie müssen erst ihren absoluten Tiefpunkt erreichen, sozusagen mit dem Rücken zur Wand stehen, bevor sie beschließen, ihr Leben zu ändern. Aber so muss es nicht sein.

Die folgenden Übungen mögen auf den ersten Blick morbide oder deprimierend erscheinen, doch sind sie darauf angelegt, Ihnen zu helfen, Ihre Prioritäten noch eingehender zu untersuchen. Die Klienten von mir, die beide Übungen gemacht haben, berichten, dass sie ihnen bei der Klärung, was wirklich wichtig für sie ist, enorm geholfen haben; darüber hinaus motivieren diese Übungen sie, ihr Leben neu anzupassen, um in Übereinstimmung mit ihren Prioritäten zu leben.

Übung 1

Stellen Sie sich vor, Ihr Telefon klingelt und Sie nehmen den Hörer ab. Es ist Ihr Arzt mit einer furchtbaren Nachricht: Die Ergebnisse Ihrer letzten Untersuchung liegen vor, und Ihre Prognose ist hoffnungslos: Sie haben nur noch drei Monate zu leben. Während dieser Ihnen noch verbleibenden Zeit werden Sie alle Ihre körperlichen Fähigkeiten uneingeschränkt beibehalten und nicht das geringste Zeichen von Krankheit spüren. Doch am Ende der drei Monate ist alles vorbei, und Ihr Leben ist zu Ende.

Völlig benommen und fassungslos legen Sie den Hörer auf. Welche Veränderungen werden Sie jetzt sofort in Ihrem Leben vornehmen, um Ihre letzten drei Monate zu genießen und mit Sinn zu erfüllen? Wie lautet die erste Antwort, die Ihnen in den Sinn kommt?

Natürlich weiß niemand von uns, wie viel Zeit er oder sie noch hat; es könnte eine Stunde sein, aber vielleicht auch mehrere Jahrzehnte. Doch die meisten von uns leben so, als hätten sie noch eine Ewigkeit vor sich. Wir schieben Veränderungen in unserem Leben auf, so als ob wir morgen – wenn der perfekte Moment kommt – anfangen würden, die Dinge zu tun, die wir wirklich tun wollen. Wir verhalten uns wie Kinder, die auf die

Erlaubnis ihrer Eltern warten, endlich ihr eigenes Leben führen zu dürfen. Das Resultat ist, dass wir uns mit unnötigen Frustrationen herumschlagen müssen.

Oft sehen wir nicht, dass es an uns liegt, die Dinge zu verändern, die uns nicht gefallen, weil wir Angst davor haben, die Verantwortung für unser Leben zu übernehmen. Bitte stellen Sie sich die folgenden Fragen:

- Über welche Veränderungen habe ich während dieser Übung nachgedacht?

- Wie habe ich mich gefühlt, als ich daran dachte, das Risiko einzugehen und diese Veränderungen vorzunehmen?

- Was hält mich davon ab, diese Veränderungen sofort einzuleiten?

- Auf welche Weise wird mein Essverhalten von meinen Gefühlen bezüglich meiner gegenwärtigen Lebensweise beeinflusst?

Übung 2

Schreiben Sie Ihren eigenen Nachruf, so wie Sie ihn gerne nach Ihrem Tod in der Zeitung lesen würden. Notieren Sie alle Leistungen und Errungenschaften, die Sie eines Tages erzielen wollen, doch natürlich müssen Sie das Ganze in der Vergangenheitsform schreiben. Zum Beispiel:

Jane Smith wird uns als Unternehmerin in Erinnerung bleiben, die unglaublichen Widerständen zum Trotz eine erfolgreiche Kette von Secondhandbuchläden aufgebaut hat, die überall in Amerika als »Smith-Läden« bekannt sind. Sie verbrachte ihre letzten Jahre damit, verschiedene Wohltätigkeitsorganisationen beim Bau von Wohnungen für Unterprivilegierte zu unterstützen, indem sie erfolgreich die nötigen Spenden sammelte. Außerdem errichtete sie die »Jane-Smith-Bücherei« für behinderte Kinder in dieser Stadt. Durch ihre wöchentliche Radiosendung mit dem Thema »Sie können dazu beitragen, dass alles anders wird« inspirierte sie viele junge Menschen, es ihren wohltätigen Bemühungen gleichzutun. Jane wurde von vielen geliebt, und wir alle werden sie vermissen.

Auch wenn diese Übung wie eine morbide Aufgabe erscheint, ist das Verfassen eines eigenen Nachrufs äußerst hilfreich bei der Klärung der Frage, was genau Sie in Ihrer kurzen physischen Lebenszeit auf Erden erreichen wollen. Natürlich bereitet es niemandem Vergnügen, über seine oder ihre Sterblichkeit nachzudenken, doch indem Sie realistisch die ungefähre Zeitspanne einschätzen, die Ihnen in diesem Leben noch bleibt, und indem Sie versuchen auszurechnen, wie lange Sie brauchen werden, Ihre Ziele zu erreichen, können Sie planen, wie klug oder unklug es ist, auf diese Ziele hinzuarbeiten.

Viele Menschen haben Angst, als »selbstsüchtig« bezeichnet zu werden, wenn sie Geld investieren in dem Versuch, sich zu verbessern oder einfach nur Spaß zu haben. Sich Zeit zu nehmen für sich selbst und Geld auszugeben, um Ihren Zielen näher zu kommen, ist nicht selbstsüchtig; vielmehr ist es eine Möglichkeit für Sie, Ihr Leben und das der Menschen in Ihrer Umgebung zu verbessern.

Es ist eine Tatsache, dass Menschen, die an dem Jo-Jo-Syndrom leiden, besonders schwer zu ertragen sind, wenn sie nicht glücklich sind mit ihrem Leben, wenn sie existieren, nur um andere zufriedenzustellen, und nie an ihr eigenes Wohlergehen denken. Die Bitterkeit und Depression, die daher rühren, dass Sie sich selbst oder Ihr Leben nicht mögen, färbt auf Ihre Kinder ab, auf Ihren Ehepartner und andere Menschen, die mit

Ihnen in Kontakt kommen. Eine negative Einstellung zum Leben und zu sich selbst kann ansteckend sein!

Wenn Sie andererseits jedoch glücklich und zufrieden sind mit Ihrem Leben, wird es ein Vergnügen sein, Sie um sich zu haben. Außerdem werden Sie eine Inspiration für Ihre Kinder sein und Ihnen wertvolle Dinge über das Leben lehren, die dazu beitragen, dass sie selbst glückliche Erwachsene werden können.

Finden Sie das etwa selbstsüchtig?

Es ist wichtig zu verstehen, was Sie tun müssen, wenn Sie festzustecken glauben oder ein übermäßig hektisches Leben führen, da beides eng mit dem Phänomen des Überessens verbunden ist. Sie müssen Ihr Leben nicht radikal oder von jetzt auf gleich verändern bzw. Ihr Tempo ganz drosseln. Was Sie jedoch tun müssen, ist, herauszufinden, wie Sie sich mit Ihrem Leben generell und der Art und Weise fühlen, wie und womit Sie Ihre Zeit verbringen. Seien Sie bei dieser Einschätzung sehr ehrlich gegen sich selbst, und sollten Sie wirklich unzufrieden sein, dann unternehmen Sie einen oder zwei kleine Schritte, um Ihre Situation zu verbessern.

Außerdem ist es wichtig, sich voll und ganz bewusst zu machen, in welchem Verhältnis Ihr Essverhalten zu Ihrem Stresspegel steht. Für Stressesser, ebenso wie für Emotionsesser, ist das Führen eines Tagebuches die beste Möglichkeit, sich die eigene Situation bewusst zu machen. Nehmen Sie sich die Zeit, ein persönliches Tagebuch zu führen und zu notieren, wie Sie sich vor, während und nach dem Essen fühlen. Nach zwei Wochen genauer Aufzeichnung schauen Sie sich Ihre Notizen an und suchen Sie nach Mustern in Ihrem negativen Essverhalten, indem Sie sich fragen:

❧ Esse ich mehr an Arbeitstagen oder an Wochenenden?

❧ Hat das damit zu tun, dass ich mich zu Hause oder bei der Arbeit mehr gestresst fühle?

❧ Gibt es bestimmte Tageszeiten, wenn ich mich überesse?
Falls die Antwort Ja lautet, liegt das daran, dass ich
Nahrung als Mittel zur Stressbewältigung einsetze?

❧ Benutze ich Nahrung, um etwas aufzuschieben, weil ich
das Gefühl habe, zu viele Dinge tun zu müssen, oder
weil ich mich nicht darauf vorbereitet oder ausreichend
motiviert fühle, die anstehende Aufgabe zu erledigen?

❧ Welche alternativen Methoden zur Stressbewältigung
würde ich lieber anwenden, statt zu essen?

Eine abgespeckte, entspanntere Lebensweise

Stress ist ein Symptom für eine unter Hochdruck stehende Lebensweise, die Sorgen und Ängste mit Monotonie und Risiko-
bereitschaft verbindet. Wenn Sie gestresst sind, leben Sie sozusagen ständig am Rand des Abgrunds, voller Nervosität, was
Ihrem Körper im Laufe der Zeit einen hohen Preis abverlangt –
und sich in Ihrem Gewicht und Ihrem Essverhalten nieder-
schlägt.

Viele Menschen *genießen* einen hektischen Lebensstil – sie
empfinden es nicht als stressig, mit vier Projekten auf einmal zu
jonglieren. Vielmehr finden sie es stimulierend und aufregend.
Stress ist demzufolge ein subjektiver und individueller Seinszustand, und jeder definiert ihn auf seine Weise. Wie bereits erwähnt, ist mir aufgefallen, dass viele Stressesser nur ungern ihre
aufreibende Lebensweise aufgeben.

Die 27-jährige *Lynn* zum Beispiel hatte ihr Augenmerk auf
eine Position im oberen Managementbereich der Firma gerichtet, in der sie arbeitete. In dem Versuch, die Beförderung zu bekommen, machte Lynn jeden Tag Überstunden,
brachte sich unentgeltlich bei mehreren Firmenprojekten
ein und übertraf sich selbst in dem Versuch, ihre Vorgesetz-

ten dazu zu bringen, auf sie aufmerksam zu werden. Ihr ganzes Leben drehte sich ausschließlich um die Erreichung ihres Ziels.

Als Lynn zum ersten Mal in meine Praxis wegen ihres Jo-Jo-Syndroms kam, war mir sofort klar, dass ihr extrem strapaziöser Lebensstil eine große Rolle bei ihrem Überessen spielte. Jeden Abend versuchte sie, mithilfe eines zweistündigen »Snacks« abzuschalten, was sie mit der Klage rechtfertigte, dass sie nach der Arbeit zu aufgedreht sei, um sich ein normales Abendessen zuzubereiten. Diese Snacks, soweit ich das einschätzen konnte, fügten ihrer üblichen täglichen Kalorienaufnahme weitere 1000 bis 1500 Kalorien hinzu. Daher war es kein Wunder, dass Lynn ständig mit 30 Pfund Übergewicht zu kämpfen hatte.

Als ich ihr den Vorschlag machte, gemeinsam nach Möglichkeiten zu suchen, wie sie ihren Hochdruck-Lebensstil lockern könnte, reagierte Lynn sofort defensiv. »Wenn ich nicht so hart arbeite«, sagte sie wie aus der Pistole geschossen, «werde ich es nie schaffen, stellvertretende Generaldirektorin zu werden!« Für Lynn schienen Stress und Erfolg identisch zu sein; ihrer Meinung nach konnte man das eine nicht ohne das andere bekommen. Lynn hatte Angst davor, nicht im Stress zu sein, und sie setzte inneren Frieden mit einer Geisteshaltung von Lethargie und Versagen gleich.

Wir sprachen über wissenschaftliche Untersuchungsergebnisse, die besagen, dass die meisten erfolgreichen Menschen, einschließlich Unternehmer und Topmanager, generell eine Haltung haben, die man als langsam, aber sicher bezeichnen kann. Mit ihrer natürlichen Begeisterung inspirieren diese Unternehmer oder führenden Angestellten ihre Mitarbeiter für die Projekte der jeweiligen Firma. Lynn erkannte, dass sie ihren »Enthusiasmus« für ein Vorankommen in ihrem Beruf mit einer hektischen und angsterfüllten Verhaltensweise verwechselt hatte, die ihr letzten

Endes nur Kummer brachte. Manchmal bemühen wir uns allzu sehr, ein Ziel zu erreichen, und versagen dabei jämmerlich, weil unsere Anspannung uns – und jeden in unserer Umgebung – in den Wahnsinn treibt.

Lynn willigte ein, es mit einer lockereren Einstellung zu versuchen, die es ihr gestatten würde, ihren Job wesentlich mehr zu genießen, während ihr Fokus nach wie vor auf eine Beförderung gerichtet war. Indem sie sich Luft verschaffte, stellte Lynn fest, dass die Beziehungen mit ihren Kollegen warmherziger und enger wurden. Und was das Beste war: Abends stürzte sie sich nicht mehr so heißhungrig auf ihre Snacks, und bevor sie wusste, wie ihr geschah, hatte sie fast ohne jegliche Anstrengung ihr Übergewicht verloren!

Lynns Situation erinnert mich an etwas, was der großartige Motivationsredner Earl Nightingale (Mitbegründer von Nightingale-Conant audiocassette publishers) einst gesagt hat: »Wir wählen unsere Arbeit. Sie wird uns nicht aufgezwungen, sobald wir unabhängige Erwachsene sind. Unsere Arbeit so gut zu tun, wie es in unseren Kräften steht, sollte uns Freude bringen. Ist dies nicht der Fall, dann läuft irgendwo irgendetwas falsch. Es ist dann sehr wahrscheinlich, dass wir den falschen Beruf haben oder nicht in der Lage sind, unsere Arbeit im richtigen Licht zu sehen.«

Einige Stressesser glauben, dass ihre stressreiche Lebensweise nicht etwas ist, was sie freiwillig gewählt haben. Eine meiner Klientinnen, die 33-jährige Cassandra, sagte mir, sie fühle sich schuldig, wenn sie nicht ständig irgendetwas in ihrem Haus tun würde. Sie fügte hinzu, ihr sei nie bewusst gewesen, dass sie selbst entscheiden konnte, ob sie ein stresserfülltes Leben führen wollte oder nicht – ihre Lebensweise schien ihr von außen aufgezwungen zu sein. Und die ehrgeizige Lynn, auf die weiter oben näher eingegangen wurde, hatte Angst, dass der Erfolg an ihr vorbeigehen könnte, wenn sie sich auch nur ein wenig Entspannung gönnte. Ich erinnerte beide Frauen daran, dass wir uns jeglichen Druck und Stress ausschließlich selbst auferlegen. Wir bestimmen durch unsere Einstellung den Stand unseres Stresspegels, indem wir Ja sagen, wo wir eigentlich Nein sagen wollen, und indem wir Entscheidungen über unsere Jobs, Beziehungen und andere Lebensbereiche aus einem Gefühl der Schuld und Angst heraus treffen – anstatt aus Liebe. Glücklicherweise können wir eine neue Wahl treffen, wenn uns die Resultate unserer vergangenen Entscheidungen nicht gefallen.

Viele Menschen entdecken glücklicherweise, dass es möglich ist, einen entspannten Lebensstil zu pflegen und dennoch die emotionalen, spirituellen und materiellen Belohnungen zu erhalten, die ihnen im Leben wichtig sind. Ich habe festgestellt, dass die meisten Stressesser ihrem Leben drei Dimensionen hinzufügen können, was zu einer sofortigen Senkung ihres Stresspegels führt.

Die erste Dimension besteht darin, eine vertrauensvolle Partnerschaft mit der eigenen höheren Kraft zu entwickeln und die Stresssituation zwecks spiritueller Intervention zu übergeben, wie es im zweiten Kapitel beschrieben wird.

Die zweite stressreduzierende Dimension beinhaltet, mehr Zeit in der freien Natur zu verbringen. Dies hat eine beruhigende Wirkung auf übermüdete Manager und Büroangestellte, die einen Großteil ihrer Zeit in geschlossenen Räumen, Autos, Zügen und Flugzeugen verbringen.

Die dritte Dimension besteht darin, den Spaß und das Vergnügen im Leben von Stressessern zu steigern und ihnen zu erlauben, sich von der rigiden Struktur des Arbeitstages von 9:00 bis 17:00 Uhr oder länger zu lösen, die das Arbeitsleben mit sich bringt. Warum gehen Sie nicht in den Park und setzen sich auf die Schaukel? Oder scheuchen jemanden durchs Zimmer, um ihn dann einzufangen und zu kitzeln? Wann haben Sie das letzte Mal einen Drachen steigen lassen, sind in einen Vergnü-

gungspark gegangen oder haben sich einen lustigen Film ange-
sehen? Was können Sie tun, um ein wenig mehr Spaß in Ihr
Leben zu bringen? Machen Sie dies zu Ihrem Motto: *Spaß ist
kein Luxus, sondern eine Notwendigkeit!*

Stress ist Teil des Lebens, und wir alle müssen von Zeit zu
Zeit damit fertig werden. Und natürlich ist nicht jeder Stress
»schlecht«; er kann ungeheuer motivierend sein. Doch ein Aspekt von Stress gilt für alle Jo-Jo-Syndrom-Betroffenen: Wenn
Sie sich unter Druck gesetzt, angetrieben oder gestresst fühlen,
stürzen Sie sich deswegen nicht gleich auf das nächste Essbare.
Wenn Sie die unten stehende Liste lesen, werden Sie Alternativen finden, die Ihnen helfen, mit Ihrem Stress umzugehen. Sie
können natürlich auch Ihre eigene Liste von Essensalternativen
erstellen und sie zum Beispiel an der Tür Ihres Kühlschranks
befestigen, wenn Sie aus Stressgründen das Bedürfnis haben, etwas zu essen. Die Liste könnte alle jene Vorhaben beinhalten,
die Sie schon so lange geplant, jedoch aus angeblichen Zeit-
gründen nie in Angriff genommen haben.

Meine Liste der Essensalternativen

1. Einen Brief an ... schreiben.
2. Einen frischen Blumenstrauß aus dem Garten holen.
3. Meine Fingernägel lackieren.
4. Verschiedene Versicherungsgesellschaften anrufen
   und ihre Beiträge vergleichen.
5. Ein Buchregal kaufen.
6. Haare schneiden lassen.
7. An meiner Stickerei weiterarbeiten.
8. Meine CD-Sammlung organisieren.
9. Das Aquarium sauber machen.
10. Beten und Meditieren.

Es ist eine gute Idee, eine oder zwei vergnügliche Aktivitäten auf
die Liste der Essensalternativen zu setzen. Benutzen Sie diese

Liste, um Ihre Aufmerksamkeit auf etwas anderes zu richten, wenn Sie von Hungergefühlen geplagt werden, die auf Stress beruhen und nicht auf den Bedürfnissen Ihres Magens. So werden Sie ein gutes Gefühl haben, wenn Sie Ihre Zeit mit vergnüglichen und sinnvollen Aktivitäten verbringen anstatt mit zwanghaftem Überessen.

Andere Wahlmöglichkeiten

Um abzunehmen, bleiben Stressessern im Grunde genommen nur zwei Möglichkeiten: Sie können ihr Leben entstressen, um ihr zwanghaftes Essen zu reduzieren, oder sie können ihren Lebensstil beibehalten und sich einer gesünderen Methode zuwenden, um ihren Stresspegel zu kontrollieren.

Der obige Abschnitt beschäftigt sich mit der ersten Möglichkeit, doch einige Stressesser sehen sich vielleicht noch nicht in der Lage, Aspekte ihres Lebens, die Stress hervorrufen, aufzugeben. Für diese Personen ist es von äußerster Wichtigkeit, sich etwas anderem als Nahrung zuzuwenden, um die innere Unruhe und den Druck zu reduzieren, die das Resultat einer festgefahrenen oder überspannten Lebensweise sind.

Auf einer Skala können die gesunden und ungesunden Möglichkeiten der Stressbewältigung (abgesehen von der völligen Beseitigung der Stressursache), wie im folgenden Diagramm gezeigt, angeordnet werden:

Möglichkeiten der Stressbewältigung

Sehr ungesund			Gesund	Sehr gesund	
Drogen & Alkohol (einschl. Zigaretten)	Essen	Arbeit	Ausruhen	Fitness	Meditation & Gebet

Drogen, Alkohol, Essen und Arbeit stellen – und dessen sind sich die meisten Menschen bewusst – ungeeignete Mittel zur Stressbekämpfung dar. In den meisten Fällen tragen sie eher zum Stress bei und verstärken ihn. Die Betreffenden bedienen sich natürlich dennoch dieser Mittel, weil sie eine sofortige, wenn auch nur kurzfristige Linderung von Stress und seelischen Qualen bieten. Wenn jedoch diese kurzlebigen Gefühle nachlassen, kehrt der Stress unvermindert zurück.

Körperliche Betätigung dagegen ist eine äußerst wirksame Methode zur Stressbewältigung. Sie hilft nicht nur, angestaute Wut und Ärger loszulassen, sondern auch, Widerstandskräfte gegen zukünftigen Stress aufzubauen. Menschen, die regelmäßig Sport treiben, stellen fest, dass die kleinen, lästigen Dinge des Lebens sie wesentlich weniger irritieren als vorher.

Falls Sie zur Kategorie der Stressesser gehören, ist eines der besten Dinge, die Sie für sich tun können, um Ihren Stresspegel und Ihr Essverhalten zu korrigieren, die regelmäßige Teilnahme an einem Fitnessprogramm. Das bedeutet, dass Sie mindestens vier oder fünf Mal in der Woche trainieren. Ich empfehle eine Trainingsdauer von mindestens 30 Minuten – und 45 Minuten, wenn Sie es sich zutrauen.

Sie können jede Sportart wählen, die Ihnen gefällt – Jogging, Walking, Tennis, Rudern oder Aerobic –, jedoch muss diese Aktivität dazu führen, dass sich Ihre Herzfrequenz im aeroben Bereich bewegt (siehe unten), und Ihre Hauptmuskelgruppen trainieren, damit Sie wirkungsvoll abnehmen und Ihren Stresspegel senken können. Wenn Sie beim Training nicht ins Schwitzen geraten, ist dieses wahrscheinlich nicht ausreichend.

So errechnen Sie Ihre angestrebte Herzfrequenz

Ziehen Sie Ihr Alter von der Zahl 220 ab. Das Ergebnis ist Ihre »maximale Herzfrequenz« – die maximale Anzahl von Schlägen in der Minute, die Ihr Herz beim Training erreichen sollte. Als Nächstes multiplizieren Sie diese Zahl mit 0,70, sofern Sie einer sitzenden Tätigkeit nachgehen und/oder in den letzten sechs Monaten nicht regelmäßig trainiert haben. Falls Sie regelmäßig trainieren, multiplizieren Sie die Zahl mit 0,75. Diese neue Zahl ist Ihre »angestrebte Herzfrequenz«, also die Anzahl von Schlägen, die Ihr Herz beim Training schlagen soll.

Um Ihre Herzfrequenz beim Training zu errechnen, suchen Sie Ihren Puls, indem Sie ihn mit der Spitze Ihres Zeige- und Mittelfingers entweder am Hals oder am Handgelenk ertasten. Mit einer Stoppuhr oder dem Sekundenzeiger einer normalen Armbanduhr zählen Sie 6 Sekunden lang Ihre Pulsschläge und multiplizieren diese Zahl mit 10. Dies ist die Anzahl der Schläge pro Minute Ihrer momentanen Herzfrequenz.

Sollte Ihre Herzfrequenz zu irgendeinem Zeitpunkt Ihre angestrebte Frequenz übersteigen, verlangsamen Sie das Tempo Ihres Trainings (hören Sie jedoch nie plötzlich ganz auf). Falls Ihre Herzfrequenz zehn oder mehr Schläge *unter* Ihrer angestrebten Frequenz liegt, können Sie Ihr Tempo beschleunigen oder die Arme über den Kopf heben, um Ihre Herzrate zu erhöhen.

Viele Stressesser machen die Erfahrung, dass ein Besuch im Fitnessstudio auf dem Weg zur oder von der Arbeit der beste Weg ist, ein regelmäßiges Training in ihren vollgepackten Terminkalender einzubauen.

Corinne beispielsweise hatte in der Vergangenheit oft versucht, zum Training zu gehen, doch immer wieder aufgegeben, weil das Ganze so zeitraubend schien. »Ich kam müde von der Arbeit nach Hause, und das Letzte, was mir vorschwebte, war, mir meine Fitnessklamotten und Turnschuhe anzuziehen und ins Fitnessstudio ans andere Ende der Stadt zu fahren. Heute habe ich meine Fitnesssachen immer im Auto und gehe gleich nach der Arbeit auf dem Heimweg ins Studio. Auf diese Weise habe ich keine Entschuldigung, nicht zu trainieren.«

Da sich die meisten Stressesser nach Feierabend dem Essen zuwenden, ist das Training nach der Arbeit eine ausgezeichnete Möglichkeit, diesen Essensdrang zu vermeiden. Corinne sagte mir, dass sie sich inspiriert fühlt, ihr Jo-Jo-Syndrom zu heilen, wenn sie ins Fitnessstudio geht und all die durchtrainierten Frauen sieht. »Ich will so gut aussehen wie sie«, sagt Corinne, »und ich weiß, dass ich es kann, wenn ich regelmäßig trainiere und mich von spätabendlichen Snacks fernhalte.«

Melissa, eine andere Klientin von mir, die nach der Arbeit ins Fitnesscenter geht, berichtete, dass regelmäßiges Training ihr hilft, die Gefühle des Ärgers und der Aufregung loszuwerden, die sich im Laufe ihres anstrengenden Arbeitstages als Kundenberaterin im Außendienst eines Kaufhauses ansammeln. »Es ist fantastisch!«, jubelte sie. »Während ich mich auf dem Standrad abstrampele, denke ich an all die Dinge, die mich tagsüber geärgert haben. Und jedes Mal, wenn ich kräftig in die Pedale trete, spüre ich regelrecht, wie die Wut aus meinem Körper entweicht.«

Während Melissa früher ihre Wut und ihren Stress an den Nahrungsmitteln in ihrem Kühlschrank ausgelassen hatte, weiß sie heute, dass Training die Dinge für sie in die richtige Perspektive rückt. »Wenn ich dann das Studio verlasse und nach Hause fahre, scheint alles, was mich noch vor einer Stunde gestört hat, banal und bedeutungslos zu sein«, sagte Melissa.

Falls Sie noch nicht regelmäßig trainieren, fangen Sie langsam damit an. Viele Menschen klagen, dass sie nicht die Zeit haben, ins Fitnessstudio zu gehen. In Wirklichkeit jedoch machen diejenigen, die trainieren, die Erfahrung, dass sie aufgrund der gesteigerten Energie infolge der sportlichen Aktivität tatsächlich *mehr* Zeit haben als vorher. Außerdem scheint ihr Tag mehr Stunden zu haben, da sie weniger Zeit damit verbringen, zu essen und sich Sorgen zu machen. Und nach einem Monat regelmäßigen Trainierens stellen die meisten fest, dass sie diese körperliche Betätigung genießen (oder zumindest sich daran gewöhnt haben). Das zehnte Kapitel beschäftigt sich detaillierter mit dem Thema Fitnessprogramm.

Viele wohldurchdachte Untersuchungen weisen auf einen Zusammenhang zwischen aerobem Training und der verstärkten Produktion und dem höheren Spiegel des Neurotransmitters Serotonin hin. Personen, die trainieren – wenn auch nur mäßig –, haben unmittelbar nach dem Workout einen höheren Serotoninspiegel, was für Stressesser in verschiedener Hinsicht vorteilhaft ist. Stress und ein extrem hektischer Lebensstil erschöpfen den Serotoninvorrat im Gehirn und hemmen dessen Produktion. Sinkt der Serotoninspiegel, fühlen wir uns erschöpft, übellaunig, verkatert und so, als hätten wir einen Jetlag. Darüber hinaus haben wir wahrscheinlich Hunger auf Kohlehydrate wie beispielweise Brot, Süßigkeiten oder Eis, da diese Nahrungsmittel den Serotoninvorrat kurzzeitig auffüllen.

Daher ist Trainieren ein doppelter Segen für Stressesser, denn es werden nicht nur Kalorien und Fett verbrannt, sondern es wird zusätzlich für einen angemessenen Serotoninvorrat gesorgt, was dazu führt, dass Stimmung, Energiepegel und Esslust ausgewogen sind.[1]

Die Kunst der Entspannung

Entspannungstechniken wie beispielweise Meditation und Yoga wurden früher als Methoden für diejenigen betrachtet, die einen »alternativen Lebensstil« pflegten. Wissenschaftliche Erkenntnisse zeigen heute, dass Meditation physische Stresssymptome einschließlich hohen Blutdrucks, Atmungsstörungen und erhöhter Herzfrequenz merklich reduziert. Tatsächlich kam eine vor nicht langer Zeit durchgeführte Untersuchung zum Thema Langlebigkeit zu dem Schluss, dass zweimal wöchentliches Meditieren ebenso effektiv ist wie der Verzicht auf das Rauchen, um die Lebenserwartung zu erhöhen, und sogar noch effektiver als regelmäßiges Trainieren![2]

Die beiden Methoden zusammen – Training plus regelmäßige Meditation – sind für Stressesser ideal. Beides wird Ihnen helfen, neue Gewohnheiten im Umgang mit Stress zu entwickeln – Gewohnheiten, die schließlich dazu führen werden, Ihren Stresspegel zu senken.

Wahrscheinlich besteht der einfachste Weg, mit einem Meditationsprogramm anzufangen, darin, sich eine Kassette mit einem Titel wie *Meditation, Selbsthypnose* oder *Progressive Muskelentspannung* zu besorgen. Meditationskurse werden vielfach von Kirchen, Gemeindeverwaltungen, Erwachsenenbildungsstätten, Erholungsparks und New-Age-Buchläden angeboten. Entspannungskassetten sind darüber hinaus in den meisten Buchhandlungen oder auf Bestellung durch diverse Verlage erhältlich. Zudem beschreibe ich in meinem Buch *Zeit-Therapie. Wie Sie die Zeit finden, Ihr Leben zu verändern* Morgen- und Abendmeditationen im Skriptformat, die Sie entweder lesen oder zum Aufnehmen verwenden können.

Ich empfehle Ihnen, falls Sie sich eine Meditations-CD kaufen, sich für eine mit hörbarer Sprachspur, mit einer sogenannten geführten Meditation, zu entscheiden im Gegensatz zu einer mit unterschwelligen Botschaften, sogenannten Subliminal-CDs. Auch wenn die Musik und Geräusche auf diesen CDs die Entspannung fördern, ist die ganze Idee des unterschwelligen Lernens so kontrovers, dass ich mich an Ihrer Stelle gar nicht erst damit beschäftigen würde. Die meisten Studien zeigen, dass Stimmen und Bilder bewusst gehört und gesehen werden müssen, bevor die Information zuverlässig registriert und in der Erinnerung gespeichert wird. Jeglicher Nutzen, den Sie aus unterschwelligem Material beziehen, beruht – obwohl real – wahrscheinlich auf dem Placeboeffekt.

Der hauptsächliche Nutzen von CDs ist der, dass sie Ihnen zeigen, wie Sie sich durch das Erlernen der Methoden der progressiven Muskelentspannung und geführten Meditation entspannen können. Im Prinzip helfen Ihnen diese CDs, langsam jeden Muskel, einen nach dem anderen, in Ihrem Körper zu entspannen, Ihren Geist zu beruhigen und Ängste loszulassen und ein beruhigendes Bild in Ihrer Vorstellung zu erzeugen, wie beispielsweise am Strand zu sitzen und einen Sonnenuntergang zu beobachten.

Wenn Sie eine solche CD gekauft haben, ist es wichtig, sie auch zu benutzen. Viele Stressesser kaufen sich eine Entspannungs-CD und legen sie nach ein paar Versuchen weg. Sie müssen Ihre Meditation genau wie alles andere in Ihren Tagesablauf einplanen. Wenn Sie glauben, nicht genug Zeit zu haben, um sich Ihre Entspannungs-CD anzuhören, überlegen Sie sich, ob Sie sich nicht lieber eine CD mit einer kürzeren Aufnahme besorgen oder Ihre spätabendlichen bzw. frühmorgendlichen Aktivitäten umorganisieren sollten.

Nehmen Sie sich die nötige Zeit, sich zu entspannen ... Sie haben hart gearbeitet, und Sie haben eine Ruhepause verdient! Und am wichtigsten: Wenn Sie beim nächsten Mal Hunger verspüren, warten Sie 15 Minuten, um zu sehen, ob nicht Stress in Ihnen die Esslust weckt. Falls es Stress ist, erinnern Sie sich daran, dass Nahrungsaufnahme keine Option zur Stressbewältigung für Sie darstellt. Regelmäßiges Trainieren allerdings schon. Regelmäßiges Anhören Ihrer Entspannungs-CD auch. Aber Essen ganz entschieden *nicht*!

Integration der Intuition für Stressesser

Ihre Intuition wird Sie sicher durch jede Situation führen, wenn Sie glauben, sich an etwas überessen zu müssen. Während solcher hektischen und anstrengenden Zeiten, wenn Sie sich sagen: »Ich muss mich einfach vollstopfen«, erinnern Sie sich daran, an Ihre intuitive Stimme zu denken und auf sie zu hören. Und bald werden Sie von einer inneren Kraft und Gelassenheit erfüllt sein, die Ihre Anspannung und Ihren Heißhunger ersetzen.

Es ist wichtig für Stressesser, in dem Augenblick mit ihrer Intuition in Kontakt zu kommen, in dem sie anfangen, sich angespannt zu fühlen. Indem Sie Ihren Stress gleich zu Beginn in Schach halten, werden Sie ein Anwachsen von Angst vermeiden, die zu ungesunden Verhaltensweisen führt. Gehen Sie in dem Moment, in dem Sie anfangen, Ihren inneren Frieden zu verlieren, nach innen – dies können Sie wenn nötig sogar mit offenen Augen tun, wenn Sie mitten in einer geschäftlichen Konferenz stecken oder mit dem Auto unterwegs sind. Nehmen Sie einen oder zwei tiefe Atemzüge und übergeben Sie das spannungserzeugende Problem dem Universum. Lösen Sie sich mindestens 60 Sekunden lang von dem Ausgang der Situation und geben Sie sich die Erlaubnis, darauf zu vertrauen, dass die Göttliche Ordnung alles aufs Schönste regeln wird. Dieser Augenblick des Loslassens führt normalerweise zu kreativen Einsichten, die vorher von Gedanken der Angst blockiert waren.

Manchmal fürchten Stressesser, dass sie finanziellen Ruin oder berufliche Katastrophen erleben werden, falls sie ihrer inneren Stimme folgen. Nichts könnte weiter von der Wahrheit entfernt sein! Manche Stressesser sagen, dass sie entweder keine Zeit für intuitive Innenschau haben oder sich diese Zeit nicht nehmen wollen. Während eine 20-minütige Meditation am Morgen und am Abend sicher hilfreich ist für die Entwicklung der Intuition, brauchen Sie so gut wie keine Zeit, um auf Ihre innere Stimme zu hören. Ich fordere Sie nicht auf, sich in Ihrem

Büro in die Lotusposition zu begeben und vor den Augen Ihres Chefs »Om« zu chanten. Jedoch bitte ich Sie, im Verlauf des Tages sehr ehrlich gegen sich selbst zu sein und liebevoll mit sich umzugehen.

Ihre intuitive Stimme ist stets unterstützend und freundlich, während das Ego immer so tut, als ob im nächsten Moment die Welt untergeht. Sie können den Unterschied zwischen Intuition und Ego leicht feststellen, wenn Sie darauf achten, ob die Stimme auf Angst beruht (Ego) oder auf Liebe (Intuition). Die intuitive Stimme würde beispielsweise sagen: »Meine Firma wird demnächst verkauft und durch die Fusion mit dem anderen Unternehmen wird zwar mein Verantwortungsbereich sehr viel größer, aber mein Gehalt nicht erhöht. Jetzt wäre ein guter Zeitpunkt, mir das Jobangebot näher anzuschauen, das ich kürzlich beim Netzwerktreffen bekommen habe.« Achten Sie auf die Kraft und positive Formulierung, beides Zeichen der intuitiven Stimme.

Und nun hören Sie sich diese Botschaft mit den Worten des Ego an: »Dein Chef kann dich nicht leiden, du wirst deinen Job verlieren, dann dein Haus, dein Auto, und du wirst nicht in der Lage sein, deinen Kindern die Wahrheit zu sagen. Du bist nur einen Schritt davon entfernt, als Stadtstreicherin zu enden!«

Wenn Sie Ihrem Ego folgen, werden Ihre Entscheidungen und Handlungen seine Angst und Anspannung reflektieren. Wie könnten Sie auch rationale oder kreative Entscheidungen treffen, wenn Sie sich vor finanziellem Ruin fürchten müssen? Wenn Sie jedoch auf Ihre intuitive Stimme hören, würde sich Ihr Jobwechsel sicher anfühlen, geführt und sogar auf wundersame Weise »zufällig«.

Je mehr Sie auf Ihre intuitive Stimme hören und ihr folgen, desto leichter wird es Ihnen fallen, bis es Ihnen schließlich zu einer schönen Angewohnheit wird. Achten Sie jedoch auf die Neigung des Stressessers, Dinge erzwingen zu wollen, denn wenn Sie zu angestrengt versuchen, Ihre innere Stimme zu hören, wird es Ihnen nicht gelingen. Bitten Sie um spirituelle

Hilfe, damit Sie entspannen und loslassen können. Stellen Sie sich vor, wie Ihr Geist eine wunderschöne offene Schale wird und die Intelligenz des Schöpfers in diese Schale hineinfließt. Vielleicht vertrauen Sie anderen Menschen noch nicht, doch Sie *können* der Göttlichen Ordnung dieser Intelligenz vertrauen. Vertrauen Sie darauf, dass diese Intelligenz immer für jeden von uns da ist, und machen Sie sich bewusst, dass sie Ihnen alle Antworten geben wird, die Sie brauchen. Atmen Sie, hören Sie hin und machen Sie sich keine Sorgen.

Ihrer intuitiven Stimme zu folgen ist die Verpflichtung, die Sie sich selbst auferlegen, um Ihre Esslust und Ihr Gewicht dauerhaft zu heilen – Ihre Erklärung, dass Sie sich ab heute furchtlos den Inhalt der Botschaft Ihrer inneren Führung anschauen. Sie werden feststellen, dass Ihre Intuition viel Sinn macht und Sie anleitet, Schritte zu unternehmen, die letztendlich dafür sorgen, dass alle Ihre Träume bezüglich Ihrer Karriere, Ihres Liebeslebens und Ihrer Gesundheit wahr werden. Je mehr Sie Ihrer Intuition folgen, desto besser wird Ihr Leben; Ihr Selbstvertrauen steigt und Ihr übermäßiger Hunger verflüchtigt sich.

Im nächsten Kapitel werden wir uns die fünfte Form des Jo-Jo-Syndroms anschauen: die Schneeballeffekt-Esser, die feststellen, dass nach einer Diät ihre Portionen immer größer werden, bis sie erneut ihr altes Übergewicht erreicht haben.

DIE SCHNEEBALLEFFEKT-ESSER

>*Der Appetit kommt beim Essen.*«

Francois Rabelais (1494–1553),
französischer Humanist

Wenn Sie sich vorstellen können, wie ein Schneeball an Schwung, Tempo und Größe gewinnt, während er einen verschneiten Berg hinunterrollt, werden Sie beginnen, ein Gefühl für die fünfte Form des Jo-Jo-Syndroms zu bekommen. Bei diesem Übergewichtstyp schwankt das Gewicht wie ein Jo-Jo, weil die Essensportionen wie ein rollender Schneeball immer größer werden. Der Schneeballeffekt-Esser nimmt ständig ab und wieder zu, weil seine Motivation, zu trainieren und weniger zu essen, sich wie ein Jo-Jo auf und ab bewegt.

Hier sind die wichtigsten Eigenschaften dieses Essverhaltens:

🦋 Das Gewicht des Schneeballeffekt-Essers verändert sich mit den Jahreszeiten; im Sommer hat er ein bestimmtes Gewicht und im Winter ein anderes.

🦋 Essen ist die Lieblingsbeschäftigung des Schneeballeffekt-Essers. Zudem ist Essen für ihn gleichbedeutend mit Gesellschaft. Wenn er allein ist, tendiert der Schneeball-effekt-Esser dazu, alles zu vernaschen, was ihm in die Finger kommt.

🦋 Schneeballeffekt-Esser machen aufgrund einer »Krise« eine Diät (wenn etwa jemand eine Bemerkung über ihr Gewicht macht oder wenn sie sich auf einem Foto gesehen haben). Sobald die Krise vorbei ist, ist es auch mit ihrer Motivation zum Abnehmen vorbei.

🦢 Der Schneeballeffekt-Esser isst zwei oder drei Portionen »diätetischer«, fettfreier oder kalorienarmer Speisen, weil er glaubt, dass »ich so viel essen kann, wie ich will, weil es sich ja um Diätnahrung handelt«.

Die metaphysische Basis für Schneeballeffekt-Essen ist Unentschiedenheit und die Sorge darüber, worin seine Lebensaufgabe besteht. Der Schneeballeffekt-Esser wird wahrscheinlich zwischen zwei oder drei verschiedenen Ideen von seiner Lebensaufgabe schwanken. Er startet oft neue Projekte und gibt sie auf halbem Wege wieder auf. Hinter dieser Unentschlossenheit liegt sowohl Angst und Widerstand dagegen, die eigene innere Stimme zu hören, als auch eine tiefe Sorge, dass er die »falsche Wahl« treffen wird.

Die Affirmation für den Schneeballeffekt-Esser lautet:

»Ich bringe jetzt meinen Verstand zum Schweigen und höre und sehe bereitwillig die Art meiner Lebensaufgabe. Es ist völlig gefahrlos für mich, dieses tiefe Wissen anzunehmen, das mir hilft, mithilfe meiner Talente und Interessen meinen Beitrag zur Welt zu leisten. Von nun an folge ich meiner Intuition einen Schritt nach dem anderen in dem Vertrauen, dass sie mich sicher zu allem führt, was ich mir erträume.«

Phyllis war eine Schneeballeffekt-Esserin, die zu mir in die Klinik kam, um endlich den Teufelskreis des Jo-Jo-Syndroms zu durchbrechen. Sie hatte ständig 15 bis 25 Pfund zu- oder abgenommen, seitdem sie zehn Jahre vorher mit ihrem Studium begonnen hatte. Die 28-jährige Grundschullehrerin hatte zum ersten Mal in ihrem ersten Studienjahr zugenommen, hauptsächlich weil sie sich als

Folge des Drucks überaß, den sie bei den Klausuren am
Semesterende, bei der Abschlussprüfung und aufgrund
der überwältigenden Einsamkeitsgefühle empfand, da sie
500 Meilen von ihrer Familie entfernt war.

Ihre erste Diät wurde ihr von der College-Krankenschwester verordnet. »Sie gab mir einen dieser Kranken-
haus-Diätpläne«, erinnerte sich Phyllis. »Ich befolgte buch-
stabengetreu alle Anweisungen und aß nur das, was ich
essen durfte, was nicht unbedingt einfach war, wenn man
bedenkt, dass ich alle Mahlzeiten in der College-Kantine
einnahm.« Phyllis verlor schnell die 20 Pfund, die sie zugenommen hatte, und sobald sie wieder in ihre alten Jeans
passte, gab sie die Diät auf.

Nach nur einem Semester hatte sie wieder Übergewicht,
und Phyllis war zutiefst erschrocken, als sie zum zweiten
Mal in ihrem Leben feststellen musste, dass sie nicht mehr
in ihre Kleider und Hosen passte. »Also ging ich wieder zu
der College-Krankenschwester und bat erneut um einen
Diätplan«, erklärte sie. »Doch dieses Mal empfahl sie mir,
einem Diätklub beizutreten, da ich nicht in der Lage gewesen war, das Gewicht beizubehalten.« Gesagt, getan.

Der Diätklub, der sich auf dem Universitätsgelände traf,
half Phyllis, sich noch einmal ernsthaft zum Abnehmen
zu verpflichten. »Die Unterstützung durch die Gruppe war
wunderbar«, erinnerte sie sich. »Es war gut zu sehen, dass
ich nicht die Einzige war, die darum kämpfen musste, ihr
Gewicht unten und ihre Noten oben zu halten.« Phyllis
war sicher, den vom Klub empfohlenen Diätplan aufgrund
ihrer früheren Erfahrungen mit dem strengen und nüch-
ternen Krankenhaus-Diätplan ohne Schwierigkeiten einhalten zu können. Dieses Mal brauchte sie ein wenig länger, doch schließlich verlor sie ihre 20 Pfund Übergewicht.

Was danach geschah, war typisch für Schneeballeffekt-
Esser. »Ich war wild entschlossen, diese 20 Pfund nicht
mehr zuzunehmen, also aß ich weiterhin gemäß den Diät-

empfehlungen meines Klubs«, erklärte Phyllis. Sie nahm nicht länger an den Treffen ihres Diätklubs teil und ging davon aus, dass ihr Gewicht kein Problem mehr darstellen würde, wenn sie nur den gleichen Essvorschriften folgte. Stellen Sie sich ihren Schock vor, als Phyllis sechs Monate später feststellen musste, dass sie nicht nur zwanzig Pfund, sondern zusätzliche zehn Pfund zugenommen hatte!

Als ich Phyllis kennenlernte, bewegte sie sich bereits seit zehn Jahren gewichtsmäßig auf und ab. Gemeinsam schauten wir uns die Geschichte ihrer Gewichtsschwankungen an und betrachteten detailliert jede Erfahrung, bis ein Muster deutlich zutage trat. Phyllis hatte immer dann abgenommen, wenn sie eine Diät hielt, die ausschließlich Menüs vorschrieb, die nicht mehr als 900 bis höchstens 1200 Kalorien und nicht mehr als 25 % Fett enthielten. Sie gewöhnte sich an, ihr Frühstück und Mittagessen gemäß diesen Vorschriften zusammenzusetzen, bis ihr Übergewicht verschwunden war. Danach befolgte sie die Diät zwar weiter, aber mit einem wichtigen Unterschied: Ihre Portionen wurden langsam, aber sicher immer größer. Das heißt, sie achtete immer weniger darauf, bei den Mahlzeiten ihre Portionen zu kontrollieren.

Wenn die Diätvorschriften zum Beispiel vorsahen, 50 Gramm mageres, enthäutetes Hähnchenfleisch, eine Ofenkartoffel und einen gemischten Salat mit Diätdressing zu essen, folgte Phyllis den Empfehlungen bis aufs i-Tüpfelchen, was dazu führte, dass sie ihr Übergewicht verlor. Sobald sie jedoch ihr angestrebtes Gewicht erreicht hatte, sah ihre Mahlzeit eher folgendermaßen aus: 70 Gramm Hähnchenfleisch, eine Ofenkartoffel mit Butter und ein gemischter Salat mit geriebenem Käse und Ranch-Dressing. Nach ein paar Monaten bestand »dieselbe« Mahlzeit aus einem halben Hähnchen mit knuspriger Haut, einer Ofenkartoffel mit Butter und Sauerrahm und einer Riesenschüssel Salat mit geriebenem Käse, Pasta, Croûtons und Blue-Cheese-Dressing. Phyllis nahm im Laufe der Zeit immer größere Portionen und immer mehr Gewürze zu sich, ohne zu merken, wie sehr sie sich von der »Kern«-Mahlzeit entfernte, die ihr Diätplan vorgeschrieben hatte – das heißt, sie merkte es nicht, bis sie wieder ihr altes Übergewicht hatte.

Vor Jahren glaubten wir, dass der Jo-Jo-Effekt der Übeltäter hinter fortlaufender Gewichtszunahme war. Doch wie im ersten Kapitel erläutert, stellen neue Untersuchungen diese Theorie infrage. Wissenschaftler sagen, dass frühere Forschungen, die den Jo-Jo-Effekt mit einem langsamen Stoffwechsel in Verbindung gebracht hatten, mangelhaft aufgebaut waren und daher zu ungültigen Resultaten geführt hatten.

Die einzigen gleichbleibenden Daten über zwanghaftes Überessen weisen alle in die gleiche Richtung: zu den psychologischen und emotionalen Gründen, die Episoden übermäßigen Essens hervorrufen.

Varianten des Schneeballeffekt-Essverhaltens

Schneeballeffekt-Esser nehmen oft an Gewicht zu, weil sie irrtümlicherweise glauben, dass sie – sobald sie abgenommen haben – essen können, was immer sie wollen.

Meine 35-jährige Klientin *Pam* zum Beispiel hatte nach vier Monaten rigoroser Diät, die sie in einem Frauenmagazin gefunden hatte, ihr Traumgewicht erreicht. Sie ging davon aus, dass der Zweck einer Diät lediglich darin bestand, ihr beim Abnehmen zu helfen. Es war ihr nie in den Sinn gekommen, irgendwelche dauerhaften Korrekturen ihrer Essgewohnheiten vorzunehmen, um ein gleichbleibendes Körpergewicht zu halten. »Jetzt, wo ich schlank bin«, begründete Pam ihr Vorgehen, »kann ich wieder ganz normal essen.«

Das einzige Problem war, dass Pam ihre Vorstellung vom Essverhalten einer »normalen« Person auf einer aus der

Norm fallenden Vorstellung gründete. Pams schlanker Ehemann Gary und ihr ebenso schlanker 14-jähriger Sohn Tim konnten essen, was immer sie wollten, ohne auch nur ein Gramm zuzunehmen. »Ich dachte, dass ich das Gleiche essen konnte wie Gary und Tim«, erklärte Pam. »Da die beiden nie zunahmen, ging ich davon aus, dass ich genauso schlank bleiben würde wie sie, wenn ich genau dasselbe esse.«

Also tat sich Pam an genauso vielen Koteletts, Pommes frites und Nachspeisen gütlich wie ihr Mann und ihr Sohn. Wenn Gary ein Steak aß, das ein Pfund wog, tat Pam dasselbe. Wenn Tim zum Frühstück sechs Pfannkuchen verputzte, machte es Pam ebenso. Natürlich dauerte es nicht lange, bis sie merkte, dass ihr Stoffwechsel sich von dem ihres Mannes und ihres Sohnes gewaltig unterschied – nachdem sie nämlich die 30 Pfund wieder zugelegt hatte, die sie so gewissenhaft abgenommen hatte.

Ich nenne Schneeballeffekt-Esser wie Pam »Rückwärtstreter«, da sie mich an Radfahrer erinnern, die unter Aufbietung all ihrer Kräfte einen Berg hinaufradeln, nur um dann, sobald sie oben angekommen sind, die Frucht ihrer Bemühungen und ihr Ziel aufzugeben, indem sie nicht mehr in die Pedale treten. Rückwärtstreter wie Pam schlittern sofort zurück in ihre alten Essgewohnheiten.

Auch meine Klientin *Jackie*, eine 42-jährige Hausfrau, ebenfalls Schneeballeffekt-Esserin, machte jedes Mal, wenn sie sich für eine Diät entschied, die gleiche Erfahrung: Es dauerte nicht lange, bevor es sie langweilte, eine ihr monoton erscheinende Diät nach der anderen auszuprobieren. »Ich kann nur *so viel* gedämpften Fisch essen, bevor ich schreien muss!«, sagte sie mir. Die längste Zeit, die sie sich je an eine Diät gehalten hatte, war zwei Monate. Danach konnte sie »das Zeug nicht mehr sehen« und wandte sich dem zu, was sie »richtiges Essen« nannte. Jackie war eine »Vergnügungsesserin«, das heißt, für sie war Essen das Gleiche, was für viele andere Menschen Hobbys oder Urlaub sind – es war ihre Art, sich zu vergnügen. »Ich liebe es einfach, zu essen!«, erklärte sie begeistert. »Es gibt nichts Besseres auf der Welt als ein köstliches Mahl.«

Angesichts Jackies Jo-Jo-Syndrom war es notwendig, sowohl alternative als auch gesündere Unterhaltungsarten zu suchen. Zunächst widerstrebend, schrieb sie sich für einen Fotokurs ein als eine Möglichkeit, Spaß zu haben, unter Menschen zu kommen und neue Freunde zu finden. Das Fotografieren gefiel ihr tatsächlich sehr, und das gab Jackie den Mut, einen Kurs für Hinterglasmalerei und einen für Papierherstellung zu belegen.

Diese neuen Aktivitäten brachten ein gehöriges Maß an Spaß und Freude in Jackies Leben; sie verliehen ihren bis dato unerfüllten Tagen eine Struktur und boten ihr neue Freunde und interessante Dinge, mit denen sie sich gerne beschäftigte. Das Resultat war, dass es Jackie wesentlich leichter fiel, sich an den Plan zur Heilung ihres Jo-Jo-Syndroms zu halten.

Ich bekomme oft Briefe von Lesern meiner Bücher, die zu der Kategorie der Vergnügungsesser gehören. Sie flehen mich an, ihnen eine geheime Methode zu verraten, durch die sie »abnehmen können, ohne das Vergnügen am Essen aufgeben zu müssen«. Sie wollen buchstäblich ihren Kuchen haben und ihn auch noch essen! Ich antworte ihnen: »Ja, es stimmt, Essen ist ein Vergnügen.« Übergewichtig zu sein ist jedoch sowohl ungesund als auch – jedenfalls für die meisten – kein sehr angenehmer und vergnüglicher Zustand.

Aus diesem Grund ist es so wichtig, eine gesündere Vergnügungsquelle zu finden, die nichts mit Essen zu tun hat, wie beispielsweise menschliche Gesellschaft, Wohltätigkeitsaktionen oder kreative Unternehmungen jedweder Art.

Eine weitere Variante des Schneeballeffekt-Essers ist der sogenannte »Saisonesser«. Saisonesser nehmen nur während gewisser Jahreszeiten zu, normalerweise im Winter. Roxanne hatte keine Schwierigkeiten, im Frühjahr abzunehmen, und sie behielt ihre schlanke Figur den ganzen Frühling und Sommer über. Doch sobald im Herbst das erste Blatt vom Baum fiel, geriet Roxannes Esslust außer Kontrolle.

Saisonesser wie Roxanne fallen diesem Jo-Jo-Syndrom aus den unterschiedlichsten Gründen zum Opfer. Manche meinen, dass die kalten Wintermonate weniger körperliche Betätigung und mehr Sitzen in geheizten Räumen bedeuten, was zu vielfältigen Essgelegenheiten und weniger Möglichkeiten führt, die Kalorien zu verbrennen. Andere geben dem Druck zu essen nach, der mit Halloween, Thanksgiving, Weihnachten und Neujahr einhergeht. Wann hat man schließlich im übrigen Jahr vier festliche Anlässe mit mehreren Feiertagen so nahe beieinander – und wo man zudem darauf konzentriert ist, *dick machende* Speisen zu essen?

Wieder andere Saisonesser haben das Gefühl, im Winter ihre Motivation zu einer Diät zu verlieren. Sobald die Badesaison vorüber ist, lösen sich all ihre Gründe, warum sie schlank sein wollen, in Luft auf, während sie ihre übergewichtigen Körper in dicke Pullover, Wollröcke und Strickhosen hüllen.

Auch die saisonal-affektive Störung (SAD) bzw. Winterdepression zwingt einige Menschen dazu, sich während der Wintermonate zu überessen und folglich zuzunehmen. Bei SAD handelt es sich im wahrsten Sinne des Wortes um ein Entzugssymptom, das auf den Mangel an Vollspektrumlicht zurückzuführen ist, da sich die Sonne im Winter weiter von der Erde entfernt. Zwei der auffälligsten Merkmale von SAD sind Depression und das Verlangen nach Kohlehydraten, vor allem nach Schokolade.

SAD scheint mit der verminderten Serotoninproduktion im Gehirn einherzugehen. Dieser chemische Stoff beeinflusst unsere Stimmung, und wenn nicht genug Serotonin produziert wird, sind Depression, Erschöpfung und Reizbarkeit die Folgen. In diesen Fällen signalisiert der Körper, dass er nun Hilfe braucht, um Serotonin produzieren zu können, und erzeugt daher das Verlangen nach kohlehydrathaltigen Nahrungsmitteln wie Backwaren, Süßigkeiten und Schokolade. Kohlehydrate regen die Serotoninproduktion an und erhöhen den Blutzuckerspiegel. Beides lässt Sie sich glücklicher und dynamischer fühlen.

Die meisten SAD-Leidenden stellen fest, dass sich ihre Esslust normalisiert, wenn sie Vollspektrumlicht ausgesetzt sind. Für einige bedeutet dies das ängstliche Warten auf den Sommer. Den Menschen, die extrem unter SAD leiden und schwächende Symptome aufweisen, wird der Arzt in der Regel eine Lichttherapielampe verordnen, die sie zu Hause benutzen können. Der Betroffene lässt sich eine festgesetzte Zeit von diesem Licht bestrahlen, was sowohl die Depression verringert als auch sein Verlangen nach Kohlehydraten reduziert.

Eine weitere Variante des Schneeballeffekt-Essers ist der »heimliche Esser«. Die heimlichen Esser spielen ein Spiel mit sich selbst, während sie auf Diät sind, eine Art »Taschenspielertrick«. Das Szenario des heimlichen Essers ähnelt oft dem von Irma, einer Klientin von mir, die ständig irgendeine Diät begann, beendete oder gerade *mittendrin* war.

Irma begann ihre Diäten stets mit den allerbesten Absichten. »Dieses Mal«, versprach sie sich, »werde ich die Diät hundertprozentig einhalten.« Das tat sie auch, bis sie ungefähr zehn Pfund von ihrem Idealgewicht entfernt war, und dann passierte es jedes Mal, dass irgendetwas in ihr »klickte«. Die 33-jährige Empfangsdame aß etwas, was nicht auf ihrem Diätplan stand – ein Bananensplit oder eine Packung Kekse. Es konnte alles sein, solange es die Diätvorschriften nicht erlaubten. Und jedes Mal fühlte Irma sich auf köstliche Weise sündhaft, so als sei sie ein schlimmes kleines Mädchen.

Am nächsten Tag stieg Irma dann ängstlich auf ihre Waage, um den Schaden ihres Schlemmens vom Vortag zu bemessen. Und wunderbarerweise hatte sie nicht ein einziges Gramm zugenommen! Irma strahlte vor wohliger Zufriedenheit, dass ihr »Betrug« offensichtlich unbemerkt geblieben war. Dies führte dazu, dass sie andere »Betrügereien« plante, die leider immer schneller aufeinanderfolgten. Natürlich dauerte es nicht lange, bis ihr ständiger Genuss kalorienreicher Desserts Folgen zeigte und sie ihr altes Übergewicht wiederhatte. Letzten Endes war es Irma lediglich gelungen, den Teufelskreis von Frustration und dem Gefühl des Dickseins aufs Neue in Gang zu setzen.

Eine weitere Variante des Schneeballeffekt-Essers ist der »aufmerksamkeitsscheue Esser« – jemand, der dann, wenn er abnimmt, Angst davor bekommt, schlank zu sein und die Blicke auf sich zu ziehen, und daher wieder mehr isst, um sich in die Sicherheit der Dickleibigkeit zurückzuflüchten. Meine Klientin Betty gehörte dazu.

Als ich *Betty* kennenlernte, klagte sie, dass ihre diversen Diätversuche sie nie unter die 75-Kilo-Marke brachten. Was immer sie auch tat, jedes Mal, wenn sie 150 Pfund erreicht hatte, hörte sie mit ihrer Diät auf und fing wieder mit dem übermäßigen Essen an.

Nachdem ich mir Bettys Muster der Gewichtsschwankungen näher angeschaut hatte, erkannte ich, dass ihr Plateaugewicht keine physische Ursache hatte, sondern vielmehr eine rein psychologische. Es stellte sich heraus, dass Bettys männliche Kollegen anfingen, ihr in sexueller und romantischer Hinsicht Aufmerksamkeit zu schenken, sobald sie etwa 150 Pfund wog. Sie pfiffen ihr hinterher und machten ihr Komplimente. Einer ihrer Kollegen bat sie sogar um ein Rendezvous. Betty, die bereits darum kämpfen musste, ihre Ehe intakt zu halten, hatte Angst vor ihren eigenen Reaktionen auf all die männliche Aufmerksamkeit, die ihr zuteilwurde, sobald sie abnahm. Sie fühlte sich geschmeichelt, doch gleichzeitig fürchtete sie sich (ein Teil der Angst hatte damit zu tun, dass sie die Kontrolle verlieren und sich auf eine Affäre mit einem ihrer Verehrer einlassen würde). Betty nahm deshalb immer wieder zu, weil sie sich mit ihrem Übergewicht unbewusst sicherer fühlte.

Und dann gibt es noch den »Apathieesser«, der während der Diät seine Motivation verliert. Für Crystal, eine attraktive 35-Jährige, die seit ihrer Jugend an dem Jo-Jo-Syndrom litt, war dies ein echtes Problem.

»Das Problem ist«, erklärte *Crystal* mir, »dass es mir die Hälfte der Zeit einfach egal ist, ob ich dick bin oder nicht. Ich fange stets mit einer Diät an, weil ich nicht mehr in meine Kleider passe, und jedes Mal sage ich mir, dass es »dieses Mal anders sein wird; dass ich dieses Mal die ganzen 30 Pfund Übergewicht abnehme«.

»Doch jedes Mal passiert das Gleiche!« Crystal schüttelte den Kopf und seufzte tief. »Ich nehme zehn oder zwölf Pfund ab, und dann höre ich auf, es weiter zu versuchen. Ich wünschte, ich könnte wenigstens einmal motiviert genug bleiben, um die ganzen 30 Pfund loszuwerden.«

Erster Schritt für Schneeballeffekt-Esser: Eignen Sie sich die richtige Einstellung an

Alle Schneeballeffekt-Esser brauchen einen elementaren Bestandteil in ihrem Leben, um die Gewichtsschwankungen ihres Jo-Jo-Syndroms in den Griff zu bekommen: kontinuierliche Motivation, um einen gesunden Lebensstil in Bezug auf Ernährung und Fitness aufrechtzuerhalten. Ein Wunschgewicht dauerhaft zu halten ist ein langfristiges Ziel, doch ist es schwierig, sich die Vorteile eines solchen Unterfangens vor Augen zu halten, wenn die unmittelbare Befriedigung durch Essen lockt. Die 30 Tipps und Ratschläge weiter unten sorgen dafür, dass Sie die Verpflichtung, wenn nicht sogar Begeisterung zum Abnehmen aufrechterhalten, die erforderlich ist, wenn Sie Ihr Jo-Jo-Syndrom heilen wollen.

1. Stellen Sie sich die Frage: »*Warum* versuche ich, abzunehmen? Möchte ich abnehmen, um jemand anderem zu gefallen (Liebhaber, Ehepartner, Elternteil etc.), oder möchte ich einfach schlanker sein, um mir selbst zu gefallen?«

Dies sind äußerst wichtige Fragen, da die Antworten sehr viel damit zu tun haben, wie erfolgreich Ihre Diät sein wird. Wenn der Grund für Ihr Abnehmen nicht der ist, dass Sie sich selbst besser gefallen möchten, wird es schwer sein, Ihre Motivation hoch zu halten. Tun Sie es für sich, nicht für irgendjemand anderen! Letzten Endes ist es ausschlaggebend, ob *Sie* mit sich selbst glücklich sind oder nicht.

2. Gewöhnen Sie es sich an, sich jeden Morgen auf die Waage zu stellen, und zwar gleich nach dem Aufwachen und nachdem Sie auf der Toilette waren. Auf diese Weise werden Sie ein kontinuierliches Feedback darüber erhalten, auf welche Weise Ihr Ess- und Fitnessverhalten sich auf Ihr Gewicht auswirkt. Die Waage ist einfach ein Instrument, um Sie davon abzuhalten, sich selbst bezüglich irgendwelcher beachtlichen Gewichtszunahmen zu belügen, da Menschen mit Jo-Jo-Syndrom oft kiloweise zunehmen, ohne sich dessen bewusst zu sein.

Ihr Gewicht wird ganz natürlich von einem Tag zum anderen schwanken, unter Umständen sogar im Laufe eines einzigen Tages, was von dem Gewicht der Wassereinlagerungen abhängt, das auf den Verzehr salziger Speisen, kohlehydrathaltiger Nahrungsmittel oder (bei Frauen) auf Ihren Menstruationszyklus zurückzuführen ist. Es ist sehr wichtig, die Waage als ein Instrument zu nutzen und nicht als ein Symbol Ihres Selbstbildes. BEURTEILEN SIE SICH SELBST ODER DIE QUALITÄT

IHRES TAGES WEDER POSITIV NOCH NEGATIV AUF-
GRUND DER ZAHLEN AUF DER WAAGE. Sie sind nicht
»schlecht«, wenn Sie zunehmen, und Sie sind nicht »gut«, wenn
Sie abnehmen. Solche Urteile werden Sie lediglich in Ihren
Ego-Zustand versetzen und dafür sorgen, dass Sie emotionalen
Schmerz empfinden und sich als Reaktion darauf überessen.
Rufen Sie sich stets ins Gedächtnis, dass Sie die Waage als ein
Werkzeug benutzen und nicht als einen moralischen Kompass.

Einige Waagen messen Ihren Körperfettanteil anstatt Ihr
Körpergewicht. Da Muskeln mehr wiegen als Körperfett, können Sie fit werden, ohne Gewicht zu verlieren, wenn Sie mit
Gewichten arbeiten. Vielleicht sollten Sie sich überlegen, ob Sie
sich nicht ein Körperfettmessgerät zulegen (diese Geräte sind
nicht sehr teuer) und es anstelle einer normalen Körperwaage
benutzen wollen. In vieler Hinsicht ist es wichtiger, den prozentualen Fettanteil Ihres Körpers im Auge zu behalten als Ihr
Körpergewicht.

3. Schreiben Sie Ihr angestrebtes Gewicht (zum Beispiel 65 Kilo
oder 75 Kilo) oder Ihren angestrebten Fettanteil in Prozent
(nicht mehr als 15 Prozent) mit Leuchtstift auf ein großes Blatt
Papier und hängen Sie es irgendwohin, wo Sie es morgens sehen, wenn Sie auf die Waage steigen. Auf diese Weise wird Ihnen jede Diskrepanz zwischen den beiden Zahlen – die auf der
Waage und die auf dem Blatt Papier – helfen, Ihre Motivation
beizubehalten, sowohl Gewicht zu verlieren als auch den Fettanteil in Ihrem Körper zu reduzieren.

4. Sehen Sie eine Diät nicht länger als etwas, was einen Anfang
und ein Ende hat. Wenn Sie mit dem neuen Essplan beginnen,
der im nächsten Kapitel beschrieben wird, denken Sie stattdessen an eine umfassende und permanente Veränderung Ihrer Lebensweise und Ihres Essverhaltens. Ein gesunder, attraktiver
Körper ist nicht etwas, was Sie irgendwann erreichen und womit Sie es dann bewenden lassen. Vielmehr ist dauerhafter Ge-

wichtsverlust ein Prozess und nicht so sehr ein Ziel, das man erreichen will.

5. Im Zusammenhang damit steht die Wichtigkeit positiven Denkens, während Sie mit dem Schlankwerden beschäftigt sind. Anstatt darüber nachzudenken, was Sie sich selbst Gutes vorbehalten, wenn Sie Nein sagen zu dick machenden Speisen, sollten Sie diesen Gedanken in einen positiven verwandeln, indem Sie sich daran erinnern, dass Sie in Wahrheit Ja sagen zu einem leistungsstarken, gesunden Körper – und Ja dazu, sich hinsichtlich des eigenen Aussehens gut zu fühlen.

6. Vergessen Sie nicht: »Nichts schmeckt so gut wie das Gefühl, fit zu sein.«

7. Wenn Sie ein Foto von sich mit dem Gewicht besitzen, mit dem Sie sich am wohlsten gefühlt haben, hängen Sie es an die Tür Ihres Kühlschranks. Versuchen Sie, ein Foto zu finden, das in einem Moment aufgenommen wurde, in dem Sie sich besonders gut gefühlt haben. Sobald Sie sich entmutigt fühlen, wird dieses Foto Sie daran erinnern, dass Sie Ihr Ziel erreichen *können*. Geben Sie sich nicht die Erlaubnis, sich Empfindungen hinzugeben wie beispielsweise: »Na ja, in meinem Alter wird mir das nicht mehr gelingen!«

8. Erinnern Sie sich daran, dass Ihr Ziel nicht darin besteht, einen perfekten Model-Körper zu erlangen, sondern vielmehr einen Grad an Fitness und Energie, der sich besser anfühlt als Ihr jetziger. Fokussieren Sie sich auf das *Gefühl* von Fitsein und nicht auf visuelle Ästhetik.

9. Die ersten drei Tage einer Diät sind in der Regel unangenehm, egal was Sie tun, doch sobald Sie den ersten Tag überstanden haben, ist der zweite schon leichter, und der dritte noch leichter, und so geht es weiter. Konzentrieren Sie sich einfach auf den jeweiligen Tag oder die jeweilige Stunde und darauf, diese Zeit *jetzt* zu überstehen. Haben Sie keine Angst, dass Sie sich morgen vielleicht wieder überessen werden, da Sie Ihr Essverhalten nur jetzt, in diesem Augenblick, kontrollieren können. Falls Sie die Versuchung spüren, sich zu überessen, sagen Sie sich: »Ich werde mich jetzt nicht überessen. Ich werde mich jetzt, um 10:20 Uhr, bis um 10:21 Uhr nicht überessen.« Und um 10:21 Uhr treffen Sie eine neue Vereinbarung mit sich.

10. Die Größe Ihrer Essportionen ist wichtig! Und da Schneeballeffekt-Esser so gewieft darin sind, sich selbst hinsichtlich der ständig zunehmenden Größe ihrer Portionen etwas vorzumachen, ist es äußerst wichtig, dass Sie absolut ehrlich gegen sich selbst bleiben bezüglich der Essensmenge. Ein Nachschlag ist für Sie eine Sache der Unmöglichkeit. Wenn Sie etwas wirklich Leckeres essen, sorgen Sie dafür, dass Sie länger etwas davon haben, indem Sie jeden Bissen bewusst genießen. Doch warten Sie bis zur nächsten Mahlzeit, bevor Sie sich eine neue Portion davon gönnen.

11. Schneeballeffekt-Esser müssen sich immer wieder an den Hauptzweck von Essen erinnern: Ernährung. Egal wie gut etwas schmeckt, es gibt keinen Grund, mehr zu essen, als nötig ist, um ein leichtes Gefühl der Sattheit zu bekommen. Zugegeben, dass ist einfacher gesagt als getan. Diejenigen, die den Teufelskreis des Schneeballeffekt-Essens durchbrochen haben, folgen ohne Ausnahme diesen Richtlinien, um zu vermeiden, mehr zu essen, als sie brauchen:

❦ Kauen Sie langsam und legen Sie Ihre Gabel oder Ihren Löffel zwischen den einzelnen Bissen nieder. Das funktioniert tatsächlich!

❦ Achten Sie auf den Geschmack und die Beschaffenheit der Speise in Ihrem Mund. Vermeiden Sie es, beim Essen zu lesen, zu fernsehen, Auto zu fahren oder zu streiten, falls Sie nicht allein essen. Diese Ablenkungen ziehen Ihren Fokus vom Essen ab, was zur Folge hat, dass Ihnen nicht bewusst ist, wie viel Sie zu sich genommen haben.

❧ Achten Sie auf Ihren Körper, wenn er Ihnen signalisiert, dass er satt ist (viele Menschen haben den Kontakt mit diesem Gefühl verloren). Sie haben wahrscheinlich schon gehört, dass unser Gehirn 20 Minuten braucht, um ein Sattheitsgefühl zu registrieren. In diesen 20 Minuten kann eine Menge Kalorien verspeist werden, bevor man überhaupt merkt, wie voll man sich fühlt.

❧ Vergessen Sie nicht: Dies ist nicht Ihre letzte Mahlzeit, und niemand wird Ihnen Ihr Essen wegnehmen. Viele Menschen essen, als würde es bald nichts mehr zu essen geben oder als ob ihnen jeden Augenblick jemand den Teller entreißen könnte, also stopfen sie sich schnell so viel Essen wie möglich in den Mund. Entspannen Sie sich und nehmen Sie zwischen Ihren Bissen einen tiefen Atemzug. Wenn Sie schlanke Menschen beim Essen beobachten, werden Sie feststellen, dass sie sich auf natürliche Weise Zeit zum Essen nehmen oder mehr Zeit mit Reden verbringen als mit Essen. Hier ist ein Tipp, der sehr effektiv ist. Nach der Hälfte des Mahls entschuldigen Sie sich bei Ihren Tischgenossen (indem Sie fröhlich sagen: »Ich bin gleich wieder da«), begeben sich in einen anderen Raum und machen ein paar Dehnübungen, bevor Sie an den Tisch zurückgehen und weiteressen. Das wird Ihrem Magen Zeit geben, Ihr Gehirn wissen zu lassen, dass er langsam seinen Völlezustand erreicht hat, und Ihnen einen Moment geben, Ihre Absicht zu ändern, wenn Sie gerade dabei waren, sich zu überessen. Versuchen Sie, dieses Verhalten eine Woche lang beizubehalten, und erfreuen Sie sich an den positiven Resultaten!

❧ Sobald Sie ein leichtes Sattheitsgefühl haben (nicht proppenvoll), tun Sie etwas, um offiziell das Ende der Mahlzeit zu signalisieren, also mit dem Essen aufzuhören. Ersetzen Sie die Angewohnheit »Ich muss meinen Teller leer essen« durch eine neue Angewohnheit, nämlich mindestens einen Löffel voll oder mehr auf dem Teller zurückzulassen. Sie können Ihre Willenskraft dabei unterstützen, indem Sie Ihre Serviette, eine Zigarettenkippe (es muss nicht Ihre eigene sein) oder irgendetwas anderes Unappetitliches auf Ihren Teller legen. Wenn möglich, erheben Sie sich von der Tafel und werfen Sie die Speisereste auf Ihrem Teller in den Mülleimer. Putzen Sie sich dann die Zähne und reinigen Sie sie mit Zahnseide (nehmen Sie eine Zahnbürste mit zur Arbeit und ins Restaurant) und finden Sie irgendetwas, was Sie tun können, um sich vom Essen abzulenken.

12. Viele meiner Klienten haben festgestellt, dass eine gute Möglichkeit, das Verlangen nach Süßigkeiten zu unterbinden, darin besteht, sich grotesker Bilder zu bedienen. Eine Klientin stellte sich vor, dass die Plätzchen, nach denen sie gierte, von abscheulichen Monstern mit eitrigen Geschwüren an den Händen gebacken wurden. Eine andere Klientin sagte, dass sie an Käfer und Insekten dachte, die über die Kartoffelchips krabbelten, die sie sich gerade in den Mund stecken wollte. Diese Methode ist zugegebenermaßen sehr drastisch, doch äußerst effektiv, falls Sie das Gefühl haben, Ihre Willenskraft sei zu schwach.

13. Beten Sie. Ein Tischgebet ist eine wunderbare Möglichkeit, Ihrer Essenszeit Ruhe und ein Gefühl von Heiligkeit zu verleihen. Beten Sie um Göttliche Intervention, um Sie vor dem Überessen zu bewahren. Spirituelle Hilfe ist ein machtvoller Verbündeter, wann immer Sie ein Gefühl menschlicher Schwäche empfinden.

14. Jo-Jo-Esser müssen darauf achten, während ihrer Mahlzeiten eine angenehme Atmosphäre zu schaffen. Anstatt aus der Dose oder der Pfanne zu essen oder sich etwas bei der Durchfahrtsbedienung eines Fast-Food-Restaurants zu kaufen und beim Autofahren zu essen, sorgen Sie dafür, dass Sie sich hinsetzen und für Ihre Mahlzeit schöne Teller und schönes Besteck verwenden. Legen Sie eine angenehme, sanfte Musik auf, anstatt sich in den Nachrichten die neuesten Schreckensmeldungen anzuhören, und kaufen Sie frische Blumen, um den Tisch damit zu schmücken. Eine entspannende Atmosphäre wird Ihnen helfen, Ihr Essen bewusst zu genießen und es nicht einfach gedankenlos hinunterzuschlingen.

15. Genauso wichtig ist es, dass Sie – wenn irgend möglich – Ihre Mahlzeiten jeden Tag ungefähr zur selben Zeit einnehmen. Das wird Ihnen helfen, sich gesündere Essgewohnheiten anzueignen.

16. Kaufen Sie sich etwas Kalorienfreies, das Sie sich gönnen können, wenn Sie das nächste Mal das Bedürfnis nach einem Goodie haben. Das kann bedeuten, dass Sie sich eine neue CD oder ein Buch von Ihrem Lieblingsautor kaufen und es sich für den Moment aufheben, in dem Sie ein ungewöhnlich starkes Essverlangen quält.

17. Schieben Sie sportliche Aktivitäten nicht länger hinaus. Kein Tag ist besser als der heutige, um mit dem Fitnessprogramm anzufangen. Verfallen Sie nicht in die alte »Ich werde bis Montag warten«-Routine; damit machen Sie sich nur selbst etwas vor. Manche Leute verbringen ihr ganzes Leben damit, etwas zu *planen*, anstatt es zu tun. Verhalten Sie sich hinsichtlich Ihres Gewichts nicht genauso. Halten Sie sich stets vor Augen: »Es liegt nur an mir, ob ich es schaffe.«

18. Falls Sie zu den Vergnügungsessern gehören und sich in erster Linie »zum Spaß« überessen, sollten Sie irgendeine echte Form von Unterhaltung in Ihr Leben integrieren. Informieren Sie sich bei der örtlichen Volkshochschule, welche Kurse angeboten werden – Tanzen, Unterricht in Stand-up-Comedy, Fotografieren, Segeln oder was immer Ihr Herz höher schlagen lässt –, und dann melden Sie sich dazu an. Weitere Vorschläge, mehr Spaß und Unterhaltung in Ihr Leben zu bringen: Veranstalten Sie eine »kalorienarme« Party – das heißt, eine Party, bei der es sich um etwas anderes dreht als ums Essen (beispielsweise Schwimmen, Konversation oder Scharade spielen), besorgen Sie sich einen lustigen Film aus dem Videoladen, lassen Sie Drachen fliegen, gehen Sie mit einem Freund Rollschuh laufen, besuchen Sie eine Theateraufführung, gehen Sie reiten, machen Sie Naturaufnahmen, übernehmen Sie ein Projekt wie zum Beispiel das Renovieren eines alten Hauses, um es zu verkaufen oder zu vermieten, malen Sie ein abstraktes Bild oder amüsieren Sie sich in einem Vergnügungspark.

19. Sorgen Sie dafür, dass Sie kein Junkfood im Haus haben. Sollte sich noch etwas in Ihrem Kühlschrank oder in der Vorratskammer befinden, beseitigen Sie es. Stellt sich dies aufgrund der Bedürfnisse anderer Familienmitglieder als unpraktisch heraus, dann halten Sie sich in der Vorratskammer und im Kühlschrank ein eigenes Fach frei. Und denken Sie daran, dass alle Nahrungsmittel, die sich nicht in Ihrem Fach befinden, für Sie verboten sind.

20. Wenn Sie das Gefühl haben, unbedingt etwas essen zu müssen, dann nehmen Sie Nagellack (wenn Sie eine Frau sind) und malen sich sofort die Nägel an! Sie können nicht essen, wenn der Nagellack auf Ihren Nägeln noch nicht getrocknet ist, und das wird Ihnen Zeit geben, darüber nachzudenken, warum Sie unbedingt etwas essen wollen. Sind Sie wirklich hungrig oder wollen Sie nur aus Gewohnheit oder aufgrund emotionaler Einflüsse essen? Männer können zu diesem Zweck Arbeitshandschuhe bereithalten und sie anziehen, sobald eine Heißhungerattacke naht. Unförmige Handschuhe erschweren das Essen und machen das Naschen beinahe unmöglich.

21. Stellen Sie sich in Kleidungsstücken vor, die Sie immer schon tragen wollten – vielleicht ein Minirock, ein Bikini, ein körperbetontes Kleid, Shorts oder enge Jeans. Gestalten Sie diese Vorstellung so lebensnah wie möglich. Wenn Sie sich das nächste Mal überessen wollen, stellen Sie die Gedanken an Essen ab und ersetzen Sie sie durch dieses Bild von sich mit Ihrer Lieblingskleidung. Stellen Sie sich die bewundernden Blicke der anderen vor, wie gut Sie sich fühlen werden und wie wohl es Ihnen in Ihrer Haut ist. Sehen Sie sich selbst, wie sicher und selbstbewusst Sie sind, wenn Sie diese glückliche Vorstellung durchleben. Dann fragen Sie sich, was Ihnen lieber ist – das Essen oder der fitte, schlanke Körper.

22. Lernen Sie, Ihre selbstsabotierenden Gedanken über Gewichtsverlust in dem Augenblick zu erkennen, in dem sie auftauchen. Halten Sie die Augen offen für jene verführerischen kleinen Stimmen, die Ihnen Dinge sagen wie: »Es wird schon nicht schaden, wenn ich diese Woche mal keine Diät mache.« Oder: »Was soll's, ich habe meine Diät heute sowieso schon vermasselt.«

Sobald Sie merken, dass ein solcher Gedanke auftaucht, stellen Sie sich eine winzige, monsterähnliche Figur vor und tun Sie so, als sei sie es, die Ihnen sagt, Sie sollen Ihre Diät unterbrechen. Geben Sie dieser Figur einen Namen und eine Persönlichkeit; mit anderen Worten: Machen Sie dieses kleine Monster zu einem identifizierbaren Geschöpf in Ihrer Vorstellung.

Wenn Sie dann die sabotierende Stimme des Monsters hören, fordern Sie es (entweder laut oder innerlich) auf: »Stopp! Hör sofort auf, so zu reden!« Stellen Sie sich vor, wie das Miniaturmonster erschrocken davonläuft. Die selbstsabotierenden Gedanken werden dann zusammen mit Ihrem Bild von dem Monster verschwinden.

23. Versuchen Sie, gesellschaftliche Anlässe zu vermeiden, bei denen es in erster Linie ums Essen geht. Anstatt Ihre Freunde zum Abendessen in einem Restaurant zu treffen, warum gehen Sie nicht gemeinsam spazieren oder tanzen?

24. Belohnen Sie sich jeden Tag, an dem Sie Ihre Diät- und Fitnessgelübde eingehalten haben. Verpflichten Sie sich, sich selbst für jeden Besuch im Fitnessstudio und für jede leichte und gesunde Mahlzeit einen festgesetzten Geldbetrag zu zahlen. Die positiven Resultate eines neuen Fitnessprogramms sind nicht immer schon in den ersten paar Tagen zu sehen, und wir alle brauchen einen Anreiz, um uns an unsere Abmachung zu halten. Machen Sie sich selbst ein Geschenk – etwas, was Sie normalerweise nicht kaufen würden –, wie zum Beispiel eine hübsch verpackte Seife, ein Accessoire für Ihr Auto, ein neues Schmuckstück oder ein außergewöhnlich schönes Buch.

Vergessen Sie nicht: Sie hätten das Geld sowieso ausgegeben, aber wahrscheinlich für Essen. Die meisten Menschen sagen mir, dass ihnen kein Preis zu hoch wäre, um mit dem Jo-Jo-Essen ein für alle Mal aufhören zu können. Falls das auch auf Sie zutrifft, dann sollten Sie das Geld für kalorienfreie Goodies ausgeben, die Sie sich selbst zum Geschenk machen. Glauben Sie mir, das ist eine gute Investition.

25. Wenn Sie zu den nächtlichen Snackessern gehören, dann legen Sie jetzt in diesem Moment das Gelübde ab, die Küche nach dem Abendessen nicht mehr zu betreten. Bitten Sie ein Familienmitglied, den Tisch für Sie abzuräumen, und bringen Sie die Getränke, die Sie im Laufe des Abends trinken möchten, in das Zimmer, in dem Sie sich aufhalten werden. Oder verstauen Sie die Getränke in eine große Kühltasche und stellen Sie die Tasche wie eine Sperre in den Kücheneingang.

Eine gute Idee ist, direkt nach dem Abendessen einen Spaziergang zu unternehmen. Das bringt Sie aus dem Haus (und weg vom Essen), hilft Ihnen zu entspannen (sodass Sie nicht zum Stressessen neigen) und Sie verbrennen Kalorien. Vielleicht freunden Sie sich auf Ihren Spaziergängen mit Leuten an oder lernen Ihre Nachbarn besser kennen. Wenn Sie sich nicht sicher fühlen, abends in Ihrem Viertel spazieren zu gehen, fahren Sie zu einem Shoppingcenter und gehen Sie dort schnellen Schrittes durch die Gänge.

26. Falls Sie dazu neigen, beim Kochen ständig zu naschen, sorgen Sie dafür, ein Glas Wasser in der Nähe zu haben, lutschen Sie ein kalorienarmes Bonbon oder kauen Sie ein Stück Kaugummi, um nicht von dem Käse zu probieren, den Sie gerade reiben, oder von der Sauce, die Sie umrühren.

Außerdem hilft es, sich selbst eine Notiz in großen Buchstaben zu schreiben, die lautet: »Auch genaschte Kalorien zählen!« Bringen Sie die Notiz in Augenhöhe an Ihrem Arbeitsplatz in der Küche an, wo Sie die Mahlzeiten zubereiten. Sie können Stressessen während des Kochens reduzieren, indem Sie in der Küche leise Musik spielen.

27. An uns selbst gerichtete Notizen haben tatsächlich eine große Wirkung. Schreiben Sie ein paar ermutigende Worte an sich selbst und verteilen Sie diese Zettel in Ihrem Haus oder Ihrer Wohnung, stecken Sie sie in Ihre Tasche oder hängen Sie sie an die Wand. Notizen wie »Ich kann es tun!« oder »Ich sehe heute fantastisch aus!« oder »Ich verdiene es, einen fitten, attraktiven Körper zu haben« sorgen dafür, dass Ihre Motivation nicht nachlässt.

28. Saisonesser müssen sich ihr winterliches Fettmuster ins Gedächtnis rufen, sobald sich im Herbst die ersten Blätter färben. Sie *können* das Heft in die Hand nehmen und dieses Muster auflösen, und am besten fangen Sie gleich dieses Jahr damit an.

Lesen Sie diese motivierenden Vorschläge jeden Herbst und Winter immer wieder aufs Neue und *wenden Sie sie an*! Es ist ein so herrliches Gefühl, das ganze Jahr lang die gleiche Kleidergröße zu tragen und nicht an den Sommer als eine Zeit denken zu müssen, in der Sie Ihren Winterspeck wieder loswerden müssen. Ich selbst würde dieses köstliche Gefühl für kein noch so köstliches Essen in der Welt eintauschen!

29. Vermeiden Sie zumindest im ersten Monat Ihres neuen Fitnessprogramms »All you can eat«-Restaurants. Untersuchungen zeigen, dass mehrgängige Büffets bei allen Tieren einschließlich uns Menschen Überessen auslösen.[1] Schneeballeffekt-Esser sind besonders gefährdet, jedes Gefühl der Kontrolle hinsichtlich ihrer Portionen zu verlieren. Die endlosen Büffets in »All you can eat«-Restaurants bieten eine solche Vielfalt an Konsistenzen und Geschmacksrichtungen, dass es einfach verlockend ist, wenigstens ein wenig von allem zu kosten. Dies führt jedoch in der Regel zu übervollen Tellern und darüber hinaus zu häufigen Gängen zum Büffet, um sich noch mehr von dem zu holen, was einem besonders gut geschmeckt hat. Wenn Sie also beschließen, ein »All you can eat«-Restaurant auszuprobieren, nachdem Sie mindestens einen Monat lang Ihr Fitnessprogramm absolviert haben, sollten Sie sich an folgende Richtlinien halten:

Beschließen Sie, nur sechs Speisen vom Büffet zu nehmen. Schauen Sie sich die Auswahl an und entscheiden Sie sich zum Beispiel für zwei verschiedene Arten von Hauptspeisen, zwei Salate und zwei Beilagen. Und nehmen Sie von dem, was Sie wählen, nur eine Portion. Egal wie sehr es Sie verlockt, sich »nur noch ein klein wenig« zu holen, ist es wichtig, dass Sie dieser Verlockung nicht nachgeben. (Dieses Vorgehen wirkt auch bei anderen Arten von gesellschaftlichen Anlässen Wunder, die viel mit Essen zu tun haben, wie beispielsweise Thanksgiving-Dinners, Hochzeiten, Partys, Betriebsausflüge und Familientreffen.)

30. Erfolg führt zu Erfolg! Wenn Sie sehen, wie Ihr Körper immer fitter und straffer wird, wird sich Ihre Motivation erhöhen, in Ihren Bemühungen nicht nachzulassen. Eine einfache Möglichkeit, Ihren Erfolg zu beschleunigen, besteht darin, jedes Mal eine Viertelstunde länger zu trainieren. Diese kleine Investition von nur 15 Minuten wird sich sofort enorm auf Ihr Fitnessniveau auswirken.

Integration der Intuition bei Schneeballeffekt-Essern

Da beständige Motivation so wichtig ist für Schneeballeffekt-Esser, ist es doppelt wichtig für sie, regelmäßig auf ihre Intuition zu hören und ihr zu folgen. Falls Sie zu den Schneeball-effekt-Essern zählen und Ihnen jemals Gedanken in den Sinn kommen wie beispielsweise: »Was nützt das Ganze? Ich habe Hunger und will etwas essen!«, oder: »Trainieren ist einfach nichts für mich«, hören Sie sofort auf mit dem, was Sie gerade tun, und gehen Sie einen Moment lang nach innen. Bitte warten Sie nicht, bis Ihre Motivation auf den Punkt abgesunken ist, an dem Ihnen Ihre Gesundheit, Ihr Gewicht oder Ihr Fitnessniveau egal ist. Bitten Sie, sobald Sie ein Nachlassen Ihrer Motivation spüren, um Hilfe – das können Sie sogar dann tun, wenn Sie das Gefühl haben, Sie besäßen keinen Glauben und keine innere Entschlusskraft mehr.

Schneeballeffekt-Essern widerstrebt es oftmals, nach innen zu gehen, weil sie fürchten, irgendwelche furchtbaren Dinge über sich selbst zu hören. Ich habe festgestellt, dass viele Schneeballeffekt-Esser konfliktreiche Beziehungen mit anderen Menschen haben, und ein wichtiger spiritueller Grund, warum die Betroffenen das Vertrauen in ihre Fähigkeit verlieren, schlank und fit sein zu können, ist der, dass sie in Beziehungen mit anderen kein gutes Selbstgefühl haben.

Bitte machen Sie sich bewusst, dass jeglicher Schmerz, den Sie bezüglich der Menschen in Ihrem Leben erfahren, ausschließlich in Ihrem Ego existiert. Sie können diesen Schmerz heilen! Ihre Beziehungen können sehr, sehr harmonisch und liebevoll sein — ja selbst mit jenen Personen, die Sie für »unmöglich« oder reserviert halten. Übergeben Sie jedes Urteil, jede Bitterkeit oder Groll, einfach alles, was Sie gegenüber jemandem hegen (vor allem sich selbst gegenüber!), an Gott. Spüren Sie die Erleichterung und das Aufatmen, sowie Sie Ihre seelische Last ablegen. Und spüren Sie, wie Ihre Bereitschaft, besser auf sich selbst zu achten, erstarkt, während Sie sich an alle guten Gründe erinnern, warum Sie der Liebe und des Respekts würdig sind.

Eine wunderbare Möglichkeit für Schneeballeffekt-Esser, die Stärke ihrer intuitiven Stimme zu steigern, besteht darin, ein »Zufallstagebuch« anzulegen. In einem privaten Notizheft, das nur von Ihnen gelesen wird, schreiben Sie oben auf die erste Seite: »Heute nehme ich mir vor, jeden Zufall zu bemerken, der sich in meinem Leben ergibt.« Und dann halten Sie sich fest, denn viele unerwartete und angenehme Ereignisse werden Ihrer schriftlichen Intention folgen. Sie werden merken, dass diese Momente umso schneller auftauchen, je mehr Sie sich ihrer bewusst werden und sie schriftlich festhalten. Und bald schon wird Ihr Schneeballeffekt aus glücklichen Zufällen bestehen anstatt aus Heißhungerattacken.

Ihre Intuition wird Sie durch das scheinbare Labyrinth all Ihrer persönlichen und beruflichen Beziehungen führen. Wenn Sie jemals nicht genau wissen, ob Sie die Stimme Ihrer Intuition hören oder die Ihres Ego, dann halten Sie nach den verräterischen unterscheidenden Eigenschaften Ausschau. Die Intuition klingt stark und beruhigend. Im Gegensatz dazu hört sich die Stimme des Ego ängstlich oder zornig an.

Zum Beispiel würde die Intuition Folgendes sagen: »Ich spüre, dass Sally in letzter Zeit wegen irgendwelcher persönlicher Probleme mit ihrem Mann ungewöhnlich still gewesen ist. Ich denke, ich werde sie zum Mittagessen einladen. Ich will nicht in sie dringen, ihr jedoch eine Schulter zum Anlehnen anbieten, falls sie eine braucht.« Achten Sie darauf, wie liebevoll und positiv sich dies anhört, zwei Schlüsselqualitäten der Führung Ihrer Intuition.

Die Stimme des Ego würde voller Angst sagen: »Diese Sally ist ein solcher Snob! Sie hat mich nicht einmal angeschaut, als ich sie diesen Morgen begrüßt habe. Sie muss eifersüchtig auf mich sein, weil ich so viel abgenommen habe. Vielleicht werden mich alle meine Freunde hassen, wenn ich weiterhin abnehme!«

Wie würden Sie Sally behandeln, wenn Sie davon ausgehen würden, dass sie eifersüchtig auf Sie ist? Ist es möglich, dass dieser Glaube Sie antreibt, sich zu überessen, damit Sie wieder zunehmen und auf diese Weise Sallys Freundschaft »zurückgewinnen«? Würden Sie jedoch Ihrer inneren Stimme folgen, dann handelten Sie auf eine liebevolle Art, die wahrscheinlich Ihre Freundschaft vertiefen und Ihre eigene Selbstachtung stärken würde.

Indem Sie auf Ihre innere Weisheit hören, werden sowohl Ihr Selbstvertrauen als auch Ihre Motivation, fit und gesund sein zu wollen, an Stärke und Stabilität gewinnen. Je mehr Sie Ihrer inneren Weisheit folgen, desto besser wird Ihr Selbstgefühl, und Sie werden es als ganz natürlich empfinden, gut auf Ihren Körper zu achten. Ihr Appetit und Ihr Gewicht werden nicht länger von Faktoren bestimmt, die außerhalb Ihrer Person liegen. Sie werden in allen Bereichen Ihres Lebens von der Quelle positiven Wachstums geführt werden.

✳ ✳ ✳

TEIL DREI

*Ihre Esslust
und Ihr Gewicht
in den Griff bekommen
und stabilisieren*

PRAKTISCHE ANLEITUNG ZUM RICHTIGEN ESSEN

»Du wirst so klein werden
wie dein kontrollierender Wunsch
und so groß wie dein vorherrschendes Ziel.«

James Allen,
Autor von »As a Man Thinketh«

Das obige Zitat von James Allen unterstreicht meine Überzeugung, dass wir die Kontrolle über den Inhalt unserer Gedanken übernehmen müssen. Wir können Esszwänge loslassen und wir können das überwältigende Verlangen, mehr essen zu müssen, als uns gut tut, heilen! Schließlich ist es eine Tatsache, dass wir machtvolle, grenzenlose Wesen sind, erschaffen nach dem Ebenbild des allmächtigen Schöpfers. Wir verdienen es, wunderbare Ziele zu hegen, die unsere Vorstellungskraft und Energie zu höchsten Höhen antreiben. Wir sind stärker als eine Packung Schokoladenbonbons!

Den Körper mit Nährstoffen versorgen

Die psychologischen und spirituellen Prinzipien in diesem Buch können in Verbindung mit jedem gewichtsreduzierenden Essplan angewandt werden. Jedoch werde ich oft nach Empfehlungen gefragt, was »man essen soll«, daher möchte ich hier einige allgemeine Richtlinien festhalten.

Der wichtigste Aspekt bei der Heilung des Jo-Jo-Syndroms besteht darin, Sie in die Lage zu versetzen, abzunehmen und das reduzierte Gewicht zu halten, indem Sie emotions- und stressbedingtes Überessen vermeiden. Dies bedeutet, dass Sie

Ihre Stimmung stabilisieren und imstande sind, negative Gedanken, die unangenehme Stimmungen verursachen, zu erkennen und sofort durch positive zu ersetzen. Außerdem zeige ich Ihnen Möglichkeiten, die intuitive Stimme zu entdecken, vor der Sie vielleicht Angst haben und die Sie mit Nahrung zu verdecken suchen.

Um diese Ziele zu erreichen, werden Sie auf eine Weise essen, die Ihre Konzentrationsfähigkeit und intuitiven Kräfte maximiert und Ihnen gleichzeitig hilft, Ihre Energie auf einem optimalen Niveau zu halten. Zunächst einmal folgen hier vier allgemeine Essensrichtlinien:

RICHTLINIE NR. 1:
ESSEN SIE IMMER DREI MAHLZEITEN PRO TAG

Es ist wichtig, dreimal am Tag zu essen, obwohl ich verstehe, dass dieses Konzept einige Leute irritieren wird. »Aber ich werde zunehmen, wenn ich so oft esse!«, werden Sie vielleicht jetzt denken. Auch ich habe früher geglaubt, dass ich durch Frühstücken zunehmen würde – ohne jemals zu merken, dass ich durch das Auslassen der ersten Mahlzeit des Tages ständig 10 bis 55 Pfund mehr wog, als mir angenehm war. Viele meiner Patienten hören sich meinen Rat bezüglich des Jo-Jo-Syndroms unter Protest an und bestehen darauf: »Ich werde nur noch dicker, wenn ich dreimal am Tag esse!« Doch sie versuchen es trotzdem, da sie wissen, dass andere Klienten in meiner Klinik auf diese Weise Gewicht verloren haben.

Diese zunächst protestierenden Klienten sind mehr als erstaunt, wenn sie feststellen, dass ihre Pfunde verschwinden, ohne dass sie hungern, Diätpillen nehmen oder spezielle Lebensmittel kaufen müssen – genauso erstaunt wie ich, als ich zum ersten Mal dieses »Geheimnis« entdeckte.

Wenn Sie das Frühstück auslassen, haben Sie wahrscheinlich schon bemerkt, dass Sie auch am frühen Nachmittag noch keinen Hunger verspüren. Viele Menschen kommen daher zu dem

Schluss, dass Frühstücken sie hungriger macht und daher zur Folge hat, dass sie mehr essen. Der Grund jedoch, warum Sie ein paar Stunden nach dem Frühstück Hunger haben, ist der, dass sich Ihr Stoffwechsel – der Vorgang, der dafür sorgt, dass Sie Kalorien verbrennen – beschleunigt hat. Wenn Sie das Frühstück überspringen, verlangsamt sich Ihr Stoffwechsel. Daher werden Sie große Schwierigkeiten haben, dauerhaft abzunehmen, wenn Sie sich das Frühstück versagen.

Außerdem ist das Frühstück wichtig, weil Ihr Blutzuckerspiegel sinkt, wenn Sie morgens nichts essen, was zu Energieabfall und Depression führt. Diese Erschöpfungsgefühle können im Laufe des Tages zu regelrechten Heißhungeranfällen führen, wobei Sie versuchen, dieses schläfrige Gefühl »medizinisch« zu behandeln.

Das Auslassen von Mahlzeiten bringt Kalorien von vorherigen Heißhungeranfällen nicht zum Verschwinden. Es führt lediglich dazu, dass sich Ihr Stoffwechsel verlangsamt und Kalorien nicht länger verbrannt werden. Ein langsamer Stoffwechsel macht den Schokoladenkuchen, den Sie am Tag vorher gegessen haben, nicht wieder »gut«.

Das Überspringen von Frühstück, Mittag- oder Abendessen führt zudem in der Regel dazu, dass Sie sich bei Ihrer nächsten Mahlzeit überessen. Wenn Sie tagsüber längere Zeit nichts essen, wird Ihr Blutzuckerspiegel sinken, was in der Regel dazu führt, dass Sie sich benommen, reizbar und schwach fühlen. Unter diesen Bedingungen werden Sie wahrscheinlich weniger in der Lage sein, darauf zu achten, bei Ihrer nächsten Mahlzeit Ihr spezielles Binge Food zu vermeiden. Wenn Sie sich nicht gut fühlen, werden Sie sich außerdem wahrscheinlich weniger darum *kümmern*, ob Sie abnehmen oder nicht.

Sorgen Sie also dafür, dass Sie drei Mahlzeiten täglich essen, und lassen Sie nie eine Mahlzeit aus! Einige Menschen gehen ans Essen auf eine Weise heran, die ich »kreatives Diäthalten« nenne. Bei dieser Vorgehensweise benutzt der Betreffende verschiedene Begründungen für das Auslassen von Mahlzeiten, wie beispielsweise: »Das Abendessen gestern war so üppig und das Dessert so kalorienreich, also werde ich heute Morgen nicht frühstücken.« Personen, die auf diese Weise »kreativ« Diät essen, gehen so ähnlich an die Sache heran wie jemand, der mit seinem Geld jongliert und eine Kreditkarte mit der anderen bezahlt, damit seine Schecks nicht platzen. Das Jongliersystem funktioniert weder beim Essen noch beim Geld besonders gut, da es früher oder später in sich zusammenfällt.

Falls Sie zu den kreativen Diäthaltern gehören, bedenken Sie einen Moment lang Folgendes: Wenn Sie wüssten, dass Sie drei Mahlzeiten täglich zu sich nehmen müssten, wären Sie dann ebenso gefährdet, ein üppiges Abendessen oder Dessert zu verspeisen? Oder gibt Ihnen Ihr kreativer Diätansatz die ausdrückliche »Erlaubnis«, sich mit all den dick machenden Speisen vollzustopfen?

Wenn dem so ist, dann sind Sie einem weit verbreiteten, doch irrigen Versuch der Gewichtsreduzierung zum Opfer gefallen. Und eine letzte Frage, die kreative Diäthalter sich vielleicht stellen sollten: »Falls mein kreatives Diätsystem wirklich funktionieren würde, wieso bin ich dann heute in einer Situation, in der ich abnehmen muss?«

RICHTLINIE NR. 2:
PLANEN SIE IHRE MAHLZEITEN, BEVOR SIE SIE ESSEN

Die meisten Jo-Jo-Syndrom-Leidenden essen auf eine willkürliche, planlose Weise. Ich weiß, dass es bei mir so war! Erst kurz vor dem Abendessen machte ich mir Gedanken darüber, was ich essen wollte, und dann ging ich praktisch jeden Tag einkaufen, um die Zutaten für die Mahlzeit zu kaufen (eine Zeit verschwendende, teure und dick machende Angewohnheit, die typisch für viele Jo-Jo-Betroffene ist).

Ihre Mahlzeiten zu planen hilft Ihnen aus zwei Gründen, Gewicht zu verlieren. Erstens: Wenn Sie planen, was Sie essen werden, verringert sich die Möglichkeit, sich an dem zu überessen, was in Ihrem Kühlschrank oder Ihrer Vorratskammer liegt. Wie oft sind Sie schon von der Arbeit nach Hause gekommen und hatten das Gefühl, nahezu am Verhungern zu sein, und haben dann ungeduldig alles gefuttert, was Ihnen gerade in die Hände fiel? Wenn Sie dieser normalen Reaktion vorgreifen, indem Sie das Abendessen rechtzeitig fertig haben, werden Sie sich am späten Nachmittag nicht überessen müssen.

Zweitens: Im letzten Moment in den Supermarkt zu hasten und Zutaten für das Abendessen zu kaufen erhöht die Wahrscheinlichkeit, dass Sie dick machende, industriell verarbeitete Lebensmittel kaufen. Die meisten Menschen wissen, dass Einkaufen mit leerem Magen keine gute Idee ist, aber sie tun es dennoch. Manche Menschen überessen sich sogar, bevor sie einkaufen gehen, mit der Begründung, dass es nicht gut sei, mit leerem Magen einkaufen zu gehen.

Stellen Sie sich für die nächsten zwei Wochen einen fettarmen Speiseplan zusammen. Wählen Sie Ihre Menüs aus speziellen Kochbüchern oder Spezialmagazinen für fettarmes Kochen. Halten Sie sich an diesen vierzehntägigen Menüplan und kaufen Sie die Zutaten vorher ein. Ihre Familie wird sich nicht langweilen, da Sie jede Speise nur zweimal innerhalb eines Monats servieren. Natürlich können Sie jederzeit neue Rezepte hinzufügen, sobald Sie eins gefunden haben, das Ihnen gefällt. Indem Sie einen solchen Speiseplan entwickeln, beseitigen Sie dieses »Was soll ich nur zum Abendessen kochen?«-Dilemma ein für alle Mal aus Ihrem Leben!

RICHTLINIE NR. 3:
ESSEN SIE NUR EINE PORTION

Egal wie groß die Versuchung ist, noch ein wenig Sahnesoße oder Salatdressing zu nehmen oder sich ein zweites Mal zu bedienen: TUN SIE ES NICHT. Lassen Sie sich diese Richtlinie in Fleisch und Blut übergehen, besonders wenn sie zu den Schneeballeffekt-Essern gehören.

Wie wir bereits besprochen haben, ist das Kontrollieren Ihrer Essensportionen entscheidend, wenn Sie Gewicht verlieren und dieses reduzierte Gewicht halten wollen. Die einfachste Möglichkeit, dafür zu sorgen, dass Ihre Portionen im Rahmen bleiben, besteht darin, sich nie eine zweite Portion zu genehmigen.

Wenn Sie leichter und weniger essen, ist es wesentlich einfacher, sich während der Meditation zu konzentrieren und zu fokussieren. Personen, die ihre übersinnlichen Fähigkeiten verfeinern, wissen, dass leichtes Essen zur gesteigerten Hellsichtigkeit beiträgt. Schwere Mahlzeiten machen sowohl den Körper als auch den Geist »schwer«, während leichtere Mahlzeiten den gegenteiligen Effekt erzielen.

Indem Sie sich eine Schwarz-Weiß-Strategie bezüglich Ihrer Essensportionen zu eigen machen, werden Sie die Angewohnheit, mit sich selbst ein Wortgefecht auszutragen, ablegen. Wahrscheinlich kennen Sie die Worte dieses oft gehörten Refrains: »Das hat so geschmeckt, ich denke, ich nehme mir noch ein bisschen. Doch ich darf nicht, weil ich ja abnehmen will. Aber ein kleines bisschen wird schon nicht schaden. Eigentlich sollte ich ja nicht. Aber ich möchte so gerne!« Diese inneren Auseinandersetzungen enden unweigerlich damit, sich noch ein zweites oder drittes Mal zu bedienen, bevor Sie eine Chance haben, Ihre Meinung zu ändern.

Denken Sie einfach an den inneren Frieden, der daher rührt, dass Sie alle Ambivalenz bezüglich zweiter oder dritter Portionen beseitigen. Es wird nicht lange dauern, und Sie werden sich einen Denkvorgang angeeignet haben, der ungefähr folgendermaßen lautet: »Das hat wirklich gut geschmeckt, und ich hätte gerne noch ein bisschen mehr davon. Da ich aber keine zweite Portion esse, kommt es nicht infrage. Ich warte einfach bis zu meiner nächsten Mahlzeit, um mehr von dieser Köstlichkeit zu essen.« Sie können sich von dem Gedanken an Zweitportionen ablenken, indem Sie sich sofort nach dem Essen die Zähne putzen und sich einer sinnvollen Aktivität zuwenden.

RICHTLINIE NR. 4:
KOCHEN UND ESSEN SIE MIT LIEBE

Wir essen weniger und verdauen unsere Speisen besser, wenn wir unsere Mahlzeiten in einer ruhigen und liebevollen Atmosphäre einnehmen. Das beginnt bereits bei der Essenszubereitung. Wenn Sie derjenige sind, der kocht, und wenn Sie in Eile sind, schlechte Laune haben oder sauer sind, weil Ihre Familie Ihnen nicht hilft, halten Sie inne, bevor Sie die Küche betreten. Ihre schlechte Laune wird von den Speisen aufgenommen, die Sie zubereiten wollen. Also schließen Sie die Augen und nehmen Sie einen tiefen Atemzug. Sprechen Sie ein Gebet mit der Bitte um Kraft und Befreiung von Ihren negativen Gefühlen. Identifizieren und ersetzen Sie den negativen Gedanken, der Ihre unangenehmen Gefühle hervorruft. Affirmieren Sie: »Dieser Moment ist von Liebe erfüllt.«

Ich bin fest davon überzeugt, dass wir uns nie dazu zwingen sollten, etwas zu tun, was wir nicht tun wollen. Stattdessen sollten wir uns die Zeit nehmen, unsere Gedanken neu zu ordnen, damit wir in der Lage sind, die vor uns liegende Aufgabe entweder abzulehnen oder aber mit Liebe in Angriff zu nehmen. Wir können wirklich jeden Augenblick unseres Lebens zu einem Segen machen. Wenn Sie also eine Mahlzeit zubereiten, suchen Sie nach Möglichkeiten, diese Aktivität zu bereichern: Legen Sie schöne Musik auf oder hören Sie sich ein interessantes Hörbuch an, denken Sie liebevolle Gedanken oder, wenn möglich, schauen Sie immer wieder mal aus dem Fenster auf Ihren schönen Garten. Was immer es sein mag, was Ihr Herz mit Liebe erfüllt – genießen Sie es, während Sie mit der Zubereitung Ihrer Mahlzeiten beschäftigt sind.

Seien Sie in ähnlicher Weise vorsichtig, wenn Sie etwas essen, was von lieblosen Händen zubereitet wurde. Wenn Sie zum Beispiel ein Restaurant oder eine Schnellgaststätte betreten und hören, wie die Köche sich streiten, oder wenn Sie sehen können, dass die Angestellten unglücklich sind, würde ich Ihnen empfehlen, auf dem Absatz kehrtzumachen. Und falls Sie dennoch in einem solchen Lokal essen, segnen Sie liebevoll Ihr Mahl, um die darin aufgenommene Negativität der Köche zu transformieren.

Eine hastig eingenommene Mahlzeit führt zu negativen Gefühlen, Stress und sogar Krankheit. Sie können Ihren Mahlzeiten jedoch Ambiente und eine friedliche Atmosphäre hinzufügen, indem Sie ein Tisch- oder Dankgebet sprechen, Kerzen entzünden, leise Hintergrundmusik spielen und eine strikte »Kein Streit am Tisch«-Familienregel befolgen.

Nahrungsmittel-Richtlinien

Welche Art von Nahrungsmitteln wird empfohlen? Wie ich bereits an früherer Stelle erwähnt habe, gibt es keine »guten« oder »schlechten« Nahrungsmittel, wenn Sie Schritte unternehmen, um sich von Ihrem Jo-Jo-Syndrom zu heilen. Wichtig ist jedoch, dass Sie bewusst entscheiden, warum Sie eine bestimmte Speise essen möchten, und darauf achten, wie Sie sich währenddessen oder danach fühlen. Falls die Speise oder das Nahrungsmittel Ihre stabile Stimmungslage oder Ihre Fähigkeit, zu meditieren oder sich zu konzentrieren, negativ beeinflusst, *dann ist dieses Nahrungsmittel dick machend für Sie.* Indem Sie es aus Ihrem Essensplan streichen, wird dies zur Folge haben, dass Sie ganz natürlich abnehmen – nicht nur, weil Sie weniger Kalorien zu sich nehmen, sondern auch, weil Ihr Körper und Ihr Geist dann optimal funktionieren. Also werden Sie experimentieren und auf Nahrungsmittel vrzichten müssen, wenn Sie nach dem Verzehr dieser Speisen irgendeine nachteilige Reaktion feststellen.

Im Allgemeinen wird jedoch leichte und natürliche Kost mit der Art ruhiger Konzentrationsfähigkeiten assoziiert, die Ihnen helfen werden, sich wunderbar zu fühlen und den ganzen Tag über mit Ihrem intuitiven Selbst in Kontakt zu sein. Sie werden sich tatsächlich anders und viel besser fühlen, wenn Sie regelmäßig Gemüse, Früchte und Vollkornprodukte zu sich nehmen.

Außerdem scheint biologisch-dynamischen Nahrungsmitteln eine beinahe ätherische Qualität eigen zu sein, die dazu führt, dass man sich besser fühlt, wenn man sie isst. Ich habe schon immer geglaubt, dass ein Teil dieser Wirkung von der Liebe herrührt, mit der die Menschen, die auf biologisch-dynamischen Bauernhöfen beschäftigt sind, ihre Arbeit verrichten.

Während meiner Meditationen habe ich oft gefragt, was ich tun kann, um meine intuitiven Kräfte zu steigern. Jedes Mal, wenn ich diese Frage stellte, sah ich als Antwort dasselbe Bild vor meinem inneren Auge: Hühnerfleisch. Nachdem ich dieses Bild schließlich zum fünften Mal gesehen hatte, fragte ich meine innere Führung, warum ich diesen unappetitlichen Anblick ertragen müsse. Meine intuitive Stimme erklärte mir, dass ich, wenn ich Geflügel aß (zu dem Zeitpunkt aß ich schon kein rotes Fleisch mehr, aber hin und wieder Geflügel), buchstäblich die Schmerzen in mich aufnahm, die das Huhn oder der Truthahn vor seinem Tod empfunden hatte. Meine innere Führung teilte mir mit, dass der Schmerz den Körper des Tieres durchdrungen hatte und dass der von mir verzehrte Schmerz die völlige Öffnung meiner intuitiven Fähigkeiten blockierte.

»Könnte das stimmen?«, fragte ich mich halb zweifelnd. Ich rief einen Freund von mir an, einen erfahrenen geistigen Heiler und Lehrer, und er bestätigte, dass er vor Jahren zu dem gleichen Schluss gekommen war, was ihn dazu veranlasst hatte, Vegetarier zu werden. Er sagte, dass es bei Menschen, die gerade erst mit dem Meditieren anfangen, weit verbreitet ist, zuerst auf rotes Fleisch (Schwein, Rind, Kalb etc.) zu verzichten, und dann auf Geflügel, Fisch und Schalentiere. Nun, ich verzichte schon lange auf Geflügel, doch bis zum heutigen Tage habe ich noch keine »Botschaft« von meiner inneren Führung erhalten, die besagt, ich solle auch keinen Fisch mehr essen.

In der Zwischenzeit habe ich die ganze Palette von vegetarischen Burgern, hühnerfleischähnlichen Pasteten und selbst Gemüsepasteten entdeckt, die wie Steak schmecken. Es gibt sie in den Tiefkühlabteilungen der Naturkostläden und in vielen großen Supermärkten. Selbst mein sehr wählerischer 17-jähriger Sohn und mein nicht ganz so wählerischer Ehemann lieben diesen vegetarischen Fleischersatz. Gemüsepasteten sind sehr einfach zuzubereiten und eignen sich vorzüglich als Ersatz für Speisen, die eigentlich Gehacktes oder Hühnerfleisch vorsehen.

Eine halb- oder völlig vegetarische Diät ist für Menschen mit Jo-Jo-Syndrom ideal, da sie hilft, ihre Stimmung ruhig, Ihr Energieniveau stabil und Ihren Fokus scharf zu halten. Vegetarische Speisen schließen automatisch die gesättigten Fette und Kalorien aus, die in Fleisch und Geflügel enthalten sind (es sei denn, Sie essen viel Käse und fettreiche Saucen).

Kurzum, wenn Sie sich an die vier Essensrichtlinien halten: 1) Essen Sie immer drei Mahlzeiten pro Tag, 2) planen Sie Ihre Mahlzeiten, bevor Sie essen, 3) essen Sie nur eine Portion, 4) kochen und essen Sie mit Liebe, und wenn Sie außerdem leichtere, hauptsächlich vegetarische Speisen zu sich nehmen und es vermeiden, aus emotionalen oder Stressgründen zu essen, werden Sie ganz natürlich abnehmen. Sie können noch schneller abnehmen, wenn Sie ein regelmäßiges Fitnessprogramm absolvieren. Sie müssen weder kämpfen noch sich selbst über Gebühr antreiben, um an Gewicht zu verlieren! Wenden Sie diese Richtlinien an und finden Sie selbst heraus, wie friedvoll es sein kann, abzunehmen und Ihr Idealgewicht zu halten, nachdem Sie es erreicht haben.

Andere Richtlinien:
Snacks zwischen den Mahlzeiten

Einige Menschen, die an dem Jo-Jo-Syndrom leiden, wissen nicht, wie man einen Snack isst. Zum Beispiel kann ein harmloser kleiner Snack mit einem Cracker beginnen und der Rationalisierung, dass »er nur zehn Kalorien« hat. Dies führt zu dem Verlangen nach einem weiteren Cracker, doch dieses Mal einem mit Käse, weil »ich schließlich Eiweiß zu mir nehmen« muss. Dann folgt ein mit Käse belegter Cracker dem anderen, bis der

»Snack« eine Eigendynamik entwickelt und zu einem regelrechten Fressanfall ausartet. Der Snack wird zu einer endlosen Ess-Brücke, die Frühstück, Mittag- und Abendessen nahtlos miteinander verbindet.

Falls sich das für Sie vertraut anhört, dann sind Sie vielleicht jemand, der keinen Snack essen kann. Mit anderen Worten: Manche Leute haben eine Neigung, Dinge entweder ganz oder gar nicht zu tun, und es ist ihnen unmöglich, Maß zu halten. Für diese Menschen gibt es so etwas wie einen »Snack« oder eine kleine Nascherei nicht. Jedes Mal, wenn sie zwischen den Mahlzeiten essen, können sie nicht damit aufhören. Um diese natürliche Neigung, ununterbrochen zu essen, zu überwinden, können Sie entweder dafür sorgen, dass Ihre Snacks ultrawenig Kalorien haben (wie beispielsweise Karottenstäbchen, Brokkoliröschen, Sellerie, ungebuttertes Popcorn oder Beeren); doch unter Umständen müssen Sie an dem »Null-Snack«-Grundsatz festhalten.

Für diejenigen, die ohne Schwierigkeiten nach einem kleinen Snack aufhören können, ist es am besten, leichte und gesunde Snacks bereitzuhalten. In meinem Kühlschrank steht immer in einem Fach genau auf Augenhöhe eine Schüssel mit Weintrauben, Beeren oder vorgeschnittenen Karotten. Und wenn die Mitglieder meiner Familie oder ich einen Snack haben wollen, dann steht das gesunde Fingerfood schon bereit. Ich bezahle auch gerne ein bisschen mehr für vorgeschnittene und gewaschene Karotten und Selleriestangen, da ich weiß, dass ich mir wahrscheinlich nicht die Zeit nehmen würde, sie für Snacks zuzubereiten.

Ebenso wie bei den Essensrichtlinien sollten Sie Ihre Snacks auf eine Portion zwischen den einzelnen Mahlzeiten beschränken. Hier sind ein paar Vorschläge für Snacks und empfohlene Portionsgrößen:

❦ Zwei Tassen Popcorn, ohne Öl oder Butter, leicht gewürzt mit Kräutern oder mit Flocken mit Butteraroma.

❦ Eine Scheibe Vollkorntoast, bestrichen mit einem Esslöffel reinen Fruchtaufstrichs.

❦ Ein hart gekochtes Ei.

❦ Eine der folgenden Fruchtsorten: ein mittelgroßer Apfel, eine mittelgroße Banane, eine halbe Cantaloupe-Melone, eine Tasse Kirschen, eine mittelgroße Pampelmuse, eine halbe Papaya, eine Birne, ein großer Pfirsich, eine Scheibe Ananas (nicht mehr als ungefähr 200 Gramm), zwei Tassen Erdbeeren, zwei Tangerinen oder eine Scheibe Wassermelone (nicht mehr als ungefähr 300 Gramm).

❦ Eine Portion fettfreier Joghurt.

❦ Eine Vierteltasse Rosinen.

❦ Zwei Tassen Karottenstäbchen.

❦ Zwei Selleriestangen, jede mit kalorienarmem Frischkäse bestrichen.

❦ Zehn salzarme Vollkorn-Crackers ohne Belag oder sechs salzarme Vollkorn-Cracker, bestrichen mit kalorienarmem Frischkäse.

❦ Eine Portion natriumarme Suppe.

❦ Eine fettfreie Maistortilla, im Ofen erhitzt, bis sie knusprig ist (bitte ohne Öl!), dann zu »Taco-Chips« zerbrochen und mit Salsa serviert.

❦ Eine Tasse ungesüßter Apfelmus, mit Zimt bestreut.

❦ Einen mit Honig oder Fruchtzucker gesüßten Müsliriegel.

Sättigende Getränke

Wasser

Wer von Ihnen hat schon einmal die alte Diätempfehlung gehört, täglich acht Gläser Wasser zu trinken und Wasser unmittelbar vor dem Essen zu trinken? Wenn es sich bei Ihnen so verhält wie früher bei mir, dann ist Ihnen dieser gute Rat bekannt, Sie haben ihn für gut befunden – aber nie wirklich in die Praxis umgesetzt. Wenn ich also schreibe, dass es ein wichtiger Aspekt des Jo-Jo-Syndrom-Plans ist, diese acht Gläser Wasser täglich zu trinken, dann weiß ich, dass Sie meinen Rat ignorieren werden. Doch bedenken Sie einmal die folgenden Fakten.

Wasser ist Ihr bester Schutz gegen Wasseransammlungen und die damit einhergehende Gewichtszunahme sowie gegen Aufgedunsenheit. Wenn Ihre Diät zu viel Natrium und Salz enthält, leiden Sie vielleicht an Wasseransammlungen und fühlen sich aufgedunsen und schwer. Eine gute Möglichkeit, das Salz und das angesammelte Wasser aus dem Körper zu spülen, besteht darin, viel Wasser zu trinken.

Außerdem hilft Wasser, die Beschaffenheit und das Aussehen Ihrer Haut zu verbessern. Manchmal bekommen Diäthalter einen hageren, ausgezehrten Gesichtsausdruck. Wasser zu trinken ist das beste Mittel dagegen. Topmodels wissen, dass Wasser eines der besten Schönheitsgeheimnisse ist, um fantastisch auszusehen und sich entsprechend zu fühlen.

Zudem ist Wasser energetisierend. Wenn Sie sich das nächste Mal lethargisch fühlen oder in ein Energieloch fallen, greifen Sie nach einem Glas eiskalten Wassers anstatt nach einer Tasse Kaffee und lassen Sie sich überraschen, wie schnell Ihre Energie wieder zunimmt. Ich habe festgestellt, dass der energetisierende Effekt von Wasser umso stärker ist, je kälter man es trinkt. Und er wird Ihnen helfen, sich in solchen Zeiten von Snacks fernzuhalten, wenn Sie die Neigung haben, zur Energiegewinnung nach einem Schokoladenriegel zu greifen.

Versuchen Sie nach Möglichkeit, Ihr Wasser zu einem besonderen Getränk zu machen, indem Sie es aus einem schön geschlif-
fenen Glas oder Kristallkelch trinken, verziert mit einer Scheibe
Zitrone oder Limone. Dadurch wird das Gefühl von Entzug unterdrückt, das auf dem Gedanken beruht, schließlich handele es
sich »nur um ein Glas Wasser«.

Falls Sie am Arbeitsplatz nicht ohne Weiteres an frisches
Trinkwasser herankommen, sollten Sie Ihr eigenes mitbringen.
Wann immer ich das Haus verlasse, nehme ich eine große Flasche frisches Wasser mit. Wenn Trinkwasser ohne Schwierigkeiten und sichtbar bereitgehalten wird, neige ich eher dazu, viel
davon zu trinken.

Säfte

Fruchtsaft ist ziemlich kalorienreich, also sollten Sie den Konsum etwas einschränken. Doch ist Saft so gesund, erfrischend
und belebend (Vitamin C steigert Ihre Energie), dass ich Ihnen
dringend ans Herz lege, ihn zu trinken. Ein Glas Saft ist eine
wunderbare Möglichkeit, das von vielen Menschen erlebte nach-
mittägliche Tief zwischen 15:00 und 17:00 Uhr zu überwinden.
Eine Vorsichtsmaßnahme besteht darin, sich genau die Zutaten
durchzulesen, die auf dem Etikett der Flasche aufgeführt sind,
um sicherzugehen, dass Sie einen hundertprozentigen Frucht-
oder Gemüsesaft trinken und nicht ein »Fruchtsaftgetränk«, einen »Nektar« oder eine »Saftmischung«, die Fruktose oder Mais-
sirup enthält. Und denken Sie daran, dass ein Saft, nur weil das
Etikett ihn als »hundertprozentig natürlich« ausweist, nicht
unbedingt wirklich nur aus Frucht besteht.

Koffeinhaltige Getränke

Ich habe schon immer die Meinung vertreten, dass kein Nahrungsmittel oder Getränk »gut« oder »schlecht« ist. Also stellt
sich die Frage: Wie fühlen Sie sich, nachdem Sie ein bestimm-

tes Nahrungsmittel oder Getränk konsumiert haben? Verringert es Ihre Konzentrationsfähigkeit? Führt es zu einem Gefühl von unruhiger Ängstlichkeit? Falls ja, sind Sie klug, wenn Sie diese Substanz aus Ihrem Ernährungsplan streichen.

Meine Meditationspraxis hat mich zu der Erkenntnis gebracht, dass es am besten ist, die meisten Anregungsmittel aus meiner Diät zu streichen, wenn ich die Fähigkeit erlangen möchte, meinen Geist und meine Gedanken jederzeit willentlich zu fokussieren. Wenn ich eine Menge stimulierende Speisen oder Getränke zu mir nehme, verliere ich die Kontrolle über meine jagenden Gedanken und neige zu (größtenteils) negativem Denken. Negative Gedanken erzeugen negative Stimmungen und Erlebnisse. Daher muss ich – um sicherzugehen, dass meine Stimmungen und Erlebnisse positiv sind – wachsame Aufmerksamkeit und Kontrolle bezüglich des Inhalts meiner Gedanken walten lassen.

Heute besteht meine einzige Quelle ernährungsbedingter Stimulation in der einen Tasse Kaffee, die ich morgens trinke. Ich nehme weder koffeinhaltige Tees, Softdrinks oder Schokolade zu mir. Habe ich deswegen das Gefühl, ich würde mir etwas vorenthalten? Nicht im Geringsten! Im Gegenteil, ich fühle mich erleichtert, da mein Verstand mir jetzt gehorcht, wenn ich ihn zum positiven Denken auffordere.

Koffein, wie viele von uns wissen, kann zu Schlaflosigkeit oder Schlafstörungen führen. Es ist wichtig für Menschen mit Jo-Jo-Syndrom, nachts gut zu schlafen, da das Gehirn in den Traumphasen des Schlafes vermehrt Serotonin produziert. Wie Sie sich erinnern, ist Serotonin der Neurotransmitter, der sowohl unsere Stimmung als auch unser Energieniveau und unseren Appetit regelt. Unterbrochene REM-Schlafzyklen senken den Serotoninspiegel im Gehirn, was wiederum zu einem heftigen Verlangen nach Kohlehydraten führt.[1]

Das heißt allerdings nicht unbedingt, dass ich Ihnen empfehle, stimulierende Getränke vollständig aus Ihrem Leben zu verbannen, obwohl es Ihnen mit Sicherheit zum Vorteil gereichen würde, wenn Sie es täten. Doch vielleicht sollten Sie den Konsum solcher Getränke auf eine Menge reduzieren, die Ihnen erlaubt, die Kontrolle über Ihre Gedanken und Stimmungen beizubehalten. Hier sind einige der Untersuchungsergebnisse über stimulierende Getränke, die vielleicht auch Sie motivieren, Ihren Koffeinkonsum einzuschränken:

– **Softdrinks wie Coca-Cola etc.** Jo-Jo-Syndrom-Betroffene, die empfindlich auf stimmungsverändernde chemische Stoffe reagieren, sind empfänglich für Koffeinsucht und -missbrauch. Viele meiner Klienten waren jahrelang süchtig nach Diät-Cola, die Koffein und den Süßstoff Aspartam enthält (der unter dem Namen NutraSweet verkauft wird). Diese beiden Stimulanzien führen zu einem kurzfristigen amphetaminähnlichen Rauschzustand, von dem manche behaupten, dass er ihre Hungergefühle reduziert. Jo-Jo-Syndrom-Betroffene, die sich überessen, um den emotionalen Schmerz wegen ihres ungeliebten Jobs zu unterdrücken, neigen unter Umständen zu exzessivem Koffeinkonsum, um ihren Körper zur Arbeit anzutreiben, obwohl ihre Seele nicht dazu bereit ist.

Untersuchungen über die stimmungsverändernden Wirkungen von Aspartam haben zu unterschiedlichen Resultaten geführt. In vielen dokumentierten Fällen ist jedoch von Patienten die Rede, die nach dem Konsum von NutraSweet über Schwindelgefühle, Lethargie, innere Unruhe und Nervosität oder Benommenheit klagten.[2]

Es hat den Anschein, als bestehe ein Teil der Wirkung dieses chemischen Stoffes darin, die Produktion von Phenylethylamin im Gehirn anzuregen, dem gleichen chemischen Stoff, der in Augenblicken romantischer Liebe erzeugt wird. Phenylethylamin ist darüber hinaus die gleiche »Liebesdroge«, die auch in Schokolade enthalten ist.[3]

Obwohl Personen mit dem Jo-Jo-Syndrom Diät-Softdrinks trinken, um ein süßes Getränk ohne Kalorien genießen zu können, kann der Verzehr künstlicher Süßstoffe nach hinten losgehen, auch wenn der Diäthalter die besten Absichten hegt. Mehrere Studien sind zu dem Schluss gelangt, das künstliche Süßstoffe den Appetit *stimulieren* und tatsächlich Heißhungerattacken auslösen.[4]

Sowohl normale als auch Diät-Softdrinks senken den Magnesiumspiegel im Körper, was zu Energieverlust und Heißhunger führen kann. Die Phosphorsäure in den Softdrinks bindet das Magnesium im Körper und entzieht es ihm. Laut den Untersuchungen des Forschers Dr. Kenneth Weaver von der East Tennessee University wird durch den Konsum einer Dose Coca-Cola 36 Milligramm Magnesium aus dem Körper des Cola-Trinkers entfernt.

Natürlich enthalten einige Softdrinks außer chemischen Süßstoffen auch noch Koffein und künstliche Geschmackstoffe. Wenn Sie sich über Ihren Koffeinkonsum Sorgen machen, sollten Sie die Liste der Inhaltsstoffe lesen, die auf jeder Dose oder Flasche angegeben sind, bevor Sie sich das Getränk in den Mund schütten.

– Kaffee. Einige Personen mit dem Jo-Jo-Syndrom konsumieren gesüßten, mit Geschmackstoffen und Sahne angereicherte Kaffeespezialitäten, um ihr Verlangen nach Eis und anderen Süßigkeiten zu mindern. Raffiniert zubereitete Kaffeegetränke sind oft köstliche, sogar verlockende Gebräue. Ihre Beliebtheit zeigt sich an der zunehmenden Zahl der Coffeeshops, die an immer mehr Straßenecken zu finden sind.

Jedoch genau wie bei Softdrinks glaube ich auch bei Kaffee nicht, dass er das Richtige ist für Personen mit dem Jo-Jo-Syndrom. Koffein und Süßstoffe regen den Appetit an. Und das führt dazu, dass Sie letzten Endes aufgrund der inneren Unruhe und leichten Angstgefühle, die von einem Überkonsum von Koffein herrühren, mehr Fett und Kalorien zu sich nehmen. Als Therapeutin habe ich oft neurosenähnliche Angstzustände gesehen, die nach meiner Überzeugung durch überhöhten Kaffeegenuss hervorgerufen wurden.

Der Reiz von Kaffee hat zudem mit seinem verführerischen Aroma zu tun. Auch er enthält den stimmungsverändernden chemischen Stoff Pyrazin, der das Lustzentrum im Gehirn stimuliert. Das ist der Grund, warum der Duft von Kaffee so angenehm ist – Sie riechen die »Lust-Chemikalie« des Gehirns, den gleichen chemischen Stoff, den Sie während lustvoller spielerischer Momente freisetzen. Wenn Ihr Leben in letzter Zeit nur aus Arbeit und null Vergnügen bestand, beruht Ihr Verlangen nach Kaffee wahrscheinlich auf zwei Faktoren: erstens auf dem Versuch, die Arbeit an einer Aufgabe, die Sie nicht tun wollen, voranzutreiben, und zweitens auf dem Wunsch, mehr Spaß und Freude in Ihr Leben zu bringen.

Falls Sie nicht gewillt sind, Ihren Kaffeekonsum einzuschränken oder ganz aufzugeben, können Sie Ihr Diätprogramm durch folgende Schritte schützen.

❋ Ersetzen Sie normalen Kaffee durch entkoffeinierten Kaffee oder mischen Sie die beiden Sorten.

❋ Vermeiden Sie Süßstoffe, vor allem künstliche, die die Tendenz haben, den Appetit auf Süßigkeiten zu fördern.

❋ Versuchen Sie es mit einem Kaffeeersatz aus Getreide, der nach Kaffee schmeckt und in jedem Naturkostladen erhältlich ist.

❋ Benutzen Sie keine milchfreie Kaffeesahne, da diese mit industriell verarbeiteten und künstlichen Inhaltsstoffen angereichert ist und oft einen hohen Anteil gesättigter Fettsäuren aufweist.

❋ Beschränken Sie Ihren Kaffeekonsum auf die Morgenstunden, um Schlafstörungen oder sogar Schlaflosigkeit zu vermeiden, die durch spätnachmittäglichen Koffeingenuss hervorgerufen werden.

❀ Vermeiden Sie Kaffee mit natürlichem Schokoladenaroma, da dies eine übermäßig starke Stimulierung zur Folge haben kann.

– **Tee.** Während ich dieses Buch schreibe, sind Teehäuser ein neu entstehender beliebter Trend. Die Teestube in der Nähe meines Hauses ist mit idyllischer englischer Landhaustapete dekoriert, und auf jedem antiken Tisch liegt ein besticktes Tischtuch. Die Kunden werden sogar ermutigt, einen der bereitliegenden eleganten Sonnenhüte zu tragen, um die Atmosphäre des Teeschlürfens in einer längst vergangenen Epoche besser nachzuempfinden.

Manchmal betrachten wir Tee als den lieblichen und harmlosen Cousin des Kaffees. Doch es mag manche Menschen überraschen, zu erfahren, dass die unschuldig aussehende Tasse Tee beinahe ebenso viel, wenn nicht sogar mehr Koffein enthält als eine Tasse Kaffee! Wenn also Tee Ihr Lieblingsgetränk ist, sollten Sie besonders vorsichtig sein, nicht zu viel Koffein zu sich zu nehmen. Lassen Sie sich von der niedlichen chinesischen Teetasse nicht in ein falsches Gefühl der Ruhe bezüglich der im Tee enthaltenen Inhaltsstoffe einlullen.

Kräutertees sind eine wunderbare Getränkealternative für Jo-Jo-Symptom-Betroffene. Einige der geschmacksintensiveren Varianten sind in Naturkostläden erhältlich. Ich finde, dass es den Kräutertees von großen kommerziellen Teeherstellern an Geschmack und Frische mangelt. Gönnen Sie sich das Vergnügen und experimentieren Sie mit Johannisbrot-, Orange-Spice-, Zitronen-, Apfel-Zimt- und Kamillentee (ein wunderbar beruhigendes Kraut mit exquisitem Geschmack).

Sie haben wahrscheinlich schon die sogenannten Diät-Tees gesehen oder sogar probiert. Dazu kann ich nur sagen: Seien Sie vorsichtig! Viele dieser Tees sollen Ihnen angeblich beim Abnehmen helfen, da sie stimulierende Kräuter enthalten wie zum Beispiel Mah Huang. Doch genau wie Koffein können auch »natürliche« Stimulanzien auf Angstgefühlen basierendes

Essverlangen und Heißhungerattacken auslösen. Ich glaube außerdem, dass jedes Mal, wenn wir von einem Produkt abhängig werden – selbst wenn es sich um Kräuter handelt –, unsere Selbstachtung leidet. Wenn Sie tief in Ihrem Inneren wissen, dass Sie von einem chemischen Stoff wie Koffein, Mah Huang, Melatonin oder sogar Kamille abhängig sind, werden Sie deswegen wahrscheinlich ein ungutes Gefühl haben. Aus diesem Grund ist es empfehlenswert und gesund, nur geringe Mengen dieser Substanzen zu konsumieren und schonungslos ehrlich gegen uns selbst zu sein bezüglich unserer wahren Motivation, warum wir diese Stoffe zu uns nehmen.

– Alkohol. Im Laufe der Jahre habe ich meine Meinung darüber geändert, ob Menschen mit dem Jo-Jo-Syndrom Alkohol zu sich nehmen können, während sie erfolgreich daran arbeiten, abzunehmen und ihr Wunschgewicht zu halten. Oberflächlich betrachtet, lautet die Antwort natürlich Ja. Schließlich hat Alkohol, in Maßen genossen, wenig Kalorien und Fett. Aus spirituell-psychologischer Sicht jedoch empfehle ich Ihnen, dem Alkohol ganz zu entsagen, zumindest solange Sie abzunehmen versuchen.

Der Grund ist folgender: Die stimmungsverändernde Wirkung von Alkohol hält noch lange an, nachdem der Alkohol aus dem Blutkreislauf ausgeschieden ist. Alkohol unterbricht die REM-Schlafzyklen und erzeugt auf diese Weise ein Serotonindefizit beim Aufwachen. Dies ist einer der Gründe, warum man sich verkatert fühlt, und zudem ruft es ein Verlangen nach kohlehydrathaltigen Nahrungsmitteln hervor. Diese durch den Alkoholkonsum aus dem Gleichgewicht gebrachten Energiezyklen können außerdem im Laufe des Tages zu einem überhöhten Koffeinkonsum führen. Als Therapeutin muss ich erwähnen, dass Alkohol im Umgang mit anderen Menschen die eigene Urteilsfähigkeit negativ beeinflussen kann. Zum Beispiel könnten Sie einen alkoholbedingten Streit mit Ihrem Liebling haben. Am nächsten Tag wird Ihre Stimmung aufgrund Ihres

Katers PLUS der Tatsache, dass Sie und Ihr Liebster nicht miteinander sprechen, zweifellos schlecht sein. Es ist sehr wahrscheinlich, dass Sie sich an diesem Punkt mit einer Doppelpackung Schokoladeneis zurückziehen.

Zudem beeinträchtigt Alkohol vollkommen unsere Fähigkeit, unsere Gedanken zu ordnen. Bei normalem klarem Bewusstsein können wir problemlos erkennen, dass wir einen negativen Gedanken hegen. Dann können wir uns entscheiden, ob wir diesen negativen Gedanken durch einen positiven ersetzen. Auf diese Weise haben wir einen schnellen Reflex, um unsere Stimmung zu korrigieren. Unter Alkoholeinfluss ist das jedoch nicht der Fall. Unsere Gedanken werden zu einem lärmenden Durcheinander von Negativität, und es kann sein, dass wir uns einem reißenden Strom von deprimierenden Emotionen hilflos ausgesetzt sehen. Außerdem ist es sehr schwierig, mit einem Katergefühl zu meditieren, da wir unsere Konzentration nicht halten können. Auf ähnliche Weise kann Alkohol uns dazu bringen, zu sagen: »Was interessiert mich meine Diät!«, und alles zu essen, was uns in die Finger kommt.

Von einer spirituellen Perspektive aus betrachtet, schwächt Alkohol die Aura und fügt ihr Löcher zu auf die gleiche Weise, wie Fluorkohlenstoff die Ozonschicht durchlöchert. Wenn dies passiert, können Ihre übersinnlichen und Heilkräfte Schaden nehmen oder unbeständig werden. Alkoholmissbrauch zieht außerdem erdgebundene Seelen an, die oft nichts Gutes im Schilde führen und Sie Ihrer höchsten Energieniveaus berauben können. Diese Seelen haben in ihrer irdischen Existenz Alkohol missbraucht und sind stets auf der Suche nach einem Ersatzrausch, den sie von Menschen beziehen. Sie hängen sich an ihre »Gastgeber«, was dazu führt, dass der betreffende Mensch einen Seelen-Witzbold mit sich herumschleppt oder jemanden, der sich wie eine nasse Decke anfühlt, die man abschütteln möchte. Und es stimmt, dass diese Seelen-Persönlichkeiten unsere Stimmungen genauso beeinflussen wie jemand in unserer

Nähe, der in einem physischen Körper lebt. Die beste Art und Weise, diese »Gäste« wieder auszuladen, besteht darin, dem Alkohol vollkommen zu entsagen und Bars und andere Orte, an denen Alkohol und Drogen konsumiert werden, zu meiden. Falls Sie dennoch in eine Bar gehen, umgeben Sie sich mit weißem Licht und sagen Sie vorher und nachher ein Gebet oder rufen Sie einen Erzengel an.[5]

Indem Ihre intuitive Aufmerksamkeit zunimmt, wird Ihr Verlangen nach Alkohol und alkoholbezogenen Aktivitäten ganz automatisch abnehmen. Sie werden einfach kein Interesse mehr an Unternehmungen haben, die Sie von der Erregung und Begeisterung ablenken, die die Arbeit an Ihrer Lebensaufgabe mit sich bringt.

10

ÜBUNGEN FÜR KÖRPER, GEIST
UND SEELE

»Um den Hafen des Himmels zu erreichen, müssen wir zuweilen
mit dem Wind und manchmal gegen den Wind segeln,
doch segeln müssen wir und weder uns treiben lassen
noch vor Anker liegen.«

Oliver Wendell Holmes (1809–1894),
Arzt und Autor

Im Laufe der Jahre haben Diätklubs, Bücher und Diätgurus zahllose Mythen und Fantasien in Umlauf gebracht, die sich ums Abnehmen und Verlieren von Übergewicht drehen. Ein Mythos, der leider bis heute lebendig geblieben ist, besagt, dass Sie »Fett verbrennende Nahrungsmittel« essen können, die Ihnen einen leistungsstarken, straffen Körper geben, ohne dass Sie Fitness betreiben müssen.

Genau wie viele andere Menschen, die gerne abnehmen wollen, habe auch ich mich lange Zeit gegen die Notwendigkeit eines obligatorischen Fitnesstrainings gewehrt. Ich dachte, bei mir könnte es anders sein – vielleicht, so rationalisierte ich, müssen andere Leute ja trainieren, aber ich nicht. Das Problem war jedoch, dass mein von der Diät schlanker gewordener Körper schlaff geworden war, vor allem Bauch, Hüften und Oberschenkel.

Diäthalten ohne Fitness wird Ihnen weder zu einem besseren Muskeltonus noch zu einem dynamischen Energieniveau verhelfen. Meine Patientin Chris, 1,65 Meter groß und nur 43 Kilo leicht, war ein dramatisches Beispiel dafür. Sie litt – wie Sie vielleicht schon erraten haben – an Magersucht. Chris hatte sich von ihrem höchsten Gewicht von 60 Kilo auf ihr gegenwärtiges

lebensbedrohliches Gewicht heruntergehungert. Da sie sich weigerte, genug zu essen, um sich am Leben zu halten, musste sie
ins Krankenhaus eingeliefert und intravenös ernährt werden.
Bei ihrer Einlieferung wurde sie in BH und Unterhose gekleidet
vom Pflegepersonal fotografiert. Man wollte ihr zeigen, dass sie
einem Skelett ähnlicher sah als einem schlanken Model. Als
Chris die Fotos sah, war sie schockiert!

»Ich konnte nicht glauben, dass ich wirklich so aussah!«, sagte
sie mir. »Meine Hüften und meine Oberschenkel standen pro-
portional in keinem Verhältnis mehr zum Rest meines Körpers.«
Es stimmte, Chris hatte geglaubt, den Körper eines Supermo-
dels erlangen zu können, wenn sie nur so lange hungern würde,
bis sie eine bestimmte »Dünnheit« erreicht hätte. Jedoch machte
sie nie irgendein Fitnesstraining – vor allem weil ihre Hunger-
kur sie so sehr schwächte, dass sie nichts mehr tun konnte, was
auch nur im Geringsten körperlich anstrengend war. Doch das
Erstaunlichste für Chris war die Erkenntnis, dass sie ohne entsprechendes Training nie den Waschbrettbauch und die perfekten Oberschenkel haben würde, die sie sich erträumte. Chris
hatte sich so lange heruntergehungert, bis sie eine cartoonähn-
liche, verzerrte Version ihrer selbst geworden war.

Natürlich ist Anorexia nervosa (Magersucht) ein extremes Beispiel für jemanden, der in Wahrheit nach Liebe hungert. Chris
glaubte, dass ihr Ehemann sie mit einem perfekten Körper noch
mehr lieben würde (und sie sich selbst auch). Also fokussierte
sich ihre Therapie auf psychologische und spirituelle Behand-
lungsweisen ihres scheinbaren Liebesdefizits. Jedoch macht der
Fall von Chris deutlich, dass wir uns nicht zu einem gesunden
Körper und gesunden Selbstbild hungern können. Ohne Fitnesstraining verwandeln wir uns nur in schlaffe, magere Schat-
ten unserer selbst.

Regelmäßiges Training hält auch noch andere wichtige Vorteile
für Sie bereit:

❀ Sie werden schneller abnehmen.

❀ Ihr Appetit wird weniger, zusammen mit dem Verlangen
nach Binge Food und Snacks.

❀ Der Serotoninspiegel in Ihrem Gehirn erhöht sich durch
aerobes Training, was zur Stabilisierung Ihrer Stimmung,
Ihrer Energie und Ihres Appetits führt.[1]

❀ Sie werden sich den ganzen Tag über energetischer fühlen.[1]

❀ Sie werden tiefer und besser schlafen und erfrischter
aufwachen.[2]

❀ Sie werden feststellen, dass Ihr Stressniveau reduziert ist
(eine gute Nachricht für Stressesser!).[2]

❀ Sie werden merken, dass Ihre dick machenden Gefühle
abnehmen (eine gute Nachricht für Emotionsesser!).[3]

Das unten beschriebene Trainingsprogramm wurde für vorwiegend sitzend tätige, unmotivierte Personen entwickelt. Natürlich sind Sie gut beraten, zuerst Ihren Arzt aufzusuchen, bevor
Sie mit einem Fitnessprogramm beginnen. Die hier beschriebenen Übungen machen Sie *allmählich* mit einer regelmäßigen Fitnessroutine vertraut.

Wählen und entwickeln Sie Ihr Übungsprogramm

Unter Fitnessexperten herrscht Übereinstimmung darin, dass
aerobe Aktivitäten – Übungen, die dafür sorgen, dass Ihr Herz
kräftig pumpt, Ihre Atemfrequenz sich erhöht und Ihnen der
Schweiß aus den Poren rinnt – die beste Möglichkeit sind, Ihre
kardiovaskuläre Fitness zu verbessern. Ein Training, bei dem
Ihr Herz jedes Mal mindestens 40 Minuten lang in der für Sie

empfohlenen höchsten Frequenz schlägt, gilt generell als besser für die Gewichtsreduktion als weniger anstrengende Übungen, die Sie über einen längeren Zeitraum durchführen. Das ist der Grund, warum normale Hausarbeit kein Ersatz ist für aerobes Training. (Für die Ermittlung Ihrer angestrebten Herzfrequenz siehe Seite 167.)

Idealerweise werden Sie ein aerobes Training wählen, wie es beispielsweise unten beschrieben wird, und es mindestens viermal in der Woche (oder öfter) jeweils 40 Minuten lang in der angestrebten Herzfrequenz durchführen. Mir ist jedoch klar, dass dies nicht für jeden Leser angenehm oder möglich ist, also werden Sie im Anschluss an diesen Abschnitt alternative Vorschläge finden. Das Wichtigste ist, dass Sie es sich angewöhnen, Ihren Körper zu bewegen, und diese Aktivität genießen.

Wenn Sie trainieren, sollten Sie vermeiden, über Ihre angestrebte Herzfrequenz hinauszugehen, da Sie sonst in den anaeroben Prozess geraten, in dem Sie Muskeln aufbauen, anstatt Fett zu verbrennen. Wärmen Sie sich vor jedem aeroben Training mindestens 5 Minuten langsam auf und kühlen Sie sich nachher ab, bis Ihre Herzfrequenz mindestens 15 Schläge unter Ihrer angestrebten Frequenz liegt.

Außerdem ist es wichtig, hinterher – oder sogar während des Trainings – viel Wasser zu trinken, um einer Dehydration vorzubeugen. Und obwohl ich das Risiko eingehe, wie ein nörgelnder Sportlehrer zu klingen, möchte ich Ihnen dennoch dringend empfehlen, beim Kauf guter, stabiler Turnschuhe, die für die von Ihnen gewählte Sportart hergestellt wurden, keine Kosten zu scheuen. Jeder Verkäufer eines Sportgeschäfts wird Ihnen gerne einen kleinen Vortrag über die reiche Auswahl an Sportschuhen halten, falls Sie mehr Informationen brauchen.

Low-Impact-Aerobic

Diese Form der Aerobik unterscheidet sich von der, die in den 70er- und 80er-Jahren üblich war, bei der die Teilnehmer recht wilde rhythmische – nicht immer die Gelenke schonende – Bewegungen ausführten. Low-Impact-Aerobic-Kurse werden heutzutage in den meisten Fitnessstudios angeboten sowie im Fernsehen und auf Videokassetten zum Mitmachen. Ich würde an Ihrer Stelle die Kurse ausprobieren, bevor Sie mit einem Fitnessstudio einen langfristigen Vertrag abschließen, um sicherzustellen, dass Ihnen die Trainer, die Raumtemperatur und der Zeitplan zusagen.

Außerdem gibt es spezielle Aerobic-Kurse für bestimmte Zielgruppen wie übergewichtige Frauen und werdende Mütter. Zu den verschiedenen Formen von Low-Impact-Aerobic gehören unter anderem »Stepp-Aerobic«, wobei die Teilnehmer die Übungen auf und an einer Plattform durchführen, und »Bodytoning« das Aerobic mit einem Leichtgewichttraining und Dehnübungen mit dem Thera-Band verbindet.

Jogging

Dies ist eine angenehme Übung, die man vor oder nach der Arbeit durchführen kann, und sie wird noch angenehmer, wenn man sich dabei eine inspirierende Audiokassette oder Radiosendung anhört. Vielleicht möchten Sie um den Block laufen, auf einem landschaftlich schönen Weg in der Nähe eines Sees oder im Park um die Ecke. Wenn Sie noch nicht viel gejoggt haben, sollten Sie sich vielleicht in Ihrer Bücherei oder im Sportgeschäft darüber informieren, welche Sicherheitsvorkehrungen und Techniken beim Jogging empfohlen werden.

Jogging auf dem Trampolin

Dieses relativ preiswerte Fitnessgerät (ab ca. 25 Euro) ist in den meisten Kaufhäusern und Sportgeschäften erhältlich und ideal für Personen, die es vorziehen, daheim zu trainieren. Es gibt diverse Bücher und Kassetten, die verschiedene Möglichkeiten des Trampolin-Trainings beschreiben. Darüber hinaus halten viele Leute beim Springen auf dem Trampolin Hanteln von 2,5 bis 5 Kilo Gewicht in der Hand oder schnallen sich entsprechende Gewichte um ihre Hand- oder Fußgelenke, um beim Training mehr Kalorien zu verbrennen.

Schwimmen

Sie können durch Bahnenschwimmen oder im Wasser durchgeführte Übungen Kalorien verbrennen und Ihren Muskeltonus verbessern, wobei der Wasserwiderstand Ihre Herzfrequenz und Ihre Kalorienverbrennungsrate erhöht. Einige Studien zeigen, dass beim Schwimmen in einem *kalten* Schwimmbecken nicht so viele Kalorien verbrannt werden wie bei Sportarten, die nichts mit Wasser zu tun haben, da der Körper bei Kälte Kalorien konserviert.

Treppensteigen

Das ist meine persönliche Lieblingsübung. Ich benutze einen StairMaster, der sowohl Walking/Jogging als auch das Treppensteigen simuliert. Diese Übung ist bestens geeignet, um den Po und die Beine zu straffen, dabei gleichzeitig Kalorien zu verbrennen und die kardiovaskuläre Fitness aufzubauen. Außerdem mag ich diese Geräte, weil man problemlos lesen kann, während man die Übungen durchführt, was einerseits verhindert, dass ich mich langweile, und andererseits dafür sorgt, dass ich endlich die Bücher oder Artikel lese, für die ich sonst keine Zeit habe.

Die meisten Fitnessstudios haben heutzutage Stairclimber. Sollte es in Ihrem Studio keine geben oder falls Sie zu Hause trainieren wollen, können Sie dennoch die Vorteile des Treppensteigens genießen, indem Sie eine kleine, stabile Kiste nehmen und hinauf- und hinuntersteigen. Oder Sie können einen professionellen Athleten imitieren, indem Sie auf einem Fußballplatz die Tribünen hinauf- und hinunterlaufen.

Fahrradfahren

Falls Sie kein Fahrrad besitzen, egal ob ein herkömmliches oder ein Standrad, sollten Sie sich vielleicht überlegen, ob Sie sich nicht eines anschaffen wollen. Es gibt nichts Entspannenderes, als geruhsam zum Bäcker zu fahren oder einfach nur bei Sonnenuntergang in der Nachbarschaft herumzustrampeln. Fahrradfahren ist außerdem eine wunderbare Möglichkeit, die ganze Familie an Ihrem Fitnessprogramm teilhaben zu lassen.

Standräder sind ideal für Leute, die daheim Fitness machen wollen, da sie sie vor dem Fernseher parken und gleichzeitig ihre Lieblingsshow anschauen können. Viele Fitnessstudios bieten »Spinning«-Kurse an, ähnlich wie Aerobic-Kurse, außer dass die Teilnehmer und der Trainer alle auf Standrädern sitzen. Darüber hinaus kann man in Sportgeschäften Videos kaufen, die speziell für diese Art Training angefertigt wurden. Diese Videos simulieren, wie es sich anfühlen würde, wenn Sie mit Ihrem Fahrrad auf sich windenden Bergstraßen und anderen Wegen fahren würden. Besonders gut gefallen mir Standräder, die es einem gestatten, sich während des Strampelns zurückzulehnen – wirklich eine sehr angenehme Trainingsmöglichkeit!

Viele meiner Klienten haben sehr erfolgreich mit dem Standrad der Marke »Health Rider« trainiert. Mit erfolgreich meine ich, dass meine Klienten berichten, dass sie das Workout genießen und dem Gerät attestieren, ihnen beim Abnehmen geholfen zu haben. Diese Modelle sind in diversen Kaufhäusern, Sportgeschäften und über Fernsehangebote erhältlich. Da viele verschiedene Hersteller ähnliche Geräte produzieren, würde ich vor dem Kauf das Gerät sorgfältig testen, um sicherzugehen, dass es sich angenehm und stabil anfühlt.

Skitrainer

Meine Klienten und Freunde, die im Besitz solcher Geräte sind (in der Regel von NordicTrack, jedoch auch von anderen Herstellern produziert), scheinen in zwei Kategorien zu fallen: solche, die sie lieben und von erstaunlichen Resultaten berichten, und solche, denen die Benutzung dieses Geräts schwierig erscheint und die es schließlich für immer unter ihrem Bett verstauen. Wenn Sie ein herausforderndes und intensives Workout schätzen, werden Sie vielleicht feststellen, dass ein Skitrainer für Sie genau das Richtige ist.

Rudern

Rudermaschinen sind ein weiterer Ausrüstungsgegenstand, den Sie Ihrem heimischen Fitnesscenter hinzufügen oder in Ihrem örtlichen Fitnessstudio benutzen können. Falls Sie in der Nähe eines Flusses oder Sees oder gar am Meer wohnen, warum gönnen Sie sich nicht das Vergnügen und rudern zum Zwecke eines wunderbaren Workouts mit einem richtigen Boot oder Kayak und genießen dazu noch jede Menge frische Luft? Rudern eignet sich als aerobe Übung vorzüglich, um ins Schwitzen zu kommen, und es strafft sowohl die Arme und Schultern als auch den Oberkörper. Viele elektronische Rudermaschinen bieten zum Training visuell interessante Bilder und Aufregung, indem sie ein Videospiel simulieren, bei dem Sie in einem Wettrennen gegen ein anderes Ruderboot antreten.

Rollerskating und Inlineskating

Erinnern Sie sich noch, wie Sie als kleines Mädchen oder kleiner Junge Ihre Rollschuhe angezogen haben und schnell wie der Wind um den Block gesaust sind? Wie Sie vielleicht wissen, ist unser geliebter Kindheitssport mittlerweile erwachsen geworden. Ich war ein echter Fan von Inlineskating, bis ich ein paarmal gestürzt bin und mich empfindlich verletzt habe, was mir die Lust am Rollerskating verdarb. Doch viele Menschen lieben das Tempo und die Freiheit, auf dem Beton zu rasen. Rollerskating ist ein fantastisches Workout, das sowohl die in-

neren und äußeren Oberschenkel als auch den Po kräftig trainiert. Ich empfehle Ihnen in jedem Fall, zunächst Unterricht im
Inlineskating zu nehmen, wenn Sie sich für diesen Sport entscheiden – und bitte vergessen Sie nicht, dass Schützer für
Knie-, Ellbogen- und Handgelenke und Helm ein Muss sind!

Tennis (oder Racquetball)

Ich mag Tennis, weil es ein Gesellschaftssport ist, und gemeinsam mit einem Freund oder einer Freundin zu trainieren kann
Jo-Jo-Syndrom-Betroffenen helfen, ihr Fitnessprogramm auch
wirklich durchzuziehen. Sie und Ihr Tennispartner können dafür sorgen, dass Sie beide hinaus auf den Tennisplatz kommen
– Entschuldigungen werden nicht akzeptiert.

Walking/Laufband

Ich habe zu Hause ein zusammenfaltbares Laufband, das ich
platzsparend verstauen kann, wenn es nicht in Gebrauch ist.
An regnerischen Tagen oder spätabends, wenn ich keine Lust
habe, draußen zu trainieren, liebe ich es, auf mein Laufband zu
steigen. Außerdem ist es ideal, wenn man trainieren und sich
gleichzeitig eine Audiokassette anhören will. Walking ist eine
andere Übung, die man am besten mit einem Partner macht,
egal ob Mensch oder Hund. Diese Übung ist eine gute Möglichkeit, seelenvolle Gespräche mit einem Workout zu verbinden (weiter unten mehr Information zum Thema Walking).

✳ ✳ ✳

Dies sind kurze Beschreibungen von einigen wenigen der vielen aeroben Trainingsmöglichkeiten, unter denen Sie wählen
können. Weitere Workout-Vorschläge und Inspirationen finden
Sie in Fitnessmagazinen wie beispielsweise *Fit for Fun*, *Fitness
Tribune*, *Men's Health*. Ihr örtliches Fitnessstudio bietet vielleicht

Workout-Kurse an, die Spaß machen, neu und innovativ sind. Informieren Sie sich, was Ihnen am besten gefällt.

Außerdem empfehle ich Ihnen, in Secondhandläden für Sportgeräte und -ausrüstung nach dem Gerät zu suchen, das Ihnen vorschwebt, da Sie es dort unter Umständen für den Bruchteil dessen bekommen können, was ein Neugerät kostet. Sie können diese Läden in den Gelben Seiten des Telefonbuches finden. Prüfen Sie, ob das von Ihnen gewählte Gerät noch Garantien hat, die auf Sie übertragen werden können, oder ob das Geschäft solche Garantien anbietet.

Walking: auf den richtigen Weg kommen

Mir ist bewusst, dass sich nicht jeder voller Freude in ein Fitnessprogramm stürzt. Viele sehen körperliche Betätigung als eine Pflicht an und erinnern sich mit Grauen an die Turnstunden in der Highschool, als sie zehnmal um den Schulhof laufen mussten. Einige werden sagen: »Also, ich bin bereit, den Rest der Vorschläge in diesem Buch auszuprobieren, doch den Trainingsteil lasse ich lieber aus.« Andere, die sechs Monate oder länger einer vorwiegend sitzenden Tätigkeit nachgegangen sind und sich selten körperlich betätigt haben, sind gut beraten, sich nicht unvorbereitet auf ein aerobes Trainingsprogramm zu stürzen. Stattdessen sollten sie regelmäßiges Training nach und nach in ihre Lebensweise integrieren.

Walking ist eine schmerzfreie Möglichkeit, auf sanfte Weise mit körperlicher Aktivität zu beginnen, und es wird Ihnen helfen, Fett und Kalorien zu verbrennen. Obgleich es sich beim Walking nicht um eine aerobe Tätigkeit handelt (es sei denn, sie gehen schnell), wird es Sie auf den richtigen Weg bringen und vielleicht auch dazu inspirieren, später ein aerobes Training durchzuführen.

Zum Walking-Programm gehören drei Aktivitäten, die Sie Ihrer normalen täglichen Routine hinzufügen:

1. Falls Sie täglich mit dem Auto fahren, sollten Sie Ihren Wagen immer am äußersten Ende des Parkplatzes abstellen. Wenn Sie mit öffentlichen Verkehrsmitteln fahren und es machbar und sicher ist, steigen Sie eine Haltestelle vor Ihrem Ziel aus. Dies wird Ihnen die Möglichkeit geben, zu Fuß zu Ihrem Ziel zu gehen und sich auf diese Weise ein wenig körperlich zu betätigen.

2. Nehmen Sie die Treppe statt des Aufzugs oder der Rolltreppe. Sie werden schneller sein als der Rest der Menge und wahrscheinlich eher an Ihrem Ziel ankommen, als wenn Sie darauf warten würden, bis der Aufzug endlich kommt.

3. Einmal am Tag sollten Sie daheim oder an Ihrer Arbeitsstelle einen halbstündigen Spaziergang um den Block machen. Machen Sie dies zu einer festen Regel für sich und halten Sie sich immer daran. Menschen, die dazu neigen, sich nach dem Abendessen zu überessen, tun gut daran, sich anzugewöhnen, die Küche und das Haus zu verlassen und sich nach draußen an die frische Luft zu begeben. Hausfrauen, Schichtarbeiter und Personen, die zu Hause arbeiten, könnten Morgenspaziergänge machen, um ihren Stoffwechsel auf Trab zu bringen und zu verhindern, sich im Laufe des Tages zu überessen. Andere könnten ihre Laufschuhe mit zur Arbeit nehmen und in der Mittagspause einen flotten Spaziergang unternehmen. Dies ist eine natürliche Möglichkeit, Kalorien zu verbrennen und der Versuchung aus dem Weg zu gehen, sich während des Mittagessens zu überessen.

Regelmäßiges Training – wenn Sie es erst einmal in Ihr Leben integriert haben – hat einen Welleneffekt, der eine durch und durch gesunde geistige Haltung schafft. Nachdem Sie die Zeit und Umstände auf sich genommen haben, regelmäßig zu trainieren, werden Sie nicht so schnell dazu neigen, das Resultat Ihrer Mühen mit Überessen zu ruinieren.

Wenn Ihr Terminplan Ihnen keinen Spaziergang erlaubt, weil Sie abends so spät nach Hause kommen (oder wenn Sie sich nicht sicher fühlen), dann laufen Sie zum Beispiel ein paar Mal um Ihr Einkaufszentrum herum, solange es noch geöffnet hat. Nur sorgen Sie dafür, dass Sie sich von Bäckereien und Konditoreien fernhalten! Oder Sie könnten zu Hause auf der Stelle laufen oder ein Laufband benutzen, das Sie auf langsame Geschwindigkeit einstellen, während Sie Ihre TV-Lieblingsshow anschauen.

Welche Art von Training ist Ihnen am liebsten?

Bitte machen Sie nicht den Fehler, zu warten, bis Sie in der Stimmung sind, mit einem Fitnessprogramm zu beginnen, denn dieser Tag wird vielleicht nie kommen. Stattdessen treiben Sie sich selbst an, jetzt sofort mit irgendeiner körperlichen Aktivität zu beginnen.

Falls Sie nicht Mitglied in einem Fitnessstudio sind, ist es vielleicht an der Zeit, das zu ändern. Allein zu Hause zu trainieren erfordert ein hohes Maß an Selbstdisziplin – etwas, was die meisten von uns nicht haben, wenn wir gerade mit einem Diät- und Fitnessprogramm beginnen. Entscheiden Sie sich für ein Studio, in dem Sie sich wohlfühlen, wo Sie gerne hingehen und das sich in der Nähe Ihrer Wohnung oder Ihres Arbeitsplatzes befindet, damit Sie tatsächlich auch drei- bis viermal in der Woche dorthin gehen.

Vielen Jo-Jo-Syndrom-Betroffenen ist es peinlich, in ein Fitnesscenter zu gehen, weil sie denken, sie seien zu übergewichtig, um vor den Augen von Fremden in Shorts trainieren zu können. Ich verstehe diese unlogische Logik gut, da ich selbst in der Vergangenheit genauso gedacht habe. Es ist so, als wolle man sein Haus sauber machen, bevor die Putzfrau kommt, damit sie nicht denkt, man sei ein Schmutzfink. Sie sollten jedoch nicht auch in diese Falle tappen, denn schließlich sind Fitnessstudios da, um Ihnen zu helfen, feste Muskeln zu bekommen und Ihr

Übergewicht loszuwerden. Außerdem habe ich festgestellt, dass die meisten Menschen, die ihr Trainingsprogramm im Fitnesscenter absolvieren – Männer wie Frauen – zu sehr in ihrer eigenen Welt versunken sind, um die anderen Trainierenden überhaupt bewusst wahrzunehmen.

Es ist wirklich sehr wichtig, dass Sie eine Aktivität wählen, die Ihnen Spaß macht, denn sonst wird es Ihnen noch schwerer fallen, sich selbst zu einem Fitnessprogramm zu überreden. Denken Sie über Ihre natürlichen Neigungen nach, wenn Sie entscheiden, welche Art von Training für Sie das Richtige ist:

❧ Ziehen Sie es vor, allein zu sein? Dann wird es wahrscheinlich das Beste für Sie sein, wenn Sie zu Hause trainieren. Da Sie niemanden um sich haben, der Sie dazu drängt, endlich etwas zu tun, müssen Sie Ihr Training selbst in Ihren Terminplan einbauen. Das können Sie beispielsweise tun, indem Sie eine andere Beschäftigung, die Ihnen bereits zur Gewohnheit geworden ist – wenn Sie sich zum Beispiel regelmäßig um 14:00 Uhr Ihre Lieblingsseifenoper anschauen oder um 16:00 Uhr eine bestimmte Radiotalkshow einschalten –, mit dem Training verbinden. Dies könnte als Merkhilfe dienen, dass es Zeit ist für »Gute Zeiten – Schlechte Zeiten« oder Ihre Radioshow *und* Joggen auf dem Trampolin.

❧ Würden Sie lieber mit einem Partner trainieren? Dann könnten Sie eine Sportart wählen, die für zwei Personen geeignet ist, wie beispielsweise Tennis oder Squash. Außerdem könnte dies auch insofern eine ideale Situation sein, als Sie und Ihr Trainingspartner einen Pakt schließen, um sich gegenseitig liebevoll an den Tagen zum Training zu »kommandieren«, an denen Sie eigentlich keine Lust haben.

❧ Sind Sie lieber mit *vielen* Menschen zusammen? Wenn ja, mögen Sie wahrscheinlich Gymnastik, Aerobic, Yoga,

Kampfkünste oder Tanz. Wenn Sie solche Kurse besuchen, werden Sie die Gelegenheit haben, neue Freunde zu finden.

❦ Sind Sie lieber drinnen? Dann wählen Sie Aktivitäten, die in Hallen stattfinden, wie beispielsweise Squash, Kampfkünste, Tanzen oder Schwimmen – oder trainieren Sie zu Hause.

❦ Sind Sie lieber draußen? Dann wären Tennis, Fahrrad-fahren, Teamsportarten wie Volleyball etc., Kajakfahren, Jogging, Wandern oder Walking für Sie das Richtige.

❦ Möchten Sie Ihr Stressniveau senken? Dann wären Sie wahrscheinlich am glücklichsten mit einem Fitnesspro-gramm, das Körper, Geist und Seele einschließt, wie zum Beispiel Yoga, Tai-Chi oder Felsenklettern.

❦ Möchten Sie Ihre Muskeln aufbauen? In diesem Fall wäre Training mit Gewichten Ihr ideales Workout, wie Gewicht-heben, Krafttraining an entsprechenden Geräten, Yoga, Jogging auf sandigem Boden oder Bodytoning.

Es gibt noch andere Faktoren, die Sie bei Ihrer Entscheidung be-denken sollten – zum Beispiel Ihr Budget. Manche Trainings-programme, wie Racquetball oder die Mitgliedschaft in einem Fitnesscenter, können ziemlich kostspielig sein, vor allem da Sie sich ein Trainingsoutfit mit den passenden Schuhen anschaffen und die monatlichen Beiträge einkalkulieren müssen. Als ich Mitglied in einem Fitnesscenter war, benutzte ich in erster Linie den Stairclimber und Hanteln. Ich merkte, dass es billiger und bequemer war, mir einen eigenen Stairclimber und ein paar Hanteln anzuschaffen und die Kosten für den monatlichen Mit-gliedsbeitrag zu sparen (und ich musste mich nicht mehr in die Reihe der Wartenden stellen, um den Stairclimber benutzen zu können). Andere Workout-Programme, wie Walking oder die Benutzung eines Fitnessvideos, kosten so gut wie nichts (wobei Sie darauf achten sollten, das richtige Schuhwerk zu tragen, egal für welches Training Sie sich entscheiden).

Halten Sie Ihre Motivation aufrecht

Wie oft haben Sie sich schon in einem Fitnessstudio angemeldet, sich Trainingsgeräte für zu Hause gekauft oder sich geschworen, regelmäßig zu joggen, nur um es einen Monat später wieder aufzugeben? Wenn es Ihnen so geht wie den meisten Jo-Jo-Syndrom-Betroffenen, wird die Antwort wahrscheinlich lauten: »So oft, dass ich es nicht mehr zählen kann.«

Training – obgleich ein sehr wichtiger Teil jedes Programms zur Gewichtsreduzierung – ist in der Regel das Erste, was aufgegeben wird, wenn man plötzlich viel zu tun hat. Für einige Leute ist das Anfangen der schwierigste Teil, aber sobald die Betreffenden sich das Training zur Gewohnheit gemacht haben, beginnen sie es so sehr zu genießen, dass sie es nicht mehr aufgeben wollen. Doch für die meisten von uns ist es schwer, dabeizubleiben. Wir laufen, heben Gewichte oder schwimmen so lange, bis wir in Form sind, und hören dann aus dem einen oder anderen Grund mit dem Trainieren auf. Und wenn wir nicht mehr trainieren, fangen wir oft wieder an, zu viel zu essen.

Bitte halten Sie sich dieses Mal an Ihre Fitnessroutine! Vergessen Sie nicht: Es gibt keinen guten Moment, mit dem Training aufzuhören. Wir sind nicht eines Tages plötzlich in Topform und sagen: »Okay, jetzt reicht es mit dem Training. Von heute an muss ich mich nie wieder damit beschäftigen.«

Hier sind einige Tipps, die Ihnen helfen werden, bei Ihrem Fitnessprogramm zu bleiben. Probieren Sie sie aus – sie helfen tatsächlich!

❧ Wenn Sie den Sport lieben, den Sie sich ausgesucht haben, wird es Ihnen eher gelingen, dabeizubleiben. Vergessen Sie nicht, dass es eine Weile dauern kann, bis Sie die für Sie richtige Aktivität finden, also haben Sie Geduld, wenn der Sport, den Sie gerade betreiben, sich nicht hundertprozentig richtig für Sie anfühlt. Anstatt ganz mit dem Trainieren aufzuhören, suchen Sie sich eine Alternative.

❧ Planen Sie Ihr Training so in Ihren Tagesablauf ein, wie Sie es mit jeder anderen wichtigen Aktivität tun würden. Legen Sie Wochen im Voraus fest, welche Tage und Zeiten am besten sind, um zu trainieren; tragen Sie die entsprechenden Daten und Zeiten in Ihren Kalender ein. Versuchen Sie, bei der Planung Ihrer sportlichen Aktivitäten realistisch zu sein, um selbst verursachte Frustrationen zu vermeiden. Außerdem ist es empfehlenswert, Ihr Training auf die Zeit zu legen, in der Ihre Energie am höchsten ist (wenn Sie zum Beispiel ein »Morgenmensch« sind, planen Sie Ihre Aktivitäten für die frühen Morgenstunden), mit dem Ergebnis, dass Sie mehr Lust auf das Training haben.

❧ Betrachten Sie Ihr Training nicht als etwas, was Sie entweder tun oder lassen können. Genau wie Sie nicht im Traum daran denken würden, ein wichtiges Treffen oder einen Arzttermin zu versäumen, sollten Sie sich an Ihr Versprechen sich selbst gegenüber halten und jedes Mal Ihr Training absolvieren, wenn es in Ihrem Kalender vermerkt ist.

❧ Wenn Sie anfangen, sich mit sich selbst darüber zu streiten, warum Sie keine Zeit zum Trainieren haben, *halten Sie sofort inne*! Geben Sie sich nicht die Zeit, überhaupt zu überlegen, nicht zu trainieren. Sie halten schließlich auch nicht inne und diskutieren mit sich selbst, ob Sie jeden Tag duschen sollen, oder? Natürlich nicht! Oder halten Sie etwa inne und sagen: »Also, heute habe ich keine Zeit fürs Haarkämmen und Zähneputzen«? Nein. Zählen Sie das Trainieren zu dieser Kategorie von Tätigkeiten, die

Sie selbstredend tun, wie zum Beispiel Ankleiden oder
Körperpflege.

❧ Kaufen Sie sich ein neues Trainingsoutfit oder ein paar
neue Trainingsschuhe. Es gibt nichts Besseres als Anreiz
zum Trainieren, als sich attraktiv zu fühlen. Genauso wie
Sie lieber in die Arbeit gehen, wenn Sie ein schmeichel-
haftes neues Kleid oder einen neuen Anzug tragen, wird
Ihnen die Vorstellung, zu trainieren, viel mehr zusagen,
wenn Sie wissen, dass Sie optimal aussehen.

❧ Belohnen Sie sich für das Trainieren, doch warten Sie, bis
Sie mit Ihrem Workout fertig sind. Zum Beispiel können
Sie sich Ihren Abendsnack für nach dem Training aufheben. Oder stecken Sie jedes Mal, wenn Sie trainieren,
einen Euro in Ihre Spardose und kaufen Sie sich einmal
in der Woche oder im Monat etwas Schönes dafür.

❧ Beten Sie um spirituelle Unterstützung bei der Festigung
Ihrer Motivation, gut auf Ihren Körper zu achten. Gott
erfüllt *alle* unsere Bedürfnisse, einschließlich der emotionalen. Wir müssen uns jedoch daran erinnern, ihn
um Seine Hilfe zu bitten.

❧ Teamsportarten können Ihr Fitnessprogramm sowohl
vergnüglicher machen als auch Ihre Motivation aufrechterhalten (nichts ist besser geeignet, Sie zum Trainieren zu
zwingen, als ein festgesetztes Rückspiel). Rufen Sie Ihre
Volkshochschule oder sonstigen örtlichen Einrichtungen
an, um Informationen über die Mitgliedschaft in einem
Volleyball-, Fußball- oder Handballklub zu erhalten.

❧ Spielen Sie mit dem Gedanken, einen persönlichen Trainer
zu engagieren. Er wird Ihnen helfen, ein Fitnessprogramm
auszuarbeiten, das auf Ihre Ziele und Bedürfnisse abge-

stimmt ist. Dann wird der Trainer Sie durch das ganze Workout begleiten – entweder zu Hause oder im Fitness-studio –, um sicherzustellen, dass Sie jede Übung genau und richtig durchführen. Eine weise Freundin von mir zahlte ihrem persönlichen Trainer sein Honorar für drei Monate im Voraus. Auf diese Weise sorgte sie dafür, nicht wieder voreilig mit dem Trainieren aufzuhören, wie sie es in der Vergangenheit schon so oft getan hatte. Außerdem gab ihr der Trainer einen beachtlichen Rabatt für ihre Vorauszahlung. Um die Kosten für einen Trainer zu er-fragen (manche sind sogar zu einem Tauschhandel bereit – fragen Sie ihn einfach), rufen Sie am besten ein Fit-nessstudio an.

❧ Gemeinsam mit einem Freund/einer Freundin Sport zu treiben ist eine weitere Möglichkeit, Ihre Motivation hoch zu halten, Spaß zu haben und mit jemandem reden zu können, während Sie trainieren. Schließen Sie einen Pakt miteinander mit dem Ziel, keine Entschuldigungen zu akzeptieren, sollte der eine oder andere nicht trainieren wollen, und Sie werden sich gegenseitig dazu motivieren, Ihre Fitnessroutine einzuhalten.

❧ Bilden Sie mit Ihren Nachbarn einen Walking-Klub. Sie gehen dann gemeinsam zu viert oder fünft los, was eine Menge anregender Gespräche garantiert, und außerdem fühlen Sie sich vielleicht sicherer in einer Gruppe.

❧ Ebenso wie Ihre Diät sollten Sie Ihr Trainingsprogramm auch langsam, einen Tag nach dem anderen, einhalten. Setzen Sie sich kurzfristige Ziele und vergrößern Sie all-mählich Ihre Laufdistanz, Ihr Durchhaltevermögen oder Ihre Fähigkeit, immer schwerere Gewichte zu stemmen. Versuchen Sie, sich nicht mit anderen zu vergleichen, außer in dem Wunsch, sich selbst größere Ziele zu setzen.

❧ Es werden keine Entschuldigungen (außer Krankheit oder Verletzung) als Grund für das Auslassen Ihrer Trainingsstunde akzeptiert. Wenn Sie – nachdem Sie hinsichtlich Ihrer Gründe schonungslos ehrlich gegen sich selbst gewesen sind – beschließen, dass Sie an diesem Morgen tatsächlich nicht wie geplant trainieren können, dann sollten Sie Ihr Workout auf den Abend verlegen. Vergessen Sie nicht, Entschuldigungen werden Ihnen nicht helfen, Ihr Übergewicht loszuwerden.

❧ Einige Leute geben ihr Fitnessprogramm auf, weil sie es zu weit getrieben und einen sogenannten Trainings-Burn-out beziehungsweise ein Übertrainingssyndrom erlebt haben. Seien Sie realistisch, wenn Sie ein Fitnessprogramm in Ihre Lebensweise integrieren, und bemühen Sie sich um eine Balance zwischen zu wenig und zu viel Training.

❧ Planen Sie, ein Wochenende in einem Hotel zu verbringen, oder haben Sie einen auswärtigen Geschäftstermin? Das ist kein Grund, Ihre Fitnessroutine zu unterbrechen. Diese kleinen Reisen ruinieren oft das Trainingsmuster und können dazu führen, dass Sie Ihr Fitnessprogramm ganz einstellen. Übernachten Sie nur in Hotels, die entweder Fitnessräume oder Informationen über nahe gelegene Fitnessklubs anbieten, die Arrangements für Hotelgäste oder Joggingwege bereitstellen.

❧ Ich, wie so viele meiner Klienten, habe festgestellt, dass aerobe Übungen kreatives Denken fördern. Ich denke, das hat mit der verstärkten Sauerstoffaufnahme und Serotoninproduktion während des Trainierens zu tun. Aus diesem Grund sollten Sie vielleicht beim Workout einen kleinen Kassettenrekorder oder Papier und Stift bei sich tragen, um Ideen festzuhalten, wenn sie Ihnen einfallen. Dieser positive Aspekt wird dazu beitragen, die Motivation aufrechtzuerhalten – vor allem bei Stressessern, die oft behaupten, dass ihre vielen Verpflichtungen ihnen keine Zeit zum Trainieren lassen.

❧ Sollte schließlich Ihre Motivation zum Trainieren wirklich niedrig sein, versuchen Sie es mal mit meinem persönlichen »15-Minuten-Pakt«. Sagen Sie sich: »Ich werde 15 Minuten lang trainieren. Falls ich nach 15 Minuten aufhören will, werde ich aufhören. Schließlich sind 15 Minuten besser als gar nichts.« Ich kann Ihnen wirklich garantieren, dass Sie nach den 15 Minuten weitermachen wollen und auf diese Weise, beinahe ohne es zu merken, ein 40-minütiges Workout absolvieren.

Regelmäßiges Training ist genauso wichtig wie die anderen Schritte bei der Heilung vom Jo-Jo-Syndrom, also übergehen Sie es bitte nicht. Zu viele Untersuchungen bestätigen, dass trainierte, gesunde Körper das Resultat einer kalorien- und fettarmen Diät gepaart mit regelmäßigem Workout sind. Vergessen Sie nicht: Trainieren ist nicht etwas, was Sie tun oder lassen können, wenn Sie erfolgreich und ein für alle Mal Ihr Übergewicht loswerden wollen!

✳ ✳ ✳

11

JO-JO-SYNDROM:
STRATEGIEN FÜR EINE
GESUNDE LEBENSWEISE

»Exzessives Essen ist der Gesundheit, dem Ruf
und der Glückseligkeit im Himmel abträglich;
es verhindert den Erwerb spiritueller Verdienste
und ist verhasst unter Menschen; aus diesen Gründen
sollte man es sorgfältig vermeiden.«
Hinduismus, Gesetzbuch des Manu 2.57

Menschen mit dem Jo-Jo-Syndrom machen sich oft Sorgen darüber, wie sie Überessen vermeiden können, wenn sie nicht zu Hause sind. Aufgrund des großen Drucks und der zahllosen Versuchungen, denen man »draußen« ausgesetzt ist, müssen Jo-Jo-Syndrom-Betroffene wachsam sein und darauf achten, Überessen und die daraus resultierende Gewichtszunahme zu vermeiden.

Es gibt keinen Zweifel – Abnehmen erfordert oft ungeheure Selbstdisziplin angesichts kalorienreicher Versuchungen, Stress oder starker Emotionen. Da gibt es zum Beispiel den Wagen mit den leckeren Desserts, den die Serviererin im Restaurant unter Ihrer Nase vorbeischiebt. Oder die Geburtstagstorte der wohlmeinenden Kollegen. Tante Marias süße Weihnachtsplätzchen. Und die verführerischen Büffets mit exotischen Speisen, die auf Kreuzfahrten, Hochzeiten und Festen und in »All you can eat«-Restaurants angeboten werden.

Manchmal fühlt es sich so an, als hätte sich die ganze Welt gegen Sie verschworen, mit einem einzigen Ziel, nämlich Sie dazu zu bringen, sich zu überessen. Was soll ein Jo-Jo-Esser in einem solchen Fall tun?

Obwohl ich eine Klientin hatte, die tatsächlich versuchte, ihr Leben so zu gestalten, dass sie nie außerhalb ihrer eigenen Küche eine Mahlzeit einnehmen musste, wollen – oder können – die meisten von uns nicht vermeiden, in Restaurants, bei Freunden oder auf Festen zu essen. Und Sie müssen es auch gar nicht!

Dieses Kapitel beschäftigt sich ausführlich mit Möglichkeiten, wie Sie Ihr Jo-Jo-Essen unter Kontrolle halten können, trotz der Hindernisse und Probleme, die unweigerlich auftauchen. Genauso wie Sie Ihre Chancen, dem Feuertod zu entgehen, verbessern können, indem Sie schon vorher einen Fluchtweg planen, können Sie davon profitieren, zu lernen, wie Sie diesen weit verbreiteten Völlerei-Fallen ausweichen können.

Dieses Kapitel gibt Ihnen einige Werkzeuge für das Überleben solcher Situationen und zeigt Ihnen Möglichkeiten, wie Sie Ihr Jo-Jo-Syndrom kontrollieren können. Doch das bei weitem wirksamste Hilfsmittel, das Sie sowohl bei sich zu Hause als auch draußen immer bei sich haben können, ist das Wissen, dass Sie allein verantwortlich sind für das, was in Ihren Mund hineingeht (oder auf Ihre Oberschenkel oder Ihre Taille). Egal, welche Schwierigkeiten Ihnen das Leben präsentiert, und egal, wie sehr Ihr schlechtes Gewissen Sie plagt, wenn Sie eine Essenseinladung (im Restaurant oder selbstgekocht) ablehnen – halten Sie sich stets vor Augen, dass Sie die Kontrolle haben über alles, was Sie essen.

Essen im Restaurant – leicht und bekömmlich

Wenn Sie zum Essen ausgehen, sollten Sie sehr ehrlich gegen sich selbst sein hinsichtlich der Essensmenge. Viele Restaurants sind berüchtigt für ihre extragroßen Portionen; oft werden Ihnen Portionen serviert, die leicht für zwei Personen reichen würden. Da es zur Heilung vom Jo-Jo-Syndrom dazugehört, nur jeweils eine Portion zu essen – egal um was es sich dabei handelt –, müssen Sie mit dem Essen aufhören, sobald sich ein Sättigungsgefühl einstellt. Sie müssen sich in Erinnerung rufen, dass ein voller Teller nicht bedeutet, dass Ihnen der Kellner die ausdrückliche Erlaubnis zum Überessen gibt! Benutzen Sie Ihren gesunden Menschenverstand, um herauszufinden, wie groß in etwa eine normale Portion ist. Natürlich weiß ich, dass die Versuchung, »den ganzen Teller« leer zu essen, oft stärker ist, daher finden Sie hier ein paar hilfreiche Tipps:

❧ Bevor Sie etwas bestellen, schauen Sie sich die Portionen der anderen Gäste an, die ihr Essen schon bekommen haben. Handelt es sich dabei Ihrer Einschätzung nach um normale, mittlere oder Riesenportionen?

❧ Wenn sie riesig aussehen, fragen Sie Ihre Serviererin, ob Sie nicht eine halbe Portion haben können. Viele Restaurants erfüllen Ihnen gerne diesen Wunsch. Bei einer kleineren Portion werden Sie weniger versucht sein, sich zu überessen.

❧ Wenn Ihnen die Vorstellung keine Schwierigkeiten bereitet, wie wäre es, wenn Sie eine Riesenportion mit Ihrem Tischgenossen teilen? Selbst wenn Sie dafür zusätzlich einen kleinen Betrag entrichten müssen, macht sich dies durch die gesparten Kalorien bezahlt.

❧ Vergessen Sie nicht, dass es nicht verschwenderisch ist, wenn Sie Ihren Teller nicht ganz leer essen. *Wirklich* verschwenderisch ist es, wenn Sie mehr essen, als Sie brauchen, und dann wegen der Pfunde, die Sie vielleicht dadurch zunehmen, wütend auf sich selbst sind.

❧ Konzentrieren Sie sich beim Essen auf die Unterhaltung mit Ihrem Tischnachbarn und lenken Sie auf diese Weise Ihre Aufmerksamkeit vom Essen ab. Eignen Sie sich die gesunde Gewohnheit an, zwischen den Bissen das Besteck abzulegen, um gedankenloses Essen zu vermeiden.

❧ Sobald Sie das Gefühl haben, satt zu sein (nicht vollgestopft), sollten Sie einen der folgenden Vorschläge
befolgen, bevor Sie überhaupt Zeit haben, darüber
nachzudenken, ob Sie noch etwas essen wollen: Legen
Sie Ihre Serviette auf den Teller, damit Sie die Essensreste
nicht sehen, nehmen Sie eine Zigarette (Ihre eigene oder
die eines anderen) und drücken Sie diese in den Essensresten aus oder streuen Sie Pfeffer, Zucker oder Tabas-
cosauce über Ihren Teller – egal, was es ist, Hauptsache,
es spricht Sie nicht mehr an.

Erlauben Sie sich nicht einmal einen flüchtigen Gedanken daran, noch mehr zu essen, wenn Sie satt sind, *egal*, wie gut Ihnen
die Speise schmeckt. Schieben Sie Ihren Teller an den Tisch-
rand, um dem Kellner zu signalisieren, dass Sie mit dem Essen
fertig sind und es begrüßen würden, wenn er den Teller weg-
räumt. Nach 10 oder 15 Minuten müsste Ihr Gehirn Ihren Magen eingeholt und die Signale registriert haben, die besagen,
dass er voll ist. In der Zwischenzeit können Sie auf die Toilette
gehen und sich die Zähne putzen (achten Sie darauf, immer
und überall eine Zahnbürste und Zahnpasta dabeizuhaben).
Dann bestellen Sie ein Glas kohlensäurehaltiges Mineralwasser
oder Fruchtsaft mit zerstoßenem Eis, damit Sie nicht das Gefühl haben, mit »leeren Händen dazustehen«, falls Ihre Tischgenossen noch essen.

Ein paar Ratschläge für Zwangsesser

Falls Sie zu den Zwangsessern gehören, spielen Sie bitte nicht
folgendes Spiel, wie es so viele tun: Sie stellen fest, dass das
Essen auf Ihrem Teller auch Ihr Binge Food enthält. Es sieht absolut köstlich aus. Das Wasser läuft Ihnen im Mund zusammen.
Also sagen Sie sich: »Ich kann so tun, als hätte ich nicht ge-
wusst, dass diese Mahlzeit auch mein Binge Food enthält, und
dann wäre es auch nicht wirklich mein Fehler, wenn ich es essen

würde.« Nun, vielleicht wäre es tatsächlich nicht Ihr »Fehler«, dieses Gericht zu essen, doch werden Sie derjenige sein, der sich damit überisst. Sie werden derjenige sein, der sich dick, elend und unbeherrscht fühlt. Daher ist es unerlässlich, dass Sie die Verantwortung übernehmen für das, was Sie essen.

Falls Sie vor dem Dilemma stehen, eine Entscheidung fällen zu müssen, wie beispielsweise: »Ist es okay, mein Binge Food zu essen, oder nicht?«, sollten Sie sich daran erinnern, dass Sie in Wirklichkeit gar keine Wahl haben. Wenn Sie die betreffende Speise essen, werden Sie immer wieder vor dieser schwierigen Entscheidung stehen und wahrscheinlich immer wieder schwach werden – entweder heute oder in den nächsten Tagen. Und Heißhungerattacken sollte man nicht auf die leichte Schulter nehmen, da sie schwierig zu beenden und schädlich für die Selbstachtung sind.

Vergessen Sie nicht: »*Wenn es sein soll, dann ist es meine Sache.*« Ins Restaurant zu gehen bedeutet nicht, gegen Ihr Binge Food anzutreten. Es gibt viele Möglichkeiten, Ihre Diät einzuhalten und mit Ihrer Mahlzeit vollkommen zufrieden zu sein. Das Wichtigste, was Sie sich beim Essen in Restaurants merken sollten, ist, dass selbst ein kleiner Bissen von Ihrem Binge Food eine Essattacke auslösen kann, daher sollten Sie sich vor dem Bestellen genau erkundigen, wie die Speise zubereitet wird. Haben Sie keine Angst, dem Kellner oder der Kellnerin Fragen über die von Ihnen gewünschte Speise zu stellen; es gehört zu ihrem Job, Ihnen über die von Ihnen bestellte Mahlzeit Auskunft zu geben. Einige mögliche Fragen sind hier aufgelistet:

❦ Personen, deren Binge Food Brot ist, sollten vielleicht fragen, ob die Fleischgerichte mit einem Brotteig zubereitet werden oder ob die Suppe mit Mehl eingedickt ist. Bitten Sie, dass man Ihnen kein Brot oder Toast oder Ähnliches serviert bzw. es nur Ihrem Brot essenden Tischgenossen hinstellt oder ob man es durch eine Extraportion Gemüse ersetzen kann.

❧ Personen, deren Binge Food Zucker ist, sollten sich vielleicht erkundigen, ob die gewünschten Speisen Zucker enthalten, vor allem wenn er sich in Saucen, Gemüse, Dressings und Salaten versteckt.

❧ Zwangsesser, für die salziges Junkfood gefährlich ist, sollten vor allem frittierte, knusprige Speisen meiden und sich erkundigen, wie Fleischgerichte zubereitet werden.

❧ Personen, deren Binge Food scharfe Speisen sind, sollten fragen, ob die Zutaten durch andere ersetzt werden können, um den Speisen die Schärfe zu nehmen. Heutzutage sind die besseren Restaurants bereits daran gewöhnt, natriumarme Menüs zuzubereiten, und Sonderwünsche sind willkommen. Fragen Sie einfach nach Speisen, die nicht scharf sind, und Sie werden feststellen, dass Ihre Bitte gern erfüllt wird. Andernfalls sollten Sie sich vielleicht überlegen, das Restaurant zu wechseln.

❧ Zwangsesser, für die Milchprodukte gefährlich sind, müssen in Erfahrung bringen, ob bei der Speisenzubereitung ihr Binge Food verwendet wurde. Falls Käse Ihr Binge Food ist, dann bitten Sie darum, dass er weggelassen wird – eine überaus plausible Bitte, die dem Restaurantpersonal wahrscheinlich keine Mühe bereiten wird. Bevor Sie Ihre Bestellung aufgeben, stellen Sie sicher, dass Ihr Gericht nicht mit weißer Soße bedeckt wird. Und natürlich sollten Sie für Ihren Salat ein milchfreies Dressing bestellen.

Solange Sie Ihr Binge Food vermeiden, werden Sie wahrscheinlich in der Lage sein, in jedem Restaurant Ihrer Wahl zu essen, ohne das Gefühl zu haben, die Kontrolle über Ihre Esslust zu verlieren.

Ratschläge für das Reisen ohne
die Gefahr des Überessens

Die Richtlinien für Restaurants sind auch für Reisen oder Ferien-
aufenthalte anwendbar. Zudem wäre es eine gute Idee, wenn
Sie dieses Buch mit in Ihren Koffer packen, um im Zweifelsfall
noch mal nachzulesen, wenn Sie weit weg von zu Hause sind.

Die meisten Menschen klagen darüber, im Urlaub zuzunehmen, und es gibt eine Menge Gründe, warum das so ist.

Der erste Grund ist der, dass viele von uns vor Antritt einer
Reise unrealistische Erwartungen darüber haben, wie wir uns
fühlen werden. Denken Sie nur an ein Ehepaar, das zehn Jahre
lang eisern spart und von dem Tag träumt, an dem es sich endlich eine Kreuzfahrt auf die Bahamas leisten kann. Die Frau
stellt sich vor, wie elegant sie sich in ihrem Abendkleid fühlen
wird, wenn sie mit dem Kapitän diniert und anschließend mit
ihm tanzt, während ihr Mann davon träumt, auf dem Deck spazieren zu gehen und lange Schläfchen in der Nachmittagssonne
zu halten.

Da dieser Mann und seine Frau unterschiedliche Vorstellun-
gen und Erwartungen hegen – die alle mit Sicherheit wenig mit
der Realität zu tun haben –, ist es gut möglich, dass sie sich während der Kreuzfahrt irgendwie enttäuscht, frustriert und wütend
fühlen. Nach all den Jahren des Sparens und Träumens werden
sie sich vielleicht hintergangen fühlen, wenn die tatsächliche
Kreuzfahrt nicht mit ihren Fantasien Schritt halten kann.

Da Kreuzfahrtschiffe berüchtigt für ihre üppigen Büffets sind,
die rund um die Uhr die köstlichsten Dinge bereithalten – was
glauben Sie, wie Herr und Frau Enttäuscht ihre Zeit verbringen
werden? Wahrscheinlich damit, ihre Enttäuschung mit »All you
can eat«-Mahlzeiten hinunterzuschlucken.

Ähnlich verhält es sich mit dem viel beschäftigten Geschäfts-
mann, der das ganze Jahr über von den zwei Wochen träumt,
in denen er sich auf Hawaii entspannen kann, und der sich mit

ziemlicher Sicherheit in eine Lage hineinmanövriert, wo er nur noch isst. Auf Hawaii angekommen, wird er sich vielleicht schnell genauso gestresst fühlen wie in seinem Büro, also stopft er sich voll in dem Versuch, sich zu entspannen. Oder er stellt fest, dass ihm die Horden von Touristen extrem unangenehm sind, also versucht er, abzuschalten, und flüchtet sich in eines der Restaurants am Strand, wo er dann viel zu viel isst.

Unsere unerfüllten Erwartungen bezüglich Urlaub können zu Enttäuschung, Wut, Angst, Frustration und Depression führen – alles Gefühle, die leicht zur Folge haben können, dass wir uns aus emotionalen Gründen überessen. Das bedeutet, dass Sie in Bezug auf Ihren Urlaub realistisch sein sollten. Versuchen Sie, Ihre Reise nicht als eine magische Kur gegen Ihren Stress und Ihre Probleme zu sehen. Grundsätzlich werden Sie im Urlaub derselbe Mensch sein mit demselben Körper und derselben Persönlichkeit. Abgesehen von der Umgebung wird sich nicht viel ändern.

Keine Frage, Urlaub ist etwas Schönes. Doch Urlaub ist noch schöner, wenn Sie Ihre Erwartungen realistisch und unkompliziert halten. Träumen Sie davon, einfach mal von der Arbeit und dem ständig klingelnden Telefon wegzukommen. Freuen Sie sich auf die landschaftlich schönen Aussichten, die Ihnen geboten werden. Und wahrscheinlich werden Sie auch in der Lage sein, sich zu entspannen und Spaß zu haben. Wenn Sie Ihre Fantasien im Zaum halten, dann werden Sie auch nicht die dick machenden Gefühle auslösen, die Emotionsesser dazu veranlassen, sich zu überessen.

Der zweitwichtigste Grund, warum Urlaub zum Überessen führt, ist die Erschöpfung, die Reisen und unregelmäßige Zeitpläne mit sich bringen können. Wenn Sie mit dem Flugzeug in eine andere Zeitzone fliegen, Hunderte von Meilen mit dem Auto fahren, in fremder Umgebung schlafen oder die ganze Nacht feiern, wird Ihr Körper Sie wissen lassen, dass er müde ist. Und wie Sie vielleicht noch aus dem Kapitel über Emotionsesser wissen, ist Müdigkeit oder Erschöpfung das zweitwichtigste Gefühl, das zum Überessen aus emotionalen Gründen führt. Wir versuchen, unsere Energie durch Essen anzukurbeln, wenn wir in Wirklichkeit nur eins brauchen, nämlich Schlaf.

Aus diesem Grund ist es eine gute Idee, Ihren Urlaub so zu planen, dass Sie die Möglichkeit haben, sich so viel wie möglich auszuruhen und zu entspannen. Legen Sie Ihre Ankunft so, dass Sie nach dem Einchecken im Hotel eine oder zwei Stunden schlafen können. Muten Sie Ihrem Körper keine längeren Autofahrten zu, als er aushalten kann. Versuchen Sie, in komfortablen Hotels unterzukommen, und bitten Sie um ein ruhiges Zimmer, wo Sie weder den Straßenlärm noch Verkaufsautomaten oder den Aufzug hören können. Natürlich sollten Sie Ihren Körper nicht misshandeln, indem Sie die ganze Nacht aufbleiben und zu viel Alkohol trinken. Wenn Sie diese Ratschläge berücksichtigen, wird es Ihnen wesentlich leichter fallen, der Versuchung zu widerstehen, aus emotionalen oder Stressgründen zu viel zu essen.

Ein anderer Faktor im Zusammenhang mit Überessen im Urlaub ist, dass man mehr Zeit und Gelegenheit zum Essen hat als normalerweise. Jemand, der es beispielsweise nicht gewohnt ist, sich zu entspannen, fühlt sich vielleicht unwohl angesichts der unstrukturierten Urlaubszeit und versucht, diese Stunden mit Beschäftigungen auszufüllen, die mit Essen zu tun haben. Vielleicht verbringt er seine Zeit damit, sich über die örtlichen Restaurants zu informieren, zu planen, wo er abends essen geht, anzurufen, um einen Tisch zu reservieren, zum Restaurant zu fahren und dann, natürlich, zu essen. Das allein kann ein paar Stunden in Anspruch nehmen.

Wie ich bereits erwähnte, haben Leute, die eine Kreuzfahrt unternehmen, noch mehr Gelegenheiten, sich zu überessen, weil die meisten Kreuzfahrtschiffe mehrmals täglich »All you can eat«-Büffets anbieten. Die Jo-Jo-Syndrom-Esser, denen es darum geht, etwas für ihr Geld zu bekommen, oder die befürchten, sich etwas entgehen zu lassen, können Gefahr laufen, sich die ganze Fahrt durch die Karibik unkontrollierten Essattacken hinzugeben.

Darüber hinaus betreiben viele Schneeballeffekt-Esser im Urlaub Völlerei, weil sie Essen mit Unterhaltung verwechseln. Sich den Bauch vollzuschlagen gehört für sie zum Reisevergnügen und so überessen sie sich letztendlich in diesem irregeleiteten »Erholungsurlaub«. Doch statt beschwingt fühlen sie sich fett. Schließlich enden Ferien oft mit enormen Gewichtszunahmen, weil Zwangsesser ihr Binge Food essen.

Wahrscheinlich machen Sie nur einmal im Jahr Urlaub, vielleicht sogar noch seltener. Der Urlaub sollte eine glückliche, unvergessliche Zeit in Ihrem Leben sein. Indem Sie auf Ihren Reisen an Ihrem Diätplan festhalten, werden Sie sich körperlich und emotional besser fühlen.

Hier sind also ein paar Tipps, die Sie sich auf Ihren Reisen zu Herzen nehmen sollten:

❧ Machen Sie im Urlaub mit Ihrem Fitnessprogramm weiter. Falls Sie keinen Zugang zu der gleichen Art von Fitnessgeräten haben wie zu Hause, sorgen Sie dennoch dafür, dass Sie sich täglich irgendwie körperlich betätigen. Probieren Sie ruhig etwas Neues und Vergnügliches aus, wie zum Beispiel Tanzen, Schwimmen, Schnorcheln, Tennis, Kajakfahren oder Racquetball. Die körperliche Betätigung wird Ihnen folgenden Nutzen bringen:

- Ihre Muskeln bleiben trainiert.
- Fett und Kalorien werden verbrannt.
- Dick machende Gefühle und Stress werden vermindert.
- Sie haben gesunden Spaß und Unterhaltung ohne Kalorien.
- Sie hilft, Ihre Motivation zur Diät aufrechtzuerhalten.
- Sie ermöglicht Ihnen, Ihr Energieniveau hoch zu halten.

- Sie bietet Ihnen strukturierte Zeit und somit weniger Möglichkeiten, aus lauter Langeweile zu essen.

❧ Planen Sie auch weiterhin Ihre Mahlzeiten im Voraus. Das können Sie auch im Urlaub tun, indem Sie nämlich die Speisekarte des Restaurants lesen, das Sie besuchen wollen (normalerweise findet man diese Speisekarten in den Werbeschriften der Hotels, in Reisemagazinen und vor dem Restaurant), *bevor* Sie hineingehen. Wählen Sie ein Menü, das zu Ihrem Diätplan passt, bevor Sie sich an einen Tisch setzen, damit ein Anfall von Impulsivität oder das berüchtigte »Meine Augen waren größer als mein Bauch«-Syndrom keine Chance haben, einen Essanfall auszulösen. Falls Sie von einem Büffet essen, sollten Sie sich an die Richtlinien, die in Kapitel 9 aufgeführt sind, halten: Gehen Sie zunächst einmal um das Büffet herum und stellen Sie fest, was Ihnen gefällt und welche Speisen zu Ihrem Diätplan passen. Dann wählen Sie bis zu sechs verschiedene Speisen, die Ihre Quote für Nahrungsmittel aus der Milchprodukte-, Stärke-, Fleisch- und Obst-/Gemüse-Gruppe für diese Mahlzeit erfüllen. Und vergessen Sie nicht, nur eine Portion zu essen!

❧ Touristen und Urlaubsreisende, die mit dem Auto unterwegs sind, müssen besonders wachsam sein und darauf achten, ihre Diät einzuhalten. In dem Bemühen, Zeit und Geld zu sparen, versuchen viele Autofahrer, bei den Mahlzeiten zu sparen, was für eine Diät katastrophal sein kann! Die folgenden Tipps werden Ihnen helfen, auf dem richtigen Weg zu bleiben.

Erstens: Falls Sie die meisten Ihrer Mahlzeiten in Fast-Food-Restaurants einnehmen, sollten Sie in dem Versuch, sich nicht an fetten, frittierten Speisen und Rind- bzw. Kalbfleisch zu überessen, bei Salaten bleiben.

Zweitens: Nehmen Sie keine Snacks mit ins Auto, da durch die Ablenkung des Fahrens viele Menschen zu viel essen, ohne es zu merken. Stattdessen sollten Sie Ihre Snacks direkt nach dem Mittag- oder Abendessen zu sich nehmen, weil Sie so den Überblick behalten. Und schließlich empfehle ich Ihnen, öfter mal anzuhalten, sich zu strecken oder einen kurzen Spaziergang zu machen und mindestens zweimal am Tag zu trainieren, um Ihr Energieniveau hoch zu halten und eventuelle Ermüdungserscheinungen und das damit einhergehende Hungergefühl zu reduzieren.

❧ Reisende, die mit dem Flugzeug unterwegs sind, können die Gefahr des Überessens mit zwei wichtigen Maßnahmen verringern. Erstens: Da das von den Fluggesellschaften angebotene Menü oft fettig, salzig und während des Fluges schwer zu verdauen ist, sollten Sie am besten die Fluggesellschaft rechtzeitig anrufen und ein vegetarisches Menü oder irgendetwas anderes Gesundes bestellen (diesen Service bieten die meisten Fluggesellschaften an). Ein spezielles Menü wird weniger Kalorien, Natrium und Fett enthalten, sodass Sie sich frischer und wohler fühlen, wenn Sie am Zielort ankommen.

Zweitens sollten Sie Ihre Mahlzeiten entsprechend der Zeitzonen an Ihrem Zielort planen. Wenn Sie auf die andere Seite der Welt fliegen, kann es leicht passieren, dass Sie nicht wissen, ob es Zeit für Frühstück, Mittagessen oder Abendessen ist. Auf einer Reise, die ich vor vielen Jahren unternahm – damals litt ich noch unter dem Jo-Jo-Syndrom –, frühstückte ich, bevor ich für den Flug nach Hawaii um zehn Uhr morgens (drei Stunden später als die neue Zeitzone) zum Flughafen fuhr. Auf dem Flug wurde uns ein Frühstück serviert, das ich verputzte. Als ich dann in meinem Hotel in Hawaii ankam, war es ein Uhr mittags (hawaiischer Zeit), also aß ich zu Mittag. Mein Körper,

müde von dem beinahe sechsstündigen Flug und noch
auf die kalifornische Zeit eingestellt, hatte das Gefühl, als
wäre bald Zeit zum Abendessen (vier Uhr nachmittags).
Das bedeutete, dass mein Mittagessen üppiger als sonst
ausfiel. Und am Abend des gleichen Tages hatte ich noch
ein großes Dinner. Der Verzehr von vier üppigen Mahlzeiten an jenem ersten Ferientag führte dazu, dass sich mein
ganzer Ferienaufenthalt auf Hawaii in erster Linie ums
Essen drehte und ich in elf Tagen zehn Pfund zunahm!

Damit mir so etwas nicht noch einmal passiert, plane
ich meine Mahlzeiten im Voraus. Wenn ich einen Morgen-
flug nehme, esse ich nichts, bevor ich zum Flughafen
fahre. Ich plane meine Mahlzeiten entsprechend der Zeitzone, in die ich reise, damit ich weiß, wann und wo ich
jede Mahlzeit zu mir nehme. Auf diese Weise begrenze
ich jede mögliche Verwirrung über meine Essenszeiten
und halte meine drei täglichen Mahlzeiten ein.

❧ Planen Sie Ihren Urlaub so, dass sportliche Aktivitäten
und nicht Essen Ihre Hauptbeschäftigung sind. Anstatt
Ihre Restaurantbesuche zum Höhepunkt des Tages zu
machen, richten Sie Ihren Tag so ein, dass Sie einen Aus-
flug unternehmen oder sich eine berühmte Sehenswürdig-
keit anschauen. Oder spielen Sie ein Spiel mit sich selbst
oder mit Ihren Reisegefährten, bei dem es darum geht, wie
viel Geld Sie sparen können, wenn Sie etwas Leichtes, Gesundes essen. Investieren Sie das gesparte Geld in ein hüb-
sches Geschenk für sich selbst, das nichts mit Essen zu tun
hat (zum Beispiel ein neues Kleidungsstück, Theaterkarten
oder einen Hubschrauberflug). Sie werden sich an diese
Dinge viel länger erinnern als an eine schwere Mahlzeit.

❧ Für alle Stress- und Emotionsesser: Sie sollten dafür
sorgen, im Urlaub genug Entspannung und Ruhe zu bekommen. Es ist wichtig, dass Sie Ihr normales hektisches

Tempo drosseln. Hüten Sie sich davor, jeden Augenblick des Tages mit Aktivität auszufüllen, und gestatten Sie es sich, einfach nur faul zu sein und spontan Dinge zu tun, die Ihnen Freude machen. Meditieren Sie auch in den Ferien weiterhin täglich, damit Sie mit der Gelassenheit Ihres Geistes und Ihrer Seele verbunden bleiben.

Ihr Überlebensratgeber für Feiertage und Geburtstage, wo sich alles ums Essen dreht

Viele Jo-Jo-Syndrom-Betroffene haben Kindheitserinnerungen an Weihnachten, wo sie köstliche Plätzchen gegessen haben, an Thanksgiving und Ostern, wo das Verputzen ungeheurer Mengen von Essen die Hauptattraktion war. Feiertage und Essen scheinen für die meisten von uns Hand in Hand zu gehen, was diese Zeiten des Jahres im Hinblick auf unser Gewicht sehr gefährlich macht.

Die Berg-und-Talfahrt der Gefühle, die oft eine Begleiterscheinung von Feiertagen ist, kann diese Zeit des Jahres für Emotionsesser besonders problematisch machen. Einsamkeitsgefühle können sich einstellen, weil Sie Weihnachten nicht mit Ihrer Familie zusammen sind, oder Trauer, weil liebe Menschen an Thanksgiving nicht mehr bei Ihnen sind, Traurigkeit am Ostermorgen, weil Sie kein Kind mehr sind, und Enttäuschung, weil sich niemand an Ihren Geburtstag erinnert hat. Andererseits können auch Glücksgefühle und der Wunsch zu feiern bei Emotionsessern ein heftiges Essverlangen auslösen.

Feiertage können wie Ferien sein, indem sie mit unrealistischen Erwartungen erfüllt werden, die zu emotionalem Überessen führen können. Vielleicht träumen wir von den Geschenken, die wir zum Geburtstag bekommen werden, und vielleicht erwarten wir unbewusst, dass Feiertage auch heute noch genauso glückserfüllt sind, wie wir es als Kinder erlebt haben. Alle diese Erwartungen schaffen für Emotionsesser den Rahmen für solche dick machenden Gefühle wie beispielsweise Enttäuschung und innere Leere.

Für viele von uns bedeuten Feiertage, dass wir wieder nach Hause fahren, und uns allen ist die Tendenz eigen, essen zu wollen, wenn wir unsere Eltern besuchen. Eine Freundin von mir, die sich mit dem Jo-Jo-Syndrom herumschlägt, sagte mir, dass sie, sobald sie einen Fuß in das Haus ihrer Eltern setzt (in dem sie aufgewachsen ist), den Kühlschrank ansteuert. Als sie darüber nachdachte, warum sie sich so verhielt, entdeckte sie, dass der Besuch bei ihren Eltern ihr das Gefühl gibt, wieder ein kleines Mädchen zu sein. Und als kleines Mädchen war sie es gewohnt, sich oft zu überessen. Mit anderen Worten: Für sie ist Zuhausesein eng damit verbunden, sich von ihrer Mutter bekochen zu lassen.

Ruth, eine meiner Klientinnen, sagt mir, dass ihre Mutter auch heute noch Bonbons in der gleichen Küchenschublade aufbewahrt wie damals, als Ruth ein kleines Mädchen war. Jedes Mal, wenn Ruth nach Hause geht, um ihre Mutter zu besuchen, kann sie sich nur mit Mühe davon abhalten, die »Bonbon-Schublade« aufzumachen, weil die Angewohnheit noch immer so tief sitzt.

Eine weitere Klientin, Liz, erzählt mir, dass – wenn sie an den Feiertagen nach Hause fährt – ihre Mutter sich Sorgen um sie macht und ständig sagt: »Liz, du bist viel zu dünn!« Und dann besteht sie darauf, dass Liz etwas isst, eine Aufforderung, der Liz mit Vergnügen nachkommt, da sie die Backkünste ihrer Mutter liebt.

Die Essensrichtlinien während der Feiertage sind die gleichen wie für jeden anderen Tag des Jahres. Schließlich nimmt Ihr Körper sich nie einen Tag frei davon, übermäßige Kalorien in Körperfett umzuwandeln. Daher gibt es keine besondere Gelegenheit, die Überessen rechtfertigt – selbst wenn Tante Martha eigens für Sie etwas Köstliches zubereitet hat!

Schneeballeffekt- und Emotionsesser setzen Essen mit Feiern gleich, daher betrachten sie Feiertage und Geburtstage als eine logische Entschuldigung, mehr zu essen, als ihnen guttut. Sich bei besonderen Gelegenheiten nicht vollzustopfen bedeutet für Schneeballeffekt-Esser beinahe so etwas wie Deprivation. Das ist der Grund, warum es so wichtig ist, diese Einstellung zu erkennen und zu durchbrechen. Ansonsten werden Schneeballeffekt-Esser bei jedem sich bietenden feierlichen Anlass zu viel essen – und im Laufe eines Jahres gibt es eine Menge Feiertage, Geburtstage und sonstige festliche Anlässe.

Ich weiß, dass es in manchen Haushalten einen regelrechten Druck gibt, sich an Familienfesttagen zu überessen. Vielleicht fürchten Sie, Omas Gefühle zu verletzen, wenn Sie nicht viel essen wollen von dem Gericht, das sie gekocht hat, selbst wenn es sich dabei um Ihr Binge Food handelt. Was können Sie in einem solchen Fall tun? Nun, Sie könnten die Taktik anwenden, die allen Kindern bestens vertraut ist: Nehmen Sie sich eine kleine Portion und schieben Sie diese so lange mit der Gabel auf Ihrem Teller hin und her, bis es aussieht, als hätten Sie etwas davon gegessen.

Ich glaube jedoch, dass es das Beste ist, den Großteil der Feiertage bzw. der ausgedehnten Mahlzeiten damit zu verbringen, mit den anderen Familienmitgliedern zu plaudern oder ihnen zuzuhören und weniger damit, Essen in sich hineinzustopfen. Auf diese Weise ist Ihr Teller immer noch halb voll, wenn Ihre Neffen und Kusinen sich bereits die dritte Portion genommen haben. Essen Sie langsam, legen Sie Ihre Gabel zwischen den Bissen ab und trinken Sie viel Wasser. Wenn jemand Sie fragt, ob Sie noch etwas essen wollen, erwidern Sie einfach, aber bestimmt: »Nein danke, ich bin schon ganz satt!« Wie kann irgendjemand mit Ihnen diskutieren, wenn Sie verlauten lassen, dass Sie bereits gesättigt sind?

Falls Sie andererseits jedoch Ihre Familie wissen lassen, dass Sie gerade »auf Diät« sind, hüten Sie sich! Wahrscheinlich werden Sie sich jede Menge Diättipps und Warnungen anhören müssen, wie zum Beispiel: »Warum machst du eine Diät? Du bist doch gar nicht dick!« Auch wenn wir alle gerne Komplimente hören, geben uns diese wohlgemeinten Kommentare manchmal die explizite Erlaubnis, uns maßlos zu überessen. Wenn Onkel Max sagt, dass wir nicht dick sind, dann muss es ja wohl so sein!

Noch mehr Ratschläge für die Feiertage

Da für Menschen mit dem Jo-Jo-Syndrom Halloween, Ostern, Passah, Lichterfest und Weihnachten besonders schwere Zeiten sind, weil ständig alle möglichen Süßigkeiten und Desserts angeboten werden, müssen Zwangsesser, für die Zucker gefährlich ist, ganz besondere Vorsichtsmaßnahmen treffen:

- ❦ *Bereiten Sie selbst* keine Bonbons, Gebäck oder Süßigkeiten zu, um sie als Geschenke weiterzugeben. Die Zubereitung von Süßem führt garantiert zum Überessen. Geben Sie stattdessen lieber Geschenke, die nichts mit Essen zu tun haben.

- ❦ Wenn Sie einkaufen gehen, halten Sie sich von den Regalen mit Bonbons und süßen Backwaren fern, damit der Anblick und Duft der Süßigkeiten Sie nicht in Versuchung führt. Falls Halloween-Bonbons eine Versuchung für Sie darstellen, sollten Sie den Kindern, die an Ihre Tür kommen und Süßigkeiten verlangen, lieber andere Kleinigkeiten geben, wie etwa Fünfcentstücke (die meisten Bonbons sind überdies teurer) oder kleine, billige Plastikspielzeuge. Oder wählen Sie etwas Süßes, was Sie selbst nicht mögen, und geben Sie das den Kindern.

- ❦ Ähnliches gilt für Ostern: Wenn das Zusammenstellen von bunten Osterkörben mit Schokoladeneiern für Sie eine zu große Versuchung darstellt, machen Sie Ostern von jetzt an zu einer zuckerfreien Festivität für Ihre

Kinder. Es ist wesentlich gesünder, die Körbchen mit Plastikeiern zu füllen, in denen sich Geld oder kleine Spielsachen befinden. Oder füllen Sie die Osterkörbe mit gesunden Köstlichkeiten (vorausgesetzt, sie zählen nicht zu Ihrem Binge Food), wie beispielsweise Nüssen, Rosinen, Studentenfutter oder hart gekochten Ostereiern.

Geburtstage sind eine andere schwierige Zeit für Jo-Jo-Syndrom-Betroffene, da irgendjemand in Ihrer Umgebung mit Sicherheit einen Kuchen backen wird. Wie können Sie ein Stück Kuchen ablehnen, den jemand speziell für Sie gekauft oder gebacken hat? Dafür gibt es mehrere Lösungen:

❧ Lassen Sie Ihre Freunde und Verwandten vorher wissen, dass Sie lieber keinen Geburtstagskuchen haben wollen. Wenn Sie wissen, dass jemand vorhat, einen Kuchen für Sie zu kaufen oder zu backen, dann sagen Sie der Person rechtzeitig: »Danke vielmals, aber lieber nicht.« Ich habe festgestellt, dass diese Art der Vorwarnung geschätzt und nicht abgelehnt wird. Sie könnten auch den Vorschlag machen, dass die Mühe, die in das Kuchenbacken investiert wird, auf andere Weise genutzt werden kann, wie zum Beispiel für einen leichten Imbiss aus Obstsalat und gefrorenem Joghurt. Sie könnten sogar eine neue Geburtstagstradition ins Leben rufen – und den Druck, zu viel zu essen, verringern –, indem Sie anbieten, die Rechnung für ein kalorienarmes Geburtstagsessen zu bezahlen.
Außerdem könnten Sie (es sei denn, Kuchen ist Ihr Binge Food) ein paar Bissen Kuchen essen. Schließlich enthalten ein paar Bissen nicht *so* viele Kalorien. Kuchen ist nur dann ein Problem, wenn der darin enthaltene Zucker unangenehme, nervöse Gefühle bei Ihnen hervorruft oder wenn es sich dabei um Ihr Binge Food handelt. Nachdem Sie zwei oder drei Bissen gekostet haben, könnten Sie Ihre zerknüllte Serviette über den restlichen

Kuchen auf Ihrem Teller legen, um sich davon abzuhalten, noch mehr davon zu essen.

Oder Sie könnten es wie einer meiner Klienten machen und das Kuchenstück dankbar entgegennehmen. Dann gehen Sie damit in ein anderes Zimmer und werfen den Kuchen in den Abfall. Danach können Sie ohne Weiteres ein zweites Stück Kuchen ablehnen, da Sie ja offenbar das erste gegessen haben.

Ihre beste Verteidigung gegen automatisches Essen, das durch einen Feiertagsbesuch bei der Verwandtschaft ausgelöst wird, besteht darin, sich auf diese Situation vorzubereiten. Erinnern Sie sich zum Beispiel daran, wie sich Ihr Essverhalten ändert, sobald Sie im Haus Ihrer Eltern (oder anderer Verwandten) sind. Wie können Sie sich darauf vorbereiten, den dort herrschenden Essensdruck zu umgehen? Falls Sie dazu neigen, beim Verzehr eines bestimmten Nahrungsmittels (oder mehrerer) die Kontrolle zu verlieren, welche Schritte können Sie in einer solchen Situation unternehmen, um zu verhindern, Ihr Binge Food zu essen?

❦ Um zu verhindern, sich wie ein kleines Mädchen oder ein kleiner Junge zu fühlen (und sich auf diese Weise der Gefahr des Überessens auszusetzen, falls Sie dies als Kind taten), sollten Sie ein paar Arbeits- oder Lernunterlagen mitnehmen, wenn Sie Ihre Eltern besuchen. Dieses »Erwachsenen«-Material wird Sie daran erinnern, wer Sie als Erwachsener sind; es wird Sie in der Realität verankern, dass *Sie erwachsen* sind.

Emotionsesser müssen sich davor hüten, Gefühle an Feiertagen und Geburtstagen mit Essen hinunterzuschlucken. Diese emotional unbeständigen Gelegenheiten eignen sich – wie bereits erwähnt – besonders gut dazu, unkontrollierte Essanfälle auszulösen. Rauchen Sie innerlich vor Wut über die Art, wie Onkel

Eduard mit Ihnen redet? Oder sind Sie sauer, weil der Ehemann Ihrer Schwester ihr zu Weihnachten einen Diamantring geschenkt hat, während Sie von Ihrem Mann nur einen Mixer bekommen haben? Machen Sie sich Sorgen, weil Ihr Vater zu viel Cognac trinkt, obwohl der Arzt es ihm verboten hat? Falls Sie das Gefühl haben, nicht über diese Dinge reden zu können, ohne zu einem äußerst ungünstigen Zeitpunkt einen ernsthaften Familienzwist heraufzubeschwören, dann sorgen Sie dafür, dass Sie eine andere Möglichkeit finden, mit Ihren Gefühlen umzugehen. Zunächst einmal gestehen Sie sich Ihre Gefühle ein, anstatt sie zu bekämpfen oder zu ignorieren. Als Nächstes suchen Sie sich ein stilles Plätzchen, wo Sie allein sein können (wie beispielsweise das Schlafzimmer, Badezimmer oder den Garten), gehen Sie spazieren, wenn Sie keinen entsprechenden Ort finden können, oder reden Sie mit jemandem, von dem Sie wissen, dass er oder sie keine Vorurteile hat und ein guter Zuhörer ist. Sollten Sie allein sein, lassen Sie Ihre Gefühle raus, indem Sie zu Ihren Engeln, zu Gott oder Jesus oder irgendeiner Wesenheit sprechen, der Sie sich geistig verbunden fühlen. Befinden Sie sich in der Gesellschaft eines mitfühlenden Zuhörers, können Sie Ihre Gedanken und Gefühle mit ihm besprechen (und, um ganz sicherzugehen, derweil noch ein Gebet um geistige Hilfe sprechen). Und viertens: Überessen Sie sich nicht, nur weil Sie dick machende Gefühle haben – das würde lediglich dazu führen, dass Sie sich noch schlechter fühlen!

Falls Thanksgiving-Dinner bedeuten, dass Sie sowohl vor als auch nach dem Essen naschen *plus* drei Portionen bei einem riesigen Truthahn-Festessen verputzen, dann sollten Sie vielleicht Folgendes bedenken:

- ❧ Warum essen Sie beim nächsten Mal nicht einfach im Restaurant? Auf diese Weise werden Sie nicht so erschöpft sein von all dem Kochen. Außerdem gehen Sie damit der Versuchung aus dem Weg, während des Kochens ständig zu kosten und zu naschen, und es gibt keine Reste, um deren Verwertung Sie sich Sorgen machen müssten.

❧ Falls Sie doch an Thanksgiving zu Hause essen, sollten Sie beim Kochen zuckerfreies Kaugummi kauen. Speisen kosten und Kaugummikauen sind zwei Tätigkeiten, die man glücklicherweise nicht gleichzeitig tun kann. Darüber hinaus ist es eine gute Idee, ein Glas Wasser oder Eistee bereitzustellen und immer wieder einen Schluck davon zu trinken, anstatt von der Truthahnfüllung oder von dem, was immer Sie gerade zubereiten, zu naschen.

❧ Planen Sie im Voraus, wie Sie es normalerweise mit all Ihren Mahlzeiten machen, was Sie an Thanksgiving essen werden. Stellen Sie ein Menü zusammen, das den Richtlinien des Diätplans für Ihr Jo-Jo-Syndrom entspricht, und schwören Sie sich, sich daran zu halten, komme, was da wolle. Dieser Plan mindert die Versuchung, sich impulsiv zu überessen.

Sorgen Sie dafür, an Thanksgiving sowohl zu frühstücken als auch zu Mittag zu essen. Bis zum Abendessen zu hungern hat lediglich zur Folge, dass Sie noch hungriger sind und viel eher bereit, sich am Abend zu überessen. Falls Sie der Gastgeber oder die Gastgeberin sind, warten Sie, bis alle anderen sich bedient haben, bevor Sie zugreifen. Auf diese Weise haben Ihre Gäste bereits kräftig zugelangt, wenn Sie sich zum Essen hinsetzen, und die kleinere Portion auf Ihrem Teller wird sich nicht mehr so stark von den Portionen der Gäste unterscheiden.

Falls jemand Sie fragt, warum Sie sich kein zweites Mal bedienen, halten Sie am besten Ihren Bauch fest und erklären in dramatischem Ton: »Ich bin so voll, da passt nichts mehr rein! Noch einen Bissen, und ich platze!«

Was werden Sie tun, wenn Kuchen Ihr Binge Food ist und zum Nachtisch der traditionelle Pumpkin Pie (Kürbiskuchen) serviert wird? Eine Möglichkeit besteht darin, sich abzulenken, damit Sie sich nicht auf den Kuchen konzentrieren. Wenn andere sich am Pumpkin Pie gütlich tun, sorgen Sie dafür, dass Ihre Hände in Bewegung bleiben, indem Sie den Tisch abräumen, Mineralwasser mit Kohlensäure trinken, Ihrer Großmutter eine fesselnde Frage zu Ihrer Familiengeschichte stellen oder mit den Kindern spielen. Wenn möglich, kaufen Sie sich (einen Tag vorher) eine Packung fettfreien Frozen Joghurt mit Pumpkin-Pie-Aroma – er mundet vorzüglich, und Sie werden sich nicht so benachteiligt fühlen.

Rufen Sie sich immer wieder in Erinnerung, dass die wahre Bedeutung von Thanksgiving mit Dankbarkeit zu tun hat und nicht mit Essen.

Geben Sie Ihren Gästen so viel wie möglich von den Essensresten mit nach Hause, um zu verhindern, dass Sie sich in der Nacht oder am nächsten Tag doch noch überessen. Sollte das aus irgendwelchen Gründen nicht möglich sein, teilen Sie die Reste in kleine Portionen auf und verstauen Sie diese sofort im Tiefkühlfach. Sie werden nicht so schnell in Versuchung geraten, sich vollzustopfen, wenn es schwerer ist, an das Essen heranzukommen.

Viele Menschen stellen ihre Diät während der Feiertage zurück. Dies gilt besonders für den Zeitraum zwischen Thanksgiving und Neujahr, wenn die Menschen dazu neigen, sich verstärkt mit Essen zu beschäftigen. Am Neujahrsabend beschließen sie, die Saison des Überessens zu einem Ende zu bringen. Dies ist eine Praktik, der sich vor allem viele jahreszeitlich bedingte Schneeballeffekt-Esser bedienen. Wenn Ihnen diese Gewohnheit bekannt vorkommt, sollten Sie sich daran erinnern, dass das Jo-Jo-Syndrom weder einen Anfang noch ein Ende hat – vielmehr ist es eine Lebensweise. Also vergessen Sie nicht, dass Ihr Körper sich keine Auszeit nimmt vom Umwandeln der Kalorien in Fettpolster. Ihm ist es egal, ob heute Ihr Geburtstag ist oder Weihnachten – er nimmt auf die gleiche Weise zu oder ab wie sonst auch.

Alles in allem ist der Entschluss, sich vom Jo-Jo-Syndrom zu heilen, eine Gelegenheit für Sie, Ihre Perspektive von Essen und Nahrung als »Unterhaltung«, »Erholung«, »Feiern« oder »gesellschaftliches Beisammensein« zu verlagern. Wenn Essen nicht länger der Mittelpunkt von feierlichen Anlässen und Geburtstagen ist, dann wird zwischenmenschliche und spirituelle Interaktion zum wunderbaren Mittelpunkt. Essen nimmt oftmals die Funktion einer Mauer ein, die wahre Intimität und Vertrautheit mit unserer Familie und unserer eigenen höheren Kraft ausschließt. Wenn wir diese Barriere beseitigen, werden wir uns zunächst vielleicht verletzbar fühlen und Angst haben, dass andere uns zu nahekommen könnten. Diese Angst wird jedoch bald durch Liebe und echtes Beisammensein ersetzt.

Hochzeitsempfänge

Wie viele von Ihnen sind schon auf einem Hochzeitsempfang oder einer Party gewesen und haben dann den Großteil des Abends gleich neben dem Tisch mit den Snacks verbracht? Ich weiß, dass es mir oft so ging.

In meiner Therapiepraxis habe ich mehr Geschichten vom Überessen auf Hochzeitsempfängen und Partys gehört als bei irgendwelchen anderen Gelegenheiten. Und von diesen beiden sind Hochzeitsempfänge bei weitem der gefährlichste Ort für Jo-Jo-Syndrom-Esser, um sich zu überessen.

Viele der Betroffenen erleben auf Hochzeiten einen Ansturm dick machender Gefühle. Das kann daran liegen, weil Sie:

❀ sich verlassen, allein oder verlegen fühlen,

❀ Angst haben, dass Ihr Gewicht verhindern wird, jemals die oder den »Richtige(n)« zu finden,

❧ sich wünschen, Sie hätten ein so romantisches Liebesleben wie die Braut und der Bräutigam,

❧ glauben, dass Ihnen niemand Aufmerksamkeit schenkt,

❧ eifersüchtig sind, dass die Braut die ganze Aufmerksamkeit und Geschenke erhält,

❧ sich des Gegensatzes zwischen Ihrer eigenen Ehe und jener der zukünftigen Ehefrau bewusst werden,

❧ es Ihnen unangenehm ist, sich unter lauter angetrunkenen Menschen zu befinden und in unvermeidbarer Nähe zu Bekannten oder Verwandten, mit denen Sie eigentlich nichts zu tun haben wollen.

Sally zum Beispiel war seit vier Monaten damit beschäftigt, sich von ihrem Jo-Jo-Syndrom zu heilen, als sie eine Hochzeitseinladung von ihrer Kusine erhielt. Die Hochzeit fand an einem wunderschönen Urlaubsort statt, und die Brauteltern hatten sich das Catering, das Blumenarrangement und das Hochzeitskleid ein Vermögen kosten lassen. Sally war neidisch auf das Geld und die Aufmerksamkeit, die ihre Kusine, die Braut, bekam. Gleichzeitig hatte Sally Schuldgefühle, weil sie so »kleinlich« war. Außerdem war ihr nicht so recht klar, wie sie sich bei einem so prachtvollen Anlass verhalten sollte, und fühlte sich daher sehr unwohl und befangen. Beim Hochzeitsempfang wusste sie nicht, ob sie nun die Arme verschränken oder lieber die Hände in die Taschen stecken sollte.

»Alle anderen scheinen sich ihrer selbst so sicher zu sein«, sagte sich Sally. »Sie passen alle hierher, nur ich nicht!« Mit dem Gefühl, verlassen und verloren zu sein, ging Sally zielstrebig auf das Büffet zu, obwohl sie wusste, dass das Essen sie in Versuchung führen würde. Sie schaute sich die Schokoladentorte mit den zarten Rosen aus Zuckerguss an und dachte: »Ein Stück davon, und ich würde mich bestimmt besser fühlen. Ich habe 15 Pfund für diese Hochzeit abgespeckt, und niemand hat es überhaupt gemerkt. Ein kleines Stückchen Torte wird mir schon nicht schaden. Keiner wird es wissen ... und es wird sich sowieso keiner dafür interessieren!« Und bevor sie es sich ausreden konnte, hatte Sally ein Stück Torte im Mund und genoss liebevoll, ja mit einer geradezu sinnlichen Freude die Cremigkeit. Das Vergnügen währte jedoch viel zu kurz, und Sally nahm sich unglücklicherweise ein zweites Stück. Als sie sich endlich von den verbliebenen Tortenstücken losriss, war Sally schlecht vor lauter Zucker und Schokolade. Als sie die restlichen Stücke zählte – hatte sie wirklich so viele gegessen? –, war Sally von Selbstekel erfüllt.

Eine Hochzeit ist eine emotional aufgeladene Situation. Sie ist immer anstrengend, ob Sie nun zu den Gästen gehören oder selbst heiraten. Ich muss daher kaum erwähnen, dass das überreiche Essensangebot für den Jo-Jo-Syndrom-Betroffenen ein sehr großes Problem darstellt, der sich wegen der ganzen Situation im emotionalen Aufruhr befindet. Was können Jo-Jo-Syndrom-Esser also tun, um ein Überessen bei Hochzeitsanlässen zu vermeiden?

Zuerst einmal sollten Sie sich so weit entfernt wie möglich von den Büffettischen aufhalten. Die Versuchung ist einfach zu groß, endlos zu naschen, um Ihre dick machenden Gefühle in den Griff zu bekommen. Stattdessen sollten Sie Ihre Hände beschäftigen, indem Sie ein Glas frischen Mineralwassers halten oder den Brauteltern anbieten, ihnen bei irgendwelchen Details in letzter Minute zu helfen, wie etwa beim Arrangieren der Hochzeitsgeschenke oder des Tafelaufsatzes.

Wenn die Hochzeit in Ihrem eigenen Haus stattfindet, werden Sie ganz besonders aufpassen müssen, dass Sie sich als Reaktion auf Angstgefühle, Druck und Nervosität nicht überessen. Meine Klientin Jo zum Beispiel überaß sich bei einem Hochzeitsempfang in ihrem Haus, weil sie sich solche Sorgen machte, ob den Gästen das geschmückte Haus und das Essen, das sie vorbereitet hatte, auch gefiel.

Außerdem ist es nervenaufreibend, zu einer Hochzeit zu gehen, wo Sie keinen der anderen Gäste kennen. Jeannie, eine andere Klientin von mir, begleitete ihren neuen Freund zu einer Hochzeit, wo sie niemanden kannte. Weil sie sich so unsicher und verlegen fühlte (»Ich hatte das Gefühl, nicht der Gelegenheit entsprechend angezogen zu sein, und ich fühlte mich die ganze Zeit völlig daneben – während mein Begleiter sich großartig mit seinen alten Freunden amüsierte«), bewegte Jeannie sich den ganzen Abend nicht vom Büffet weg, um den Anschein zu erwecken, beschäftigt zu sein. Was zu einer extremen unkontrollierten Essattacke führte.

Eine zweite Möglichkeit, Überessen auf Hochzeiten zu vermeiden, besteht darin, seine Scheu zu überwinden und sich mit den anderen Gästen zu unterhalten. Wenn Sie sich – wie Jeannie – unwohl fühlen, weil Sie niemanden kennen, schauen Sie sich nach jemandem um, der wie Sie allein zu sein scheint, und fangen Sie ein Gespräch an, indem Sie eine Frage stellen, die nicht einfach mit einem bloßen Ja oder Nein beantwortet werden kann, zum Beispiel: »Wie lange kennen Sie Paul und Maria schon?«, »Wo leben Sie?«, oder: »Um wie viel Uhr wird die Band anfangen zu spielen?«

Drittens: Falls Sie vor, während oder nach der Hochzeit dick machende Gefühle verspüren, erinnern Sie sich daran, dass es ganz allein Ihre Entscheidung ist, ob Sie an dem Hochzeitsempfang teilnehmen wollen oder nicht. Oder Sie können beschließen, nur ganz kurz vorbeizuschauen.

Partys und Zusammenkünfte

Partys können – obwohl sie vergnügliche Anlässe sein sollten – zuweilen äußerst stressig sein, vor allem wenn Sie sich dick und aufgrund Ihres Aussehens unwohl fühlen, wenn die Menschen um Sie herum Sie befangen machen, wenn Sie sich unsichtbar fühlen – so als würde niemand ein Interesse an Ihnen haben –, oder wenn Sie im Gegenteil das Gefühl haben, als würde jeder Sie anstarren und verurteilen. Alle diese Gefühle können dazu führen, dass Sie ständig irgendetwas kauen oder naschen, was Ihnen hilft, Ihre Qual zu dämpfen, anstatt sich damit auseinanderzusetzen.

Es kann auch sein, dass bei Partys ein regelrechter Druck zum Essen ausgeübt wird. Ein Freund von mir ist bekannt für seine aufwändigen Feste. Das Problem ist, dass sie sich alle immer nur ums Essen drehen. Sobald Sie sein Haus betreten, fällt Ihr erster Blick auf einen riesigen Eichentisch in einem leicht erhöht liegenden Speisezimmer. Der Tisch bricht schier unter dem Gewicht der unzähligen Silberplatten, Schüsseln und Krüge zusammen – die alle die ästhetisch verlockendsten Köstlichkeiten enthalten, die Sie je gesehen haben. Und die Gäste verbringen den Großteil des Abends damit, um den Tisch herumzuwandeln und sich das Essen anzuschauen, zu essen und über Essen zu reden. Auf solchen Partys ist es äußerst schwierig, sich *nicht zu überessen* und unauffällig zu bleiben.

Jedoch anstatt auf die Gesellschaft meines Freundes und der anderen Gäste zu verzichten, habe ich gelernt, die folgenden Richtlinien einzuhalten, damit ich mich auf seinen Festen wohlfühle und gleichzeitig nur wenig esse:

❧ Die erste und wichtigste Regel für leichtes Essen auf Partys wie oben beschrieben besteht darin, zu essen, bevor Sie zu der Party gehen. Essen Sie ganz entspannt und genüsslich und trinken Sie viel, damit Sie sich satt fühlen. Beschließen Sie schon vorher, auf der Party nichts zu essen.

❧ Kommen Sie spät, ganz nach dem Motto »Je später der Abend, desto schöner die Gäste«. Auf diese Weise werden die anderen schon gegessen haben, und Sie werden sich nicht gedrängt fühlen, es ihnen gleichzutun.

❧ Halten Sie den ganzen Abend ein Glas Mineralwasser mit einem Stück Zitrone oder Limone in der Hand. Dies wird sowohl das Risiko, sich mit leeren Händen irgendwie befangen zu fühlen, verringern als auch andere davon abhalten, Ihnen einen Teller mit Essen in die Hand zu drücken.

❧ Wenn es sich bei der Party um ein Picknick, ein Barbecue oder ein Essen, zu dem jeder Gast eine Speise mitbringt, handelt, sollten Sie ein kalorienarmes und gesundes Gericht mitbringen, wie zum Beispiel ein Tablett mit bunten Gemüsestreifen oder einen frischen Obstsalat. Auf diese Art haben Sie – falls Sie großen Hunger verspüren – etwas zu essen, was Ihre Gewichtsabnahme-Bemühungen nicht sabotiert.

❧ Falls Sie ein starkes Essverlangen verspüren, bieten Sie dem Gastgeber schnell Ihre Hilfe an. Schenken Sie anderen Gästen Getränke ein, falten Sie Servietten, nehmen Sie die Mäntel der ankommenden Gäste in Empfang oder fahren Sie zum nächsten Geschäft, um noch ein paar Dinge zu besorgen, die vergessen wurden. Tun Sie einfach etwas, außer zu essen!

❧ Wenn Sie irgendwelche dick machenden Gefühle empfinden, wie zum Beispiel Wut, Verlegenheit oder Eifersucht, begeben Sie sich ins nächste Badezimmer oder gehen Sie ein Weilchen allein nach draußen. Schließen Sie einen Moment die Augen und nehmen Sie drei tiefe Atemzüge. Sagen Sie sich selbst etwas Tröstliches, wie beispielsweise: »Ich bin ein guter Mensch«, oder: »Ich mag mich«. Beten Sie um geistige Hilfe und Führung. Umarmen Sie sich im Geiste selbst, und wenn

Sie sich wieder gefasst haben, kehren Sie zu den anderen Gästen zurück.

❀ Falls es Ihnen auf der Party gar nicht gefallen will oder wenn Sie merken, dass Sie die Kontrolle über Ihre Esslust verlieren, dann verabschieden Sie sich und gehen nach Hause. Viele Menschen brechen früh von Partys auf; geben Sie sich selbst die Erlaubnis dazu, wenn es nötig ist.

Die Diät am Arbeitsplatz aufrechterhalten

Ob es sich um eine Cafeteria, den Wagen mit dem Gebäck, den Teller mit Süßigkeiten, die Ihre Kollegin mitgebracht hat, oder den Verkaufsautomaten auf dem Gang handelt – die Versuchungen, sich am Arbeitsplatz zu überessen, sind zahllos. Wie soll sich da ein Jo-Jo-Syndrom-Betroffener, der um jeden Preis Überessen vermeiden will, verhalten? Lassen Sie mich von einigen der genialen Lösungen berichten, die sich meine berufstätigen Klienten im Laufe der Jahre haben einfallen lassen:

Katherine hat auf ihrem Schreibtisch stets eine hübsche Schale mit natürlich gesüßten Bonbons und Kaugummi stehen, die frei sind von raffiniertem Zucker und künstlichen Aromen. Sie sagt, dass sie dadurch, dass sie immer etwas Zuckerfreies zu kauen hat, keinerlei Gedanken an dick machende Leckereien verschwendet, die ihre Kolleginnen in sich hineinstopfen.

✳ ✳ ✳

Patty ärgerte sich, weil es in ihrem Büro immer eine offene Packung mit frischen Donuts gab. Jedes Mal, wenn sie eine Pause machte, stand die Packung mit den Donuts da und starrte ihr direkt ins Gesicht. Heute wirft sie ein großes Handtuch über die Packung, wenn sie in die Pause geht – eine Art »Aus den Augen, aus dem Sinn«-Lösung.

✳ ✳ ✳

Sonya, die sich mit dem gleichen Dilemma konfrontiert sah, fand eine Lösung, indem sie mit ihren Kollegen sprach und sie bat, die Packung mit den Donuts auf ein höher gelegenes Regalfach zu stellen, wo sie nach wie vor für die anderen greifbar war, aber außerhalb von Sonyas Sichtweite.

✳ ✳ ✳

Ähnlich verhielt es sich mit *Hope*, die im hinteren Büro eines Geschäfts arbeitete und deren Schreibtisch sich gegenüber einer Vitrine voller Kekse befand. Jedes Mal, wenn sie aufblickte, fiel ihr Blick auf die Plätzchen, und manchmal tat sie auch mehr, als sie nur anzuschauen – sie aß sie! Um dieses Problem zu lösen, blieb Hope schließlich nichts anderes übrig, als ihren Schreibtisch auf die andere Seite des Raums zu stellen.

✳ ✳ ✳

Bridgets Dilemma bestand darin, dass sie jedes Mal, wenn sie bei der Arbeit frustriert war, vom Schreibtisch aufstand und zum Automaten ging, um sich Süßigkeiten zu holen. Nachdem sie mittlerweile seit drei Monaten mit der Heilung ihres Jo-Jo-Syndroms beschäftigt ist, stapft Bridget nun zum Getränkeautomaten und kauft sich eine Flasche Apfelsaft.

✳ ✳ ✳

Margie, eine andere Klientin von mir, die süchtig nach Süßigkeiten und Chips aus dem Automaten war, kam zu dem Schluss, dass es nur eine Möglichkeit für sie gab, sich von diesem Junkfood fernzuhalten: Sie nahm einfach kein Geld mehr mit zur Arbeit.

✳ ✳ ✳

Dianna löste das gleiche Problem auf eine andere Weise. Sie erklärte ihren Freundinnen am Arbeitsplatz, dass sie beim Abnehmen war, und bat sie, ihr dabei zu helfen, wenn sie versucht war, ihre Diät zu unterbrechen. Gott sei Dank waren Diannas Kolleginnen wirklich gute Freundinnen (man möchte schließlich nicht *irgendjemanden* um einen solchen Gefallen bitten!), da sie ihr jedes Mal Unterstützung gaben, wenn sie wieder einmal Gefahr lief, in ihr altes Essverhalten zurückzufallen. »Zweimal bin ich schon den Gang hinunter zu den Automaten gegangen«, erzählte Dianna mir, »und beide Male sind Kolleginnen mir hinterhergelaufen und haben gesagt: ›Nein, das wirst du nicht tun, Dianna! Du wirst deine Diät nicht unterbrechen, nicht, nachdem du schon so viel abgenommen hast.‹« Während wir natürlich alle selbst die Verantwortung für unser Essverhalten übernehmen müssen, ist es auf jeden Fall hilfreich, wenn wir am Arbeitsplatz der Unterstützung unserer Kollegen und Kolleginnen sicher sein können.

✳ ✳ ✳

Leigh, eine andere Klientin, überzeugte ihren Arbeitgeber von der guten Idee, ein Fitnessprogramm für die Angestellten zu starten. Ihr Chef sorgte dafür, dass Leigh und ihre Mitarbeiter einen Rabatt beim nahe gelegenen Fitnessstudio bekamen, was viele Leute in der Firma dazu anspornte, sich besser um ihr Gewicht und ihre Gesundheit zu kümmern. Heute tauschen die Kollegen Diättipps untereinander aus, anstatt an ihren Schreibtischen zu sitzen und den ganzen Tag lang Süßigkeiten zu mampfen, und nach der Arbeit gehen sie gemeinsam ins Fitnessstudio.

✳ ✳ ✳

Mary hat gelernt, ihren Arbeitstag so zu planen, dass sie beschäftigt ist, wenn ihre Kollegen einen Snack zu sich nehmen. Während sie nach wie vor gemeinsam mit den anderen zu Mittag isst, legt Mary ihre Pausen so, dass sie nicht mit dem mobilen Imbisswagen zusammentrifft, wenn sie ihren Schreibtisch verlässt.

* * *

Sarah hat festgestellt, dass sie weniger isst und sich besser fühlt, wenn sie nach dem Mittagessen um die Highschool, an der sie unterrichtet, walkt. In letzter Zeit ist sie öfters gemeinsam mit einer gesundheitsorientierten Kollegin gewalkt, und es scheint, als hätte Sarah auf diese Weise eine neue Freundin gefunden.

* * *

Tiffany war es so leid, dass ihre Kolleginnen ihr ständig irgendwelche Desserts aufdrängen wollten und sie einfach auf ihren Schreibtisch legten, dass sie beschloss, einen Pfefferstreuer mit ins Büro zu bringen und auf ihren Schreibtisch zu stellen. Wenn heute eine Kollegin ihr Nein nicht akzeptiert und darauf besteht, Tiffany irgendetwas Süßes zu geben, streut sie einfach Pfeffer darüber. Das macht die Speise ungenießbar und beseitigt die Versuchung, sich an ihrem Binge Food zu überessen.

* * *

Eine andere Klientin, *Angela*, musste sich selbst eingestehen, dass sie ihre Mitarbeiter regelrecht dazu ermutigte, ihr dick machende Leckereien aufzudrängen. Denn Angela schenkte ihren Kollegen und Kolleginnen unbewusst jedes Mal dann sehr viel Aufmerksamkeit, wenn sie ihre Angebote von Süßigkeiten oder Plätzchen zurückwies.

* * *

Elaine schien immer dann, wenn die Mittagspause näher rückte, in ein Dilemma zu geraten – wäre es besser für sie, zu Mittag zu essen, oder sollte sie lieber Einkäufe erledigen? Sie schien nie genug Zeit für beides zu haben, was bedeutete, dass Elaine oft auf das Mittagessen verzichtete und sich dann am Abend überaß. Es kam der Augenblick, in dem Elaine ihre Prioritäten klären musste. Sie sah deutlich, dass es für sie nicht ratsam war, ihr Mittagessen zu überspringen, wenn sie ihr reduziertes Gewicht halten wollte. Ihre Einkäufe erledigt sie nach der Arbeit oder am Wochenende.

* * *

Tom merkte, dass er, ohne es zu wollen, sich überaß, wenn er die Mittagspause durcharbeitete. Um dieser Tendenz entgegenzuwirken, schloss Tom einen strikten Pakt mit sich selbst, nicht an seinem Schreibtisch zu essen.

* * *

Ruth, eine Stressesserin, hatte die Neigung, sich zu überessen, wenn sie mit potenziellen Kunden zum Lunch ging. Sie musste einen Weg finden, diese Tendenz zu umgehen, ohne ihre geschäftlichen Interessen zu gefährden. Sie fand heraus, dass Meditieren vor einem Geschäftsessen ihre Nerven beruhigte. Außerdem nimmt sie ab sofort mit ihren Gästen das Mittagessen nur in einem bestimmten Restaurant in der Nähe ihres Büros ein, wo leichte, aber wohlschmeckende Kost serviert wird.

* * *

In der Cafeteria in dem Krankenhauses, in dem *Jan* arbeitet, gibt es selten Speisen, die zu ihrem Diätplan passen. Obgleich es überraschend scheint, dass eine medizinische Institution ungesundes Essen serviert, so ist es doch eine Tatsache, dass die meisten Speisen in den Mitarbeiterkantinen der Krankenhäuser aus fettem Fleisch mit viel fetter Sauce darüber bestehen. Um ihre Diät nicht zu gefährden, musste Jan ihr Mittagessen mit zur Arbeit bringen – was natürlich zusätzliches Planen bedeutete – eine Mühe, die

Jan gerne auf sich nahm, wenn dadurch der Erfolg ihrer Diät gewährleistet war. Heute bringt sie manchmal ein fettarmes Tiefkühlgericht mit, das sie in der Mikrowelle aufwärmt. Oder sie bereitet sich einen gesunden Salat zu, den sie bis zum Lunch im Kühlschrank der Krankenhausküche aufbewahrt.

* * *

Lisa war es unmöglich, vor der Arbeit zu frühstücken (sie verlässt um 6:00 Uhr das Haus). Also übersprang sie das Frühstück, doch seit sie mit ihrem neuen Diätplan begann, bereitet sie am Abend vorher sowohl ihr Frühstück als auch ihr Mittagessen vor und nimmt es am nächsten Tag mit zur Arbeit.

* * *

Audrey hatte in der Fabrik, in der sie arbeitete, Nachtschicht, und zwar von 23:00 Uhr bis 7:00 Uhr, und merkte, dass die Spätschicht überhaupt nicht dazu geeignet war, ihr zu helfen, von ihrem Jo-Jo-Syndrom loszukommen. Es hatte den Anschein, als ob Audrey nie genau wusste, welche Tageszeit gerade war, und auch nie sagen konnte, ob es Zeit fürs Frühstück, Mittag- oder Abendessen war (mir geht es ähnlich, wenn ich per Flugzeug in eine andere Zeitzone reise). »Ich wache um 9:00 Uhr abends auf, mache mich fertig für die Arbeit und esse meine erste Mahlzeit des Tages«, erklärte Audrey. »Ist das nun mein Frühstück, weil es meine erste Mahlzeit ist, oder ist es mein Abendessen, weil es schon so spät ist?«

Leider hatte diese Verwirrung oft zur Folge, dass Audrey zu oft am Tag zu viel aß. Außerdem ging sie nach der letzten Mahlzeit in den späten Morgenstunden sofort ins Bett. Schließlich musste sie sich eingestehen, dass die zweite Nachtschicht all ihre Diätversuche zunichtemachte. Ihre

Lösung bestand darin, in die Frühschicht (7:00 Uhr bis 15:00 Uhr) zu wechseln; auf diese Weise war sie in der Lage, ihren Diätplan einzuhalten und drei Mahlzeiten am Tag zu essen.

✳ ✳ ✳

Carol lernte, ihren Kollegen nicht zu sagen, dass sie auf ihr Gewicht achtete. »Wenn ich sie wissen ließ, dass ich Diät halte, reagierten sie, als würde ich zur Garde am Buckingham Palace gehören – wegen der Art und Weise, wie sie mich die ganze Zeit provozierten und bemüht waren, mich in Versuchung zu führen, damit ich mich überesse!« Sobald sie nichts mehr von ihren Diätplanen erwähnte, ließen ihre Mitarbeiter sie in Ruhe.

Über Ehepartner, Liebhaber, Verwandte und Freunde

Carols Situation im Büro, wo sie von ihren Kollegen und Kolleginnen verspottet, geneckt und in Versuchung geführt wurde, ähnelt vielleicht den Reaktionen, die Sie während einer Diät erlebt haben.

Was tun Sie, wenn Sie versuchen abzunehmen und in eine oder mehrere der folgenden Situationen geraten?

✤ Ihr Ehemann/Ihre Ehefrau fängt an, regelmäßig Ihr Lieblingsdessert mit nach Hause zu bringen.

✤ Ihre Mutter besteht darauf, dass Sie von dem Kuchen kosten, den sie eigens für Sie gebacken hat.

✤ Ihre beste Freundin sagt Ihnen, dass Sie abgezehrt und »viel zu dünn« aussehen (obwohl Sie wissen, dass Sie für Ihre Größe und Ihren Körperbau noch immer zu viel wiegen).

❧ Ihre Schwester erkundigt sich nach Einzelheiten über Ihren Diätplan und fängt dann an, einen Grund nach dem anderen aufzuzählen, warum er »für dich nie funktionieren wird«.

❧ Ihr Liebhaber sagt Ihnen, dass er Sie so mag, wie Sie jetzt aussehen, und behauptet steif und fest, dass er schlanke und durchtrainierte Frauen nicht attraktiv findet.

Es ist ziemlich wahrscheinlich, dass Sie diese und ähnliche Situationen schon einmal erlebt haben, die entweder ein Gefühl des Unbehagens hervorgerufen oder sich als Katalysator für Überessen herausgestellt haben. Außerdem ist es wahrscheinlich, dass Sie derlei Situationen auch in Zukunft erleben werden, daher ist es am besten, sich schon jetzt darauf vorzubereiten. Dies bedeutet nicht, dass Sie defensiv oder arrogant sein sollten – es reicht völlig, ein paar passende Reaktionen parat zu haben, falls Sie sie brauchen sollten.

Wie ich bereits im sechsten Kapitel (über Selbstachtungsesser) erwähnt habe, ist es wichtig für Sie, genau zu verstehen, warum Sie abnehmen wollen. Falls Sie schlank sein wollen, um Komplimente von Ihrem Ehemann oder Geliebten einzuheimsen, dann haben Sie dem Betreffenden zu viel Macht über Ihr eigenes Gewicht gegeben. Sie werden sich entmutigt fühlen, wenn derjenige nicht merkt, dass Sie zehn Pfund abgenommen haben, und Sie werden das Gefühl haben, dass Ihr Partner Ihnen die »Erlaubnis« zum Überessen gegeben hat, wenn er Ihnen Schokoladenbonbons oder irgendein anderes essbares Geschenk macht.

Um eine gesunde Körperform beizubehalten, gibt es nur eine Motivation, die funktioniert, nämlich *abzunehmen, um sich selbst zu gefallen*. Sofern Sie keine verzerrte Vorstellung vom Körper haben, die mit Magersucht (Anorexia nervosa) einhergeht, sollten Sie sich an Ihre eigenen Standards hinsichtlich des Gewichts halten, mit dem Sie sich am wohlsten fühlen. Falls jemand meint, Sie sähen wie ein Skelett aus, obwohl Sie immer noch mehr wiegen, als Sie laut den üblichen Gewichtstabellen bei Ihrer Größe und Ihrem Körperbau wiegen sollten, dann messen Sie der Aussage keine Bedeutung bei. Bemerkungen wie »Wenn du noch mehr abnimmst, wird der Wind dich wegblasen« sind als schmeichelnde Komplimente gemeint und sagen nichts darüber aus, ob Sie zu viel essen oder nicht.

Wenn die Leute mit ihren »Du bist zu dünn«-Behauptungen zu aufdringlich werden, können Sie mit der Situation auf verschiedene Weise umgehen: Zum Beispiel können Sie so tun, als hätten Sie ihnen nicht zugehört, und das Thema wechseln oder einfach nicht reagieren. Sie können den Betreffenden für das Kompliment danken und dann zu einem anderen Thema übergehen. Sie können sagen: »Danke für dein Interesse, aber ich weiß, mit welchem Gewicht ich mich am wohlsten fühle. Sollte ich in Zukunft ein Feedback wünschen, werde ich dich gerne fragen.« Oder Sie können eine noch deutlichere Reaktion wählen (nach wiederholten erfolglosen Anläufen, den Betreffenden zum Schweigen zu bringen), wie zum Beispiel: »Es macht mich traurig, dass du mir nicht zuzuhören scheinst, wenn ich dich bitte, mein Gewicht nicht mehr zu erwähnen. Mir wird deine Zudringlichkeit zuwider, und ich befürchte, dass unsere Beziehung darunter leiden wird, wenn du damit nicht aufhörst.«

Doch was ist mit Leuten, die Ihnen Essen unter die Nase schieben und köstliche Düfte direkt in das Appetitzentrum Ihres Gehirns schicken? Was ist mit dem Mann, der Sie vor drei Monaten wegen des Umfangs Ihres Hinterteils geneckt hat, Ihnen jedoch heute anbietet, von seinem Schokoladenriegel zu beißen? Und was ist mit Ihrer armen Mama, die offensichtlich keine Mühen gescheut hat, die dick machende Nachspeise zuzubereiten, mit der sie Sie jetzt in Versuchung führt? Könnten Sie jemals wieder in den Spiegel schauen, wenn Sie diese Liebesgabe ablehnen würden? Was wäre, wenn ihr morgen etwas zustoßen würde und Sie hätten ihre letzte Bitte nicht erfüllt?

Was tun Sie in diesen zugegebenermaßen schwierigen und emotional aufgeladenen Situationen? Wenn Sie wissen, dass Sie wahrscheinlich einem »Diät-Saboteur« über den Weg laufen werden, dann ist es am besten, wenn Sie sich auf die gleiche Weise innerlich stark machen, wie Sie es bei jeder Herausforderung tun würden, etwa wenn Sie Ihren Chef um eine Gehaltserhöhung bitten.

Während Sie sich für das Abendessen bei Ihrer Mutter anziehen, überlegen Sie sich genau, wie Sie im Laufe des Abends Ihr Essverhalten kontrollieren können. Vergessen Sie nicht, Sie sind erwachsen, und es ist einzig und allein Ihre Angelegenheit und geht niemanden etwas an, was und wie viel Sie essen! Wenn Sie das Angebot eines anderen freundlich ablehnen, bedeutet das nicht, dass Sie die betreffende Person ablehnen (der Gedanke, der die dick machenden Schuldgefühle auslöst); Sie lehnen lediglich die Speise ab, die Ihnen angeboten wird.

Versuchen Sie, sich in die Lage des anderen zu versetzen, um seine Motivation zu verstehen, warum er Ihnen etwas Essbares aufdrängt. Niemand will Ihnen Schaden zufügen, wenn es sich manchmal auch so anfühlen mag. Eine meiner Klientinnen beklagte sich zum Beispiel darüber, dass ihr Mann ihr jeden Abend ihre Lieblingsdonuts mitbrachte und sie somit Gefahr lief, sich zu überessen.

Am Anfang war sie wütend über seinen Mangel an Sensibilität, doch als wir uns die Situation näher anschauten, stellten wir fest, dass sie in Wahrheit ihren Mann sogar dafür *belohnte*, dass er Süßigkeiten mit nach Hause brachte. Sie zeigte sich stets beglückt, war offensichtlich damit einverstanden und genoss jeden Bissen. Dieses Verhalten ermutigte ihren Mann, dieses Gebäck jeden Abend mitzubringen.

Also seien Sie bestimmt und sagen Sie genau, wie Sie sich fühlen, wenn jemand Ihnen etwas Essbares aufdrängen will. Bestimmtheit, anders als Aggressivität, bedeutet, dass Sie die Emotionen des anderen respektieren, während Sie über *Ihre eigenen* Gefühle sprechen. Ein aggressiver Mensch würde beispielsweise sagen: »Ich bin so wütend auf dich, weil du diese verdammten Plätzchen mit nach Hause bringst, obwohl ich dir doch gesagt habe, es nicht zu tun! Wie kannst du nur so rücksichtslos sein?« Im Gegensatz dazu würde jemand, der zwar bestimmt, aber nicht aggressiv seine Meinung kundtut, die gleichen Gefühle auf eine Weise verbalisieren, die eine Kommunikation ermöglicht, da der Betreffende seine Verteidigungshaltung auf ein Minimum beschränkt.

Eine bessere Möglichkeit, Ärger auszudrücken, würde sich ungefähr so anhören: »Ich muss dir sagen, dass ich gerade ziemlich verärgert bin. Ich versuche mit allen Mitteln, abzunehmen, und es fällt mir wahrlich nicht leicht. Was ich im Moment mehr als alles andere brauche, ist deine Unterstützung, und das heißt auch, dass du mir bitte kein Eis (oder was immer Ihr Binge Food sein mag) mehr mitbringst, wenn du abends nach Hause kommst. Das meine ich im Ernst – es ist wichtig für mich, dass du damit aufhörst.«

Wenn andere eifersüchtig sind

Roberta kam in meine Praxis und begann sofort zu weinen. »Ich habe solche Schuldgefühle!«, schluchzte sie. »Mein Mann ist sicher, dass ich eine Affäre habe, wo ich doch jetzt abgenommen habe, und es ist furchtbar für mich, ihn so voller Angst und wütend zu sehen.« Roberta hatte nicht die Absicht, ihren Mann zu betrügen, doch wollte sie auch nicht, dass seine Eifersucht ihre Beziehung gefährdete. Sie überlegte sich sogar, ob sie die abgenommenen Pfunde nicht wieder zunehmen sollte, nur damit zu Hause wieder Frieden einkehrte.

Glücklicherweise wurde ihr klar, wie elend sie sich fühlen würde, wenn sie wieder übergewichtig wäre, und sie erkannte, dass das Misstrauen ihres Ehemanns sein eigenes negatives Selbstbild reflektierte und nichts mit ihr zu tun hatte.

Robertas Ehepartner, wie so viele Ehemänner, fühlte sich zunächst bedroht, als seine Frau sich in eine grazile Schönheit verwandelte. Ein Gefühl der Unsicherheit beschlich ihn, so als hätte er es nicht verdient, mit einer so attraktiven Frau verheiratet zu sein. Er dachte, dass sie ihn nun bestimmt für einen Mann verlassen würde, der ihrer würdiger war.

Oftmals heilt die Zeit die Unsicherheit eines Partners. Wenn Ihr Mann, Ihr Freund bzw. Ihre Frau oder Ihre Freundin sieht, dass Sie nicht die Absicht haben, ihn oder sie zu verlassen, wird er/sie sich beruhigen. Wenn nicht, müssen Sie sich Ihr eigenes Verhalten anschauen, um sicherzugehen, dass Sie die Eifersucht nicht provozieren (indem Sie zum Beispiel offen vor seinen/ihren Augen flirten oder sich sehr provokativ kleiden). Wenn Sie sich keines potenziell bedrohlichen Verhaltens schuldig machen, können Sie davon ausgehen, dass die Eifersucht auf der persönlichen Unsicherheit Ihres Partners beruht. Unter Umständen werden Sie nicht in der Lage sein, ihn oder sie in einen innerlich sicheren Menschen zu verwandeln, Tiefe Unsicherheit – von der Art, die auf Zusicherungen und Beruhigungen anderer Menschen nicht reagiert – hat ihre Wurzeln oft in frühen Erfahrungen von Ablehnung und Zurückweisung (zum Beispiel von den Eltern oder der ersten Liebe) und wenig mit Ihnen zu tun.

Da es bei der Heilung vom Jo-Jo-Syndrom um wesentlich mehr geht als nur darum, den Konsum von Fett und Kalorien zu reduzieren, kann es sein, dass die Änderung Ihrer Lebensweise vorübergehend das Gleichgewicht in Ihrer Beziehung gestört hat. Viele meiner Klienten, die als Teil ihres Heilungsprozesses wieder zu studieren begonnen oder ihren Beruf gewechselt haben, mussten feststellen, dass ihre Partner und Familien sich zuweilen Sorgen machten und Angst bekamen. Alle Veränderungen, selbst die positiven, mögen von Ihren Lieben eine Anpassungsphase verlangen, um sich an Ihre neue Lebensweise zu gewöhnen. Dies ist besonders dann der Fall, wenn Sie Ihr Verhalten und Ihre Pläne radikal geändert haben.

Am besten ist es, wenn Sie und Ihr eifersüchtiger Partner ehrlich über Ihre Gefühle füreinander sprechen. Sie können ein solches Gespräch beginnen, indem Sie ihn Ihre eigenen tiefen Gefühle wissen lassen. Wählen Sie einen ruhigen Moment, wenn Sie beide allein sind und sicher sein können, eine Weile nicht unterbrochen zu werden, und fangen Sie an, indem Sie zum Beispiel sagen: »Ich habe das Gefühl, als hätte sich unser Verhalten zueinander in letzter Zeit etwas geändert. Es sieht so aus, als hätte das begonnen, als ich anfing abzunehmen. Auch ich bin wirklich traurig darüber, und ich möchte wissen, ob wir vielleicht darüber reden können.« Vermeiden Sie es, dem anderen Vorwürfe zu machen oder Äußerungen von sich zu geben wie »Du scheinst in letzter Zeit so eifersüchtig zu sein«, da es wahrscheinlich ist, dass der andere darauf mit Verteidigung und Verleugnung reagiert.

Die Antwort auf Ihre einleitenden Worte wird sich dagegen eher anhören wie: »Ja, ich weiß, dass es ein paar Veränderungen gegeben hat. *Du* hast dich jedenfalls ziemlich verändert, seit du abgenommen hast!«

Selbst wenn Ihnen in diesem Augenblick das Kinn herunterfällt, sollten Sie dem Impuls widerstehen, in die Defensive zu gehen und zu sagen: »Ich? Du glaubst tatsächlich, dass *ich* es bin, die sich verändert hat?!« Stattdessen bitten Sie Ihren Partner um zusätzliche Informationen, um sich zum Kern seiner Eifersucht vorzutasten: »Auf welche Weise habe ich mich deiner Meinung nach verändert?« Vielleicht wird die Antwort Sie überraschen, doch werden Sie wahrscheinlich auch ein paar Wahrheiten erfahren.

Jetzt ist der richtige Zeitpunkt gekommen, um sich gegenseitig alle Ihre Gefühle anzuvertrauen. Sagen Sie Ihrem Partner, was es für Sie bedeutet, Ihr Leben zu verändern und fit zu sein. Sagen Sie ihm, wie aufregend das Leben jetzt für Sie ist und wie gern Sie es sehen würden, wenn er auch damit beginnen würde, an einigen Zielen zu arbeiten, die das Leben bereichern. Und was das Wichtigste ist: Beruhigen Sie Ihren Liebsten und lassen

Sie ihn wissen, dass alle diese Veränderungen nicht bedeuten, dass Sie nicht mehr mit ihm zusammen sein und ihn verlassen wollen – Sie legen nur einfach Ihre dick machende und ungesunde Lebensweise ab.

Um es noch einmal zu wiederholen: Ihr Partner mag eine gewisse Zeit brauchen, um sich an den »neuen« Partner an seiner Seite zu gewöhnen. Halten Sie jedoch unbeirrbar an Ihrem neuen Diätplan fest und fallen Sie auf keinen Fall wieder in Ihr altes Essverhalten oder Ihre negativen Angewohnheiten zurück, egal wie eifersüchtig Ihr Partner werden sollte. Niemand ist es wert, dass Sie wieder dick sind und sich in Ihrem Körper nicht wohlfühlen.

Doch nicht nur Ehepartner und Liebhaber reagieren mit Eifersucht. Auch Ihre gleichgeschlechtlichen Freundinnen oder Freunde werden von Neid erfüllt sein, wenn Ihr Körper zusehends schlanker und fitter wird. Als Resultat werden Sie vielleicht Angst vor Ablehnung, Verlassenwerden, Wut über die nur bedingte Liebe der Betreffenden und Schmerz darüber empfinden, ausgeschlossen zu sein.

Zuerst dachte *Charlotte*, sich nur einzubilden, dass sie von den Zusammenkünften ihres kleinen Freundeskreises ausgeschlossen war, mit dem sie sich regelmäßig getroffen hatte. »Viele Jahre lang haben Harry und ich uns regelmäßig mit drei anderen Paaren getroffen, um etwas zu trinken, gemeinsam zu Abend zu essen oder Karten zu spielen«, erzählte Charlotte mir. »Wir waren uns alle sehr nahe und genossen die Gesellschaft der anderen total!« Allerdings nur so lange, bis Charlotte 30 Pfund abgenommen hatte.

»Ich habe seit jeher Schwierigkeiten mit meinem Gewicht gehabt«, erklärte sie, »doch haben mich unsere Freunde nur dick gekannt. Als ich beschloss, leichter zu essen, waren sie zunächst alle so positiv und hilfreich! Sie machten mir jedes Mal, wenn sie mich sahen, Komplimente über mein Aussehen, und nachdem ich 30 Pfund abgenommen hatte, gaben sie mir das Gefühl, ich sei eine Prinzessin. Was soll ich sagen, einige der Ehemänner starrten mich den ganzen Abend lang immer wieder unverhohlen an.« Charlotte schlug die Augen nieder. »Es tut weh, daran zu denken – und ich fürchte, es hört sich wirklich an, als sei ich zu eitel –, doch bin ich mir sicher, dass zwei der Frauen in unserer Gruppe sich durch meine neue schlanke Figur bedroht fühlen und dass das der Grund ist, warum sie Harry und mich seit einem Monat nicht mehr zu ihren Zusammenkünften eingeladen haben.«

Eine andere Klientin, *Sandra*, litt auch unter der Ablehnung, die sie infolge ihrer Gewichtsreduktion erlitten hatte. Ihr Freundeskreis hatte aus fünf anderen Frauen bestanden, die sie aus der Kirche kannte, und zweimal wöchentlich aßen sie gemeinsam zum Mittagessen. Dabei verputzten sie jedes Mal riesige Portionen mit allem Drum und Dran und unterhielten sich über ihre Kinder, ihre Männer und das Leben im Allgemeinen.

Als Sandra mit dem Abnehmen begann, hänselten die anderen sie mit Sprüchen wie »Das wirst du nie durchhalten!«. Als Sandra jedoch weiterhin bei dem gemeinsamen Mittagessen kleine Portionen aß und das Dessert ausließ, hörten die Kommentare zwar auf, aber jetzt zeigte man ihr die kalte Schulter. »Ich konnte spüren, dass sie sauer auf mich waren«, erinnerte sich Sandra. »Es war so, als hätte ich irgendeinen Moralkodex gebrochen, indem ich mich nicht wie sie weiterhin überaß.«

Das Verhalten der Gruppe führte bei Sandra zu einem solchen Gefühl von Unwohlsein, dass sie nicht mehr zu dem gemeinsamen Mittagessen erschien und sonntags in der Kirche ihren »Freundinnen« aus dem Weg ging. Das daraus resultierende Gefühl der Einsamkeit veranlasste Sandra mehr als einmal um Haaresbreite dazu, ihr altes Essverhalten wieder aufzunehmen.

Wenn ein Freund oder eine Freundin Zeichen von Eifersucht wegen Ihres Gewichtsverlustes zeigt, ist es wichtig, dass Sie sich ein paar Dinge in Erinnerung rufen. Erstens: Sie haben die schlechten Gefühle, die Ihre Freundin erlebt, nicht verursacht – sie basieren auf dem Ego der Betreffenden. Ich erinnere mich an einen Sommer, in dem ich 35 Pfund zu viel mit mir herumschleppte. Es war ein heißer Sommer, und ich verbrachte viele Stunden am Swimmingpool meiner Schwägerin, wo wir viel Spaß hatten, uns gegenseitig nass spritzten und herumtollten (wir waren beide übergewichtig).

An manchen Tagen kam jedoch ihre Kusine – ein hochgewachsenes, schlankes Modepüppchen – zu uns an den Pool. Ich erinnere mich, dass ich dieser Frau aufgrund ihrer Figur und ihrer Garderobe beinahe so etwas wie Hass entgegenbrachte. Sie war ein sehr netter Mensch und hat mir nie etwas Böses getan, doch wenn ich sie sah, fühlte ich mich schlecht über mich selbst. Und anstatt mir diese Gefühle einzugestehen, übertrug ich sie auf sie.

In Wahrheit aber ist unser höheres Selbst – wie auch das höhere Selbst einer Freundin oder eines Freundes – unfähig, Eifersucht zu empfinden oder auszudrücken, da diese Emotion auf dem Glauben an Mangel und dem Gedanken »Wenn einer gewinnt, verliert der andere« basiert. Unser höheres Selbst kennt so etwas wie Rivalität oder Verlieren nicht, daher sollten Sie sich auf die Wahrheit Ihres Gegenübers und auf die Situation fokussieren und jegliches Gefühl von Schuld loslassen, das Ihr Ego Ihnen aufzudrängen versucht.

Wenn Ihre »eifersüchtigen« Freunde Ihnen bislang immer nahegestanden haben, sollten Sie ein vertrauliches Gespräch mit ihnen führen, so wie Sie es mit einem Ehepartner oder Liebhaber tun würden wie weiter oben beschrieben. Und vergessen Sie nicht, ein echter Freund wird Sie immer gern haben, egal ob Sie dick sind oder nicht. Wenn jemand Sie aufgrund Ihres Aussehens ablehnt, war derjenige von Anfang an kein wirklich guter Freund.

Und wenn es sich bei dem eifersüchtigen Freund nur um einen Bekannten handelt, dann ist es vielleicht an der Zeit, die Beziehung zu beenden. Sie sollten keine kostbaren Momente Ihres Lebens mit dem Versuch verschwenden, jemandem zu gefallen, der Ihnen nicht wirklich gut gesonnen ist. Und falls dieser Mensch auch noch dick machende Gefühle in Ihnen auslöst, sollten Sie ihm ganz besonders aus dem Weg gehen.

Äsop sagte es zuerst, und heute ist es ein Klischee, doch nach wie vor wahr und vor allem angemessen in dieser Diskussion, wie man mit dem Verhalten anderer umgeht: *Wenn du allen gefallen willst, wirst du niemandem gefallen.* Beim Abnehmen und Fitwerden handelt es sich nicht um einen gedankenlosen Vorgang, der jemandem Schmerzen zufügen kann, der Ihnen am Herzen liegt. Es ist nicht »egoistisch« im üblichen Sinne des Wortes. Daher ist es unlogisch, wenn andere Sie schlecht behandeln, nur weil Sie abgenommen haben. Während der Versuch weise ist, ihre Sichtweise zu verstehen, sollten Sie dennoch niemandem gestatten, Ihnen auf die Füße zu treten. Geben Sie durch Ihren neuen Diätplan gut auf sich acht und seien Sie Ihr eigener bester Freund.

Zum Schluss noch eine freundliche Anmerkung

Nicht jeder wird schlechte Absichten haben oder eifersüchtig sein, wenn Sie abnehmen. Einige gesellschaftliche Hindernisse haben ihren Ursprung in praktischen Quellen. Denken Sie zum Beispiel einen Augenblick daran, wann und wo Sie normalerweise Ihre Freunde treffen. Höchstwahrscheinlich werden Sie antworten: »Wenn wir gemeinsam essen.« Viele Menschen, die auf Diät sind, halten sich weitgehend von gesellschaftlichen Anlässen fern – und somit von der Möglichkeit, ihre Freunde zu sehen.

Es gibt jedoch viele Möglichkeiten, wie Sie Ihr soziales Netzwerk aufrechterhalten können, ohne sich der Versuchung des Überessens aussetzen zu müssen. Sie können unter anderem:

❧ Zu einer »leichten« Party einladen! Warum geben Sie nicht eine Party für sich und Ihre Freunde, auf der Sie gesunde Speisen und Getränke servieren? Selbst diejenigen Ihrer Freunde, die nicht auf ihre Gesundheit bedacht sind, werden die Gelegenheit begrüßen, zusammenzukommen, und sie werden Ihre leichten Speisen mit Genuss verzehren. Partys können sich auch um irgendeine vergnügliche Aktivität drehen, die nichts mit Essen zu tun hat. Wie wäre es mit einer Hufeisenwerfen- oder Schwimmparty? Warum organisieren Sie nicht eine Anstreichparty, bei der alle Eingeladenen in ihren ältesten Klamotten erscheinen und mithelfen, an einem Nachmittag ein ganzes Haus zu streichen? Bieten Sie Ihren Gästen organisierte Spiele wie Scharade an oder heuern Sie eine Band an und räumen Sie das Wohnzimmer für Kalorien verbrennende Tänze aus. Wie wäre es mit einem Mitsingabend am Klavier? (Hört sich kitschig an, ist aber wirklich ein Vergnügen!) Auf einem Fest, wo es nicht ums Essen geht, werden Sie und Ihre Gäste viel Spaß haben und die Abwechslung von einer steifen Dinnerparty mit Sicherheit genießen.

❧ Trainieren Sie mit Ihren Freunden. Sie sehen Ihre Freunde momentan nicht oft, weil Sie nicht mehr mit ihnen zum Mittagessen gehen? Warum laden Sie nicht einen oder zwei von ihnen ein, mit Ihnen ins Fitnessstudio oder zur Yogastunde zu gehen? Oder schenken Sie Ihrer besten Freundin zum Geburtstag eine einmonatige, halbjährliche oder jährliche Mitgliedschaft in dem Fitnessclub, den Sie auch besuchen.

❧ Eine andere wunderbare Idee besteht darin, eine Wandergruppe zu gründen. Legen Sie eine Zeit und einen Treffpunkt fest und machen Sie dann lange Spaziergänge mit Ihren Freunden. Das wird Ihnen jede Menge Zeit geben, die neuesten Neuigkeiten unter-

einander auszutauschen, während Sie gleichzeitig die
Möglichkeit haben, sich an der frischen Luft und schönen
Umgebung zu erfreuen und dabei noch Kalorien zu
verbrennen.

❧ Gehen Sie mit Ihren Freundinnen zum Kleiderkaufen.
Ob Sie nun etwas kaufen, sich die Schaufenster anschauen
oder einfach nur die verschiedensten Stile anprobieren –
Kleiderkaufen ist eine gute Möglichkeit, um motiviert
zu bleiben, einen schlanken, fitten Körper zu bekommen
und zu bewahren. Einkaufen mit Freunden kann
außerdem einen ansonsten ereignislosen Einkaufstag
in ein vergnügliches Abenteuer verwandeln.

❧ Melden Sie sich gemeinsam mit einem Freund oder
einer Freundin zu einem Kurs an. Haben Sie schon mal
eine geheime Sehnsucht verspürt, Hinterglasmalerei zu
erlernen? Oder wollten Sie schon immer mal Windsurfen
lernen, Ihre außersinnlichen Fähigkeiten entwickeln oder
Ihre fotografischen Fertigkeiten verbessern? Höchstwahrscheinlich geht es einigen Ihrer Freunde genauso.
Schauen Sie sich zum Beispiel das Angebot der Volkshochschule an, um herauszufinden, ob es etwas gibt,
was Sie interessiert. Nachdem Sie die notwendigen
Informationen gesammelt haben, drängen Sie Ihre
interessierten Freunde zu einer gemeinsamen Anmeldung.
Sie werden nicht nur bei einer Aktivität, die nichts mit
Essen zu tun hat, Zeit miteinander verbringen können,
sondern auch viel Spaß haben und gleichzeitig neue
Fertigkeiten erlernen.

Abnehmen muss nicht bedeuten, sich von Menschen zu isolie-
ren, mit denen Sie gerne zusammen sind. Sie können schließlich nach wie vor gemeinsam zu Mittag oder zu Abend essen,
solange Sie sich an Ihren Essensplan halten. Bestimmt werden

Sie feststellen, dass Sie in Ihrer freien Zeit viel öfter mit Ihren Freunden spielen, lernen und generell aktiv sein möchten, je mehr Sie an Ihrem neuen Diätplan festhalten. Denn Sie werden überhaupt keine Lust mehr haben, Ihre ganze Zeit mit Essen zu verbringen!

12

DAS GEWICHT HALTEN
UND DIE LETZTEN WENIGEN PFUNDE

> *» Trachtet nach dem, was droben ist,*
> *nicht nach dem, was auf Erden ist. «*

Apostel Paulus, Kolosser 3,2

Es gibt keinen besseren Zeitpunkt als den jetzigen, sich einen fitten, gesunden Körper zuzulegen. Wie viele Sommer wollen Sie denn noch vorbeiziehen lassen, bevor Sie sich in Form bringen? Und wie viel mehr Festlichkeiten wollen Sie denn noch mit einem Gefühl des Unwohlseins ertragen, nur weil Sie zu dick sind? Wie sieht es mit Klassentreffen aus? Würden Sie es nicht genießen, sich beim nächsten Treffen fit und schlank zu fühlen?

Und was noch wichtiger ist: Würden Sie sich nicht lieber uneingeschränkt Ihres Lebens erfreuen? Möchten Sie nicht gerne am Morgen aufwachen und voller Freude den Geschehnissen des Tages entgegensehen?

Es gibt keinen besseren Zeitpunkt, mit der Heilung Ihres Lebens zu beginnen als heute. Seien Sie ehrlich, der morgige Tag wird höchstwahrscheinlich genauso sein wie der heutige. Es gibt keinen Grund, nicht JETZT SOFORT UND AUF DER STELLE Schritte zu unternehmen mit dem Ziel, Ihr Leben und Ihren Körper zu verwandeln!

Falls Sie während der folgenden Tage »ausrutschen« und sich überessen sollten, dann geben Sie bitte nicht einfach auf. Strafen Sie sich nicht selbst oder sagen: »Ich bin ein Versager.« Derlei negative Redensarten ziehen Sie nur unweigerlich in eine abwärts führende emotionale Spirale, die dafür sorgt, dass Sie sich weiter überessen. Meine Mutter, eine geheilte Jo-Jo-Syndrom-

Esserin, hat für solche Fälle stets eine wunderbare Geschichte bereit, die dieses Verhalten demonstriert:

Nehmen wir an, Sie fahren mit dem Auto von Ihrem Haus zum Flughafen. Versehentlich nehmen Sie die falsche Ausfahrt. Wenn das passiert, fahren Sie nicht einfach den falschen Weg weiter, oder? Nein. Sobald Sie Ihren Irrtum erkennen, kehren Sie um und fahren so lange, bis Sie die richtige Ausfahrt gefunden haben.

Und genau so verhält es sich auch mit dem Jo-Jo-Syndrom. Falls Sie sich aus irgendeinem Grund beim Überessen erwischen, folgen Sie den unten aufgeführten Vorschlägen, um sofort wieder auf den Weg zu gelangen, der Sie ans Ziel bringt. Fahren Sie nicht weiter auf der falschen Straße einer unkontrollierten Essattacke.

❧ Machen Sie sich bewusst, dass alle mit dem Überessen zusammenhängenden Schuldgefühle von Ihrem Ego herrühren. Ihr Schuldgefühl ist kein Zeichen dafür, dass Sie in irgendeiner Weise schlecht sind oder einen schwachen Willen haben. Vielmehr ist es ein Zeichen dafür, dass Ihr Ego weiß, dass Ihr höheres Selbst die Regie übernimmt. Wenn das passiert, kämpft das Ego auf jede ihm mögliche Weise um sein nacktes Überleben. Es wird Ihnen eine Symphonie dick machender Gefühle vorspielen, die dazu angetan sind, einen unkontrollierbaren Essanfall auszulösen, und Sie dann, wenn es dieses Ziel erreicht hat, erbarmungslos fertigmachen, weil Sie sich den Bauch vollgestopft haben. Überwinden Sie diesen Teufelskreis, indem Sie sich weigern, Ihrem Ego überhaupt Gehör zu schenken. Bitten Sie stattdessen um spirituelle Unterstützung, die Sie an das schöne, starke und fähige Wesen erinnert, das Sie in Wahrheit sind.

❧ Rufen Sie einen Freund oder eine Freundin an, deren Unterstützung Ihnen sicher ist, und bitten Sie um spirituelle Hilfe bei Ihrem Versuch, auf den richtigen Weg zurückzugelangen.

❧ Gehen Sie zu einem Treffen der Overeaters Anonymous. Dabei ist es sehr wichtig, dass Sie der Gruppe von Ihrem Schnitzer erzählen, selbst wenn Ihnen dieser Gedanke Angst macht oder Sie sich gedemütigt fühlen. Nachdem Sie sich ausgesprochen haben, werden Sie viel Verständnis und gesunde, angemessene Unterstützung von den anderen Gruppenmitgliedern erhalten. Das wird Ihre Verpflichtung zum Abnehmen und Ihren Glauben an sich selbst erneuern.

❧ Lesen Sie dieses Buch noch einmal, um zusätzliche Kraft und Hilfe zu bekommen.

❧ Vernichten Sie jegliches Binge Food, das Sie zu Hause, am Arbeitsplatz, in Ihrer Tasche oder im Auto haben. Warten Sie nicht auf eine Gelegenheit, es »der Nachbarin zu geben«, und suchen Sie auch nicht nach irgendwelchen anderen Entschuldigungen – werfen Sie diese Lebensmittel sofort weg!

Obgleich ich keinem einen solchen Schnitzer wünsche, möchte ich doch einräumen, dass so ein Ausrutscher zuweilen das Beste ist, was einem Jo-Jo-Syndrom-Betroffenen passieren kann. Lassen Sie es mich erklären. Eines Tages kam ein neuer Klient zu mir, Brian, dessen Mutter Debra erfolgreich ihr Jo-Jo-Syndrom geheilt hatte und die wusste, dass ihr Sohn die gleiche Art von Hilfe brauchte.

Brian, ein 22-jähriger Student, ließ sich nur widerwillig auf die Therapie ein. Er wusste zwar, dass er Hilfe haben wollte, um sein Übergewicht loszuwerden, aber er war sich nicht sicher, inwiefern eine Psychotherapeutin in der Lage wäre, ihm dabei zu helfen. Doch er hielt sich vor Augen, wie erfolgreich seine Mutter mit meinem Programm abgenommen hatte. Als ich Brian den Begriff Binge Food erklärte, sagte er mir sofort, er wisse, sein Binge Food seien salzige Snacks. Als ich ihm dann sagte, dass Abstinenz eine Möglichkeit sei, Essattacken vorzubeugen, konnte ich sehen, dass Brian mir meine Theorie nicht so ganz abnahm. Er willigte jedoch ein, es zu versuchen, und den ganzen nächsten Monat lang rührte er keinen einzigen salzigen Cracker an – und nahm dabei sogar elf Pfund ab.

Dann musste Brian für einen seiner College-Kurse verreisen. Als er von allem, was ihn an sein Jo-Jo-Syndrom erinnerte, weg war, aß er wieder sein Binge Food, wobei er mit einer Tüte Kartoffelchips anfing. Die Folge war eine völlig unkontrollierte Essattacke, die so lange andauerte, bis er zwei Monate später wieder heimkehrte und einen Termin bei mir ausmachte.

Als ich Brian sah, wusste ich, dass er nun davon überzeugt war, ein Zwangsesser zu sein. Er hatte aus erster Hand eine Essattacke erlebt, die durch einen einzigen Biss seines Binge Food ausgelöst worden war, und da er somit das Wissen und die Einsicht gewonnen hatte, tatsächlich unter dem Jo-Jo-Syndrom zu leiden, wusste er genau, was er zu tun hatte. Aufgrund seines Ausrutschers akzeptierte Brian voll und ganz, dass er sich von seinem Binge Food für immer fernhalten musste – jeden Tag aufs Neue.

Und das ist der Grund, warum Ausrutscher manchmal segensreich sein können. Vor seinem Schnitzer hielt Brian sich nur deswegen von salzigen Snacks fern, um mich und seine Mutter zufriedenzustellen. Nach seiner Essattacke verinnerlichte Brian seine Motivation völlig – er aß sein Binge Food nicht mehr, weil er genau wusste, dass es für ihn in dieser Hinsicht nicht so etwas gab wie »nur ein kleines bisschen«. Diese verinnerlichte Motivation ist der Schlüssel zur Heilung vom Jo-Jo-Syndrom.

Diese »letzten paar Pfunde«

Die meisten von uns kennen den Kampf, wenn es gilt, die letzten fünf oder zehn Pfund abzunehmen, die uns noch von unserem angestrebten Gewicht und Fitnessniveau trennen, bei dem wir uns am wohlsten fühlen. Bis zu diesem Punkt haben Sie vielleicht relativ leicht abgenommen; doch jetzt, wo Sie Ihrem endgültigen Ziel schon ganz nahe sind, scheint es plötzlich nicht mehr weiterzugehen. Was dazu führt, dass Sie sich frustriert und überfordert fühlen. Manche Menschen beschließen an diesem Punkt sogar, dass sie genug abgenommen haben, und machen das neue Gewicht zu ihrem Traumgewicht. Das ist durchaus in Ordnung, solange Sie glücklich sind mit dem neuen Gewicht und dem prozentualen Fettgehalt Ihres Körpers, den Sie erreicht haben. Falls Sie zufrieden sind mit dem Gewicht, zu dem Ihr Körper ganz natürlich tendiert, dann ist das das Wichtigste.

Falls Sie jedoch wirklich diese letzten paar Pfunde und überflüssigen Fettanteile Ihres Körpers auch noch loswerden wollen, dann finden Sie im Folgenden ein paar Tipps, die Sie über Ihr Plateau, also Ihren Gewichtsstillstand, zu Ihrem Ziel hinweghelfen können:

❧ Intensivieren Sie Ihr Fitnessprogramm. Falls Sie momentan viermal in der Woche trainieren, sollten Sie vielleicht eine Zeit lang fünf Tage trainieren, um diese letzten hartnäckigen Pfunde loszuwerden. Wenn Sie an einem Aerobic-Kurs für Anfänger teilnehmen, müssen Sie es vielleicht mit dem Kurs für fortgeschrittene Anfänger versuchen. Wenn Sie einen Kilometer täglich walken, versuchen Sie es mit anderthalb Kilometer oder walken Sie eine Zeit lang einfach etwas schneller.

❧ Konzentrieren Sie sich auf das Heute und sorgen Sie dafür, dass Sie positiv motiviert bleiben. Betrachten Sie

Ihre Gewichtsabnahme nicht negativ, wie zum Beispiel: »Oh Gott, ich habe seit dem ersten Tag der Diät nur zehn Pfund abgenommen. Ich muss noch mehr als zehn Pfund loswerden. Das werde ich nie schaffen!« Diese Denkart führt nur dazu, dass Sie sich entmutigt und überfordert fühlen. Stattdessen konzentrieren Sie sich auf jeweils ein Pfund. Legen Sie sich eine »Das schaff ich schon«-Vorgehensweise zu (»Fantastisch! Ich habe seit Mittwoch zwei Pfund abgenommen. Jetzt werde ich mich auf die nächsten zwei Pfunde konzentrieren. Ich bin voller Energie, meine Muskeln fühlen sich kräftig an, und ich fühle mich wunderbar!«), und Sie werden feststellen, dass Ihre Motivation hoch bleibt, und mit Ihrem Fortschritt und Gewichtsverlust zufrieden sein.

❧ Vergessen Sie nicht, sich selbst mit Ihrem angestrebten Gewicht vorzustellen, damit Ihr Verhalten mit Ihrem Selbstbild übereinstimmt. Wenn Sie sich selbst als nicht in Form sehen, werden Sie wie eine Person, die nicht in Form ist, essen und trainieren. Wenn Sie sich selbst jedoch als fit sehen, werden Sie automatisch leichter und langsamer essen. Sie werden mit ganzem Herzen bei der Sache sein, wenn Sie trainieren. Und, wie Ralph Waldo Emerson es so weise formuliert hat: »Wir sind das, worüber wir den ganzen Tag nachdenken.«

❧ Trinken Sie mehr Wasser. Abgesehen von bestimmten Krankheitsbildern (wie zum Beispiel einigen Herz-Kreislauf- oder Nierenstörungen, bei denen Sie den Rat Ihres Arztes einholen sollten), können Sie nie zu viel Wasser trinken! Außerdem trägt Wasser auf wunderbare Weise zum Abnehmen bei. Wenn Sie momentan zwei Liter Wasser täglich trinken, sollten Sie versuchen, vier Liter zu trinken, und prüfen Sie, ob dies nicht schon das »Zünglein an der Waage« für Sie ist, die plötzlich weniger Gewicht anzeigt, wenn Sie sich darauf stellen. Auch wegen der positiven Nebeneffekte, wie beispielsweise einer reineren Haut und eines verringerten Appetits, ist es eine gute Idee, viel Wasser zu trinken.

❧ Essen Sie kein rotes Fleisch mehr, bis Sie Ihr Wunsch-gewicht erreicht haben. Ich hatte schon Klienten, deren Gewicht nicht weniger werden wollte, bis sie diesen Schritt machten und Rind-, Kalb- und Schweinefleisch von ihrem Diätplan strichen. Wenn Sie trotz aller Bemühungen nicht abnehmen, wäre dies vielleicht auch für Sie eine gute Idee.

❧ Einige Jo-Jo-Syndrom-Esser müssen sich unter Um-ständen von jeglichen Snacks fernhalten, vor allem spät am Abend. Viele Klienten erreichen gute Resultate da-durch, dass sie ihr Abendessen früher einnehmen, damit sie Zeit zum Verdauen haben, bevor sie ins Bett gehen.

❧ Weigern Sie sich, aufzugeben! Egal wie frustrierend ein Fitness-Plateau ist, lassen Sie sich davon nicht entmutigen. Außerdem wäre es unlogisch, all die bisher losgewordenen Pfunde wieder zuzunehmen und Ihren Muskeltonus zu verlieren, nur weil Sie momentan frustriert sind.

Wenn Sie den Schritten folgen, die zur Heilung des Jo-Jo-Syndroms führen, werden sowohl Übergewicht als auch Fett verschwinden. Vielleicht sind Sie an Modediäten gewöhnt, bei denen die Pfunde nur so purzelten, daher ist es wichtig, sich daran zu erinnern, dass dieses Programm anders ist insofern, als das Abnehmen etwas länger braucht.

»Quickie«-Diäten haben allerdings weder die *dauerhafte* Ge-wichtsreduktion noch die stabile Veränderung Ihres Essverhal-tens zur Folge, wie es bei ausgeglichenen, realistischen und maßvollen Diätprogrammen der Fall ist.

Wie Sie fit bleiben

Sie haben es geschafft! Sie haben Ihr angestrebtes Fitnessniveau erreicht – Sie sehen fantastisch aus und fühlen sich wunderbar. Obwohl Sie vielleicht in der Vergangenheit schon einmal so fit gewesen sind, dieses Mal werden Sie fit *bleiben*.

Ich erinnere mich noch gut an das letzte Mal, als ich mein ganzes Übergewicht losgeworden bin. Natürlich war ich glücklich, doch gleichzeitig erwartete ich, umgehend wieder zuzunehmen. Ich war so daran gewöhnt, sofort nach dem Abnehmen die gleichen Pfunde wieder zuzunehmen, dass es sich tatsächlich sonderbar anfühlte, als das nicht der Fall war.

Genauso wie Ihr Gleichgewichtssinn Ihnen das Gefühl gibt, noch immer auf den Wellen zu schaukeln, nachdem Sie aus einem schwankenden Boot auf festen Boden gestiegen sind, empfand ich einen starken Impuls, mit meinem vergangenen Muster von Zunehmen und Abnehmen, Zunehmen und Abnehmen weiterzumachen.

Doch ich war zugleich wild entschlossen, dieses Mal zu versuchen, mein neues Gewicht zu halten und nicht wieder zuzunehmen. Ich sage »versuchen«, denn weil es mir nie geglückt war, mein Zielgewicht dauerhaft zu halten, war ich mir nicht sicher, ob ich dazu in der Lage war. Ich wusste, dass meine einzige Hoffnung darin bestand, jeden Tag aufs Neue meine Diät fortzuführen. Und ich setzte viele der Tipps und Ratschläge in die Tat um, die in diesem Buch beschrieben sind. Glauben Sie mir, ich brauchte all die Hilfe, die ich bekommen konnte.

Da wir alle so verschieden sind, werden nur Sie wissen, wie viel Sie essen können und wie viel Sie trainieren müssen, um erfolgreich Ihr gegenwärtiges Fitnessniveau zu halten oder zu verbessern. Die Schlüsselelemente, die Sie bei der Entscheidung, welches Fitnessniveau für Sie das richtige ist, bedenken müssen, können Sie herausfinden, indem Sie sich fragen:

Glaube ich, dass ich genug Energie für den ganzen Tag habe? Wache ich auf und fühle mich erfrischt? Fühle ich mich im

Laufe des Tages wach und aufmerksam? Ist es mir möglich, mich auf wichtige Aufgaben zu konzentrieren? Hat es den Anschein, dass ich ungefähr genauso viel (oder mehr) Schwung und Elan habe wie andere Menschen? Ist meine Stimmungslage einigermaßen stabil? Fühle ich mich selten benommen oder schwindelig? Leide ich selten oder nie unter trainingsbedingten Verletzungen? Beklagen sich meine Familie und meine Freunde selten oder nie darüber, dass ich ihrer Meinung nach nicht genug esse? Beklagen sich meine Familie oder meine Freunde selten oder nie darüber, dass ich zu viel trainiere?

Falls Sie auf zwei oder mehr dieser Fragen mit Nein geantwortet haben, stimmt irgendetwas nicht, und vielleicht ist der Fehler in Ihrem Diät- und Fitnessprogramm zu suchen. Das Ziel bei der Heilung vom Jo-Jo-Syndrom besteht darin, Sie in die Lage zu versetzen, ein Fitnessniveau zu erreichen und zu halten, das Ihre geistige, körperliche und seelische Gesundheit fördert. Wenn Sie es jedoch übertreiben und zu wenig essen oder Speisen ohne wirklichen Nährwert zu sich nehmen, zu heftig trainieren oder nicht genügend Wasser trinken, dann werden sowohl Ihre Energie als auch Ihre Konzentration und Stimmungen darunter leiden.

Es gibt keinen triftigen Grund, weniger zu essen oder es mit Ihrem Fitnesstraining zu weit zu treiben. Es gibt keinen »Schlankheitswettbewerb«, den Sie gewinnen müssen, und sehr wenige potenzielle Liebespartner werden sich zu einer Person hingezogen fühlen, die hager, missmutig und geistig weggetreten ist. Ihr Fitnessziel hat nichts damit zu tun, in welche Jeansgröße Sie passen, sondern vielmehr damit, wie viel Energie und Freude Sie in Ihrem Leben haben.

Sie möchten in der Lage sein, sich zu fokussieren und zu konzentrieren, daher werden Sie ganz automatisch gesunde Speisen wählen, die sowohl leicht als auch nahrhaft sind. Da Sie gerne innerlich ausgeglichen sein möchten, werden Sie drei gesunde Mahlzeiten am Tag zu sich nehmen. Sie wollen sich wunderbar fühlen, wenn Sie morgens aufwachen, also werden Sie dafür sorgen, dass Sie nur das essen, was gut für Sie ist, und nur positive Gedanken hegen.

Wenn Sie zunehmen ...

Es ist beinahe unmöglich, immer das gleiche Gewicht zu halten, ohne dass es hin und wieder geringe Schwankungen gibt, die normalerweise von Wasseransammlungen im Körper herrühren (bei Frauen insbesondere während des Menstruationszyklus). Das ist genauso, als wenn Sie mit Ihrem Auto eine völlig gerade Straße hinunterfahren – Sie werden das Lenkrad dabei trotzdem immer ein wenig nach rechts und links bewegen.

Daher sollten Sie sich wegen normaler Gewichtsschwankungen nicht selbst tadeln. Derlei negative Selbstgespräche können alle Verbesserungen zunichtemachen, an denen Sie so hart gearbeitet haben. Was Sie um jeden Preis vermeiden wollen, sind die scharfen Drehungen, die Sie aus der Bahn werfen und dafür sorgen, dass Sie im Graben landen. Bitte prägen Sie sich Folgendes ein:

Mit dem Jo-Jo-Essen ist es ein für alle Mal vorbei! Hängen Sie ein entsprechendes Schild auf, wenn Sie wollen, mit dem Foto eines Jo-Jos in einem roten Kreis und mit einem dicken roten NEIN durchgestrichen.

Da Jo-Jo-Essen jedoch eine lebenslange Angewohnheit ist, kann es sein, dass Sie es unbewusst ermöglichen, wieder an Gewicht zuzulegen. Falls dies passiert, ist es wichtig, zunächst einmal die Quelle der zugenommenen Pfunde aufzudecken, indem Sie sich die folgenden Fragen über weit verbreitete Gründe von Gewichtszunahme stellen.

❧ »Habe ich zugenommen, nachdem ich kürzlich in einem Restaurant gegessen habe?« Falls dem so ist, war Ihre Portion vielleicht zu üppig, oder das Essen hatte einen hohen Natriumgehalt (wie zum Beispiel in asiatischen Restaurants, in denen Mononatriumglutamat als

Geschmacksverstärker verwendet wird, oder gesalzene
Tortilla-Chips beim Mexikaner). Nehmen Sie sich vor, in
Zukunft das betreffende Restaurant zu meiden; oder essen
Sie dort das nächste Mal entweder eine kleinere Portion
oder bitten Sie darum, dass die Speise ohne Salz oder
Mononatriumglutamat zubereitet wird.

❦ »Habe ich zugenommen, weil ich mir eine zu große
Portion zubereitet habe?« Manche Leute, die der in
diesem Buch empfohlenen Richtlinie »nur eine Portion«
argwöhnisch gegenüberstehen, sie aber dennoch einhalten
wollen, häufen sich oft die Menge von zwei Portionen
auf den Teller und nennen das dann »eine Portion«.
Bitte seien Sie im Hinblick aufs Essen ehrlich gegen sich
selbst und achten Sie auf die Größe der Portion auf
Ihrem Teller.

❦ »Habe ich zugenommen, weil ich etwas Fett- und Kalo-
rienreiches oder etwas mit viel Salz/Natrium gegessen
habe?« Vielleicht verwenden Sie Vollmilch statt fettarmer
Milch oder essen durchwachsenes rotes Fleisch, gebratenes
Fleisch oder gebratenen Fisch oder Käse und Sahnesaucen.
Falls dem so ist, können ein paar gesunde Veränderungen
Ihres Speiseplans Ihre Gewichtszunahme rückgängig
machen.

❦ »Habe ich zugenommen, weil ich nicht genug trainiert
habe?« Falls Sie Ihr Fitnessprogramm haben schleifen
lassen, bedeutet dies, dass Sie Kalorien langsamer verbrennen, Ihr Körper wahrscheinlich Wasser ansammelt
und Sie sich unter Umständen aufgrund einer hauptsächlich sitzenden Lebensweise überessen. Nehmen Sie Ihr
Training wieder auf und verpflichten Sie sich, es einzuhalten, und Sie werden Ihr allgemeines Wohlbefinden
wieder ankurbeln.

❦ »Habe ich zugenommen, weil ich Mahlzeiten ausgelassen habe?« Wenn Sie Mahlzeiten überspringen, wird Ihr Körper Kalorien nicht so wirksam verbrennen, und die Wahrscheinlichkeit ist groß, dass Sie sich bei der nächsten Mahlzeit überessen. Falls Sie »kreativ Diät halten«, wird es Ihnen helfen, noch einmal das neunte Kapitel zu lesen.

❦ »Habe ich zugenommen, weil ich mein Binge Food gegessen habe?« Zwangsesser, die ihr Binge Food essen, werden feststellen, dass ihr Appetit nach allen Lebensmitteln zunimmt. Aus diesem sehr wichtigen Grund sollten Sie überlegen, ob es nicht besser wäre, ganz auf Ihr Binge Food zu verzichten.

❦ »Habe ich zugenommen, nachdem ich zu üppige Snacks gegessen habe?« Sind Ihre Snacks nach dem Abendessen ein endloses Festmahl von Fingerfood? Wenn ja, dann sind Sie vielleicht jemand, der keine Snacks essen kann. Einige Menschen sind einfach nicht in der Lage, sich mit einem kleinen Snack zu begnügen und dann aufzuhören. Sie müssen Ihren Snack unmittelbar nach dem Mittag- und/oder Abendessen zu sich nehmen, sich dann die Zähne putzen und sich auf kalorienlose Getränke beschränken (wie kohlensäurehaltiges Mineralwasser oder Kräutertee), bis es Zeit ist für die nächste Mahlzeit.

❦ »Habe ich zugenommen, weil sich in meinem Körper Wasser angesammelt hat?« Wenn Sie weniger als acht Gläser Wasser am Tag trinken, ist die Möglichkeit groß, dass Ihre Gewichtszunahme auf Wasseransammlungen zurückzuführen ist. Das gilt vor allem dann, wenn Sie sehr natriumhaltige Speisen essen oder mehr als zwei zuckerfreie Softdrinks täglich trinken. Es ist wichtig, dass Sie viel Wasser trinken, um das übermäßige Salz und Wasser auszuspülen.

Sie können es schaffen!

Egal was man Ihnen in der Vergangenheit gesagt hat und unabhängig von Ihren eigenen negativen Glaubenssätzen, die Sie über sich selbst so lange aufrechterhalten haben – ich versichere Ihnen, Sie *können* einen fitten, schlanken Körper haben. Es spielt keine Rolle, wie alt Sie sind, wie viel Geld Sie haben oder nicht haben, wie lange Sie in der Schule waren, wie Ihr Liebesleben aussieht oder ausgesehen hat, wie viele Kinder Sie geboren haben oder was auch immer – Sie können ab sofort fit werden und fit bleiben!

Vergessen Sie nicht, dass Sie jedes Mal, wenn Sie Ihre Gabel oder Ihren Löffel in die Hand nehmen, dabei sind, eine Entscheidung zu treffen. Sie selbst sind es, der in diesem Moment sein Fitnessniveau wählt. Wenn Sie sich überessen oder sich an dick machenden Speisen gütlich tun, werden Sie automatisch an Gewicht zunehmen. Wenn Sie leicht und gesund essen, wird Ihr Körper schlanker sein. Diese Entscheidung und diese Verantwortung liegen ganz allein bei Ihnen.

Nur weil Sie Lust auf eine bestimmte Speise haben, nur weil Sie gerne noch eine zweite Portion hätten, bedeutet dies noch lange nicht, dass Sie sie auch essen müssen. Sie hatten in Ihrem Leben wahrscheinlich hin und wieder schon andere selbstzerstörerische Impulse (wie beispielsweise, wenn Sie die Möglichkeit einer heimlichen Liebesaffäre erwogen oder mit dem Gedanken gespielt haben, etwas Illegales oder Unmoralisches zu tun), die Sie nicht in die Tat umgesetzt haben. Verweisen Sie Essen in die gleiche Kategorie und beginnen Sie, zwischen dem Verlangen nach einer bestimmten Speise und dem Entschluss, diesem Verlangen nachzukommen, zu unterscheiden. Das sind zwei völlig unterschiedliche Vorgänge.

In ähnlicher Weise signalisiert ein Hungergefühl nicht unbedingt, dass es Essenszeit ist. Wie es im Laufe dieses Buches oft erwähnt wurde, ist manchmal ein scheinbares Hungergefühl in Wirklichkeit eine maskierte Emotion oder Stress. Ihr Magen wird ungefähr einen Monat brauchen, um sich an eine fettärmere Ernährungsweise zu gewöhnen. Hungergefühle sind Zeichen dafür, dass der Körper seine Kalorien verbraucht – ein normales Signal, dass der Körper seine Arbeit verrichtet.

Fit zu werden und zu bleiben hat so viele Vorteile, dass sie das vorübergehende Vergnügen einer gut schmeckenden Mahlzeit bei Weitem übertreffen. Zu einigen der Vorteile, die Ihnen durch die Heilung des Jo-Jo-Syndroms zuteilwerden, gehört, wie gut es sich anfühlt:

❧ sowohl im Januar als auch im Juni die gleiche Jeansgröße tragen zu können;

❧ sich voller Energie und Vitalität zu fühlen;

❧ in der Lage zu sein, am Strand einen Badeanzug tragen zu können und nicht das Gefühl zu haben, sich mit einem Badetuch bedecken zu müssen;

❧ sich selbstsicher zu fühlen und zu wissen, dass Sie auch andere Ziele erreichen können, die Sie sich vorgenommen haben – in *jedem* Bereich Ihres Lebens;

❧ Shorts tragen zu können, bevor Ihre Beine gebräunt sind;

❧ problemlos und voller Vertrauen in der Lage zu sein, Ihre intuitive innere Führung zu hören und ihr zu folgen;

❧ mit Vergnügen die neueste Mode tragen zu können (einschließlich Mini- und Stretchkleidchen);

❧ vom Tisch aufzustehen, ohne sich vollgestopft, aufgebläht und unbeherrscht zu fühlen;

❧ Kleider anzuprobieren und sich mit Freuden im Spiegel der Umkleidekabine von allen Seiten anschauen zu können;

❧ sich Ihren auftretenden Emotionen direkt zu stellen, anstatt sie mit Nahrung hinunterzuschlingen;

❧ bewundernde Blicke von anderen zu erhalten und Komplimente über Ihre Figur zu bekommen;

❧ mehr freie Zeit zur Verfügung zu haben, nachdem Sie von der Esssucht befreit sind;

❧ von Ihren Liebsten gesagt zu bekommen, wie fantastisch Sie aussehen.

Jenseits all dieser äußerlichen Extras sind die wichtigsten Vorteile der Heilung vom Jo-Jo-Syndrom ein sehr hohes Maß an Selbstrespekt, Selbstvertrauen und Selbstliebe. Dies ist der hauptsächliche Unterschied zwischen dem hier beschriebenen und Ihrem durchschnittlichen Diätplan. Ich weiß das, weil ich in der Vergangenheit viele Male schlank gewesen bin, doch nie imstande war, es wirklich zu genießen, weil mein Selbstbild so negativ war.

Die Lektionen, die ich vom Jo-Jo-Syndrom gelernt habe, haben mir nicht nur geholfen, abzunehmen und einen gesunden Grad an Fitness beizubehalten, sondern sie haben mir auch gezeigt, wie ich gut zu mir selbst sein kann. Ich entdeckte, dass ich mein Leben so gestalten konnte, dass ich glücklich war. Dieses Wissen gab mir den Mut, Risiken auf mich zu nehmen, damit mein Leben dem Dasein entsprechen würde, von dem ich immer geträumt hatte. Ich setzte mir selbst berufliche, bildungsorientierte, finanzielle, spirituelle, körperliche und emotionale Ziele. Ich sprach diese Ziele auf Band (siehe Kapitel 6) und hörte mir diese Aufnahme täglich an. Und aufgrund meines daraufhin hohen Grades an Selbstachtung und Selbstvertrauen war ich in der Lage, alle meine Ziele zu verwirklichen.

Ich möchte nicht den Eindruck erwecken, als würde ich prahlen, denn so ist es nicht. Was ich Sie jedoch wissen lassen möchte, ist die Tatsache, dass ich mich keineswegs von Ihnen unterscheide. Es ist noch gar nicht so lange her, dass ich 55 Pfund zu viel wog, einen unterbezahlten Job hatte, den ich hasste, kaum meine Rechnungen zahlen konnte und aufgrund meines abgebrochenen College-Studiums allen Mut verloren hatte – meine Zukunft schien so trostlos zu sein wie mein damaliges Leben.

Damals ging es mir wirklich schlecht, und ich gab mir die Schuld dafür. Ich fühlte mich dick, hässlich und nicht liebenswert. Meine einzige Quelle des Trostes schien in einer Packung Schokoladeneis zu bestehen. Und obwohl ich meine prallen Oberschenkel verabscheute, die sich bei jedem Schritt aneinanderrieben, wusste ich nicht, dass ich irgendwelche anderen Optionen hatte. Ich wusste nicht, dass es bessere Lebensweisen gab. Glück, glaubte ich, war ein Mythos, der durch Seifenopern im Fernsehen aufrechterhalten wurde, aber in Wirklichkeit nicht existierte. Andere Menschen waren schlank und fit. Andere Menschen hatten schöne Häuser und tolle Autos. Mir kam einfach nie der Gedanke, dass auch ich ein wunderbares Leben haben konnte.

Ich danke Gott, dass ich es heute besser weiß! Ich danke Gott, dass ich meiner selbst geschaffenen Hölle entronnen bin! Und ich danke Gott, dass er für jeden Einzelnen von uns die Absicht hegt, ein produktives, kreatives, gesundes und glückliches Leben zu führen.

Heute ist jeder Tag für mich angefüllt mit Lächeln und Gefühlen der Dankbarkeit für all die emotionalen, spirituellen und körperlichen Reichtümer, die mir zuteilgeworden sind. Sicher, das bedeutete sehr viel Arbeit und Innenschau während des Prozesses der Selbsterkenntnis. Zuweilen fiel es mir schwer, mein Studium fortzusetzen und mit meinen Klienten zu arbeiten. Und es gab Momente, in denen ich alles getan hätte, nur um ein wenig Schokoladeneis naschen zu können.

Doch ich kann Ihnen als jemand, der beide Seiten der Medaille kennt und erlebt hat, versichern, dass das Leben, das ich heute führe – als eine leistungsfähige, schlanke Frau, die ein gottgegebenes Leben in Liebe und Sinnhaftigkeit führt –, Millionen Mal besser schmeckt als jede Eiskugel, die ich jemals gegessen habe!

Anhang

DANKSAGUNG

Dies ist das vierte Buch, das ich mit dem Hay-House-Team geschrieben habe, und meine Zuneigung und Bewunderung für meine Verlegerfamilie wächst mit jedem neuen Buch. Es ist mir eine Ehre und eine Freude, mit Hay House zu arbeiten. Ich möchte meine Liebe und Dankbarkeit zum Ausdruck bringen gegenüber Louise L. Hay sowie Reid Tracy, Jill Kramer, Kristina Reece, Jeanni Liberati, Christy Allison, Adrian Eddie Sandoval, Lisa Kelm, Ron und Heidi Tillinghast, Barbara Spivak, Polly Tracy, Gwen Washington, Lynn Collins, Margarete Nielsen, der freien Korrektorin Jaqueline Harris und allen anderen bei Hay House.

Dieses Buch und meine Arbeit wären nicht möglich ohne die liebevolle Unterweisung und den Einfluss meiner Mutter Joan L. Hannan, meiner Großmutter Ada Montgomery und meiner Urgroßmutter Pearl Crane. Dank auch an meinen Vater Bill Hannan dafür, dass er mich immer ermutigt hat zu schreiben. Ein riesiges Dankeschön geht an die Lichtwesen, die mich leiten, und an meine Schutzengel, an Jesus Christus, Pearl Reynolds und Frederique. Mein immerwährender Dank gilt Michael Tienhaara, Ted Hannon, Ken Hannan, Forrest Holly, Jean Holly, Grant Schenk, Charles Schenk, Dr. Wayne Dyer, Betty Eadie, Dannion Brinkley und meinem liebevollen Katzengefährten Romeo. Jeder von euch hat mein Herz auf wundersame Weise berührt.

Auch möchte ich jenen Lesern meines Buches danken, die mir geschrieben und im Laufe der Jahre meine Seminare und Vorträge besucht haben. Ihre herzlichen und aufrichtigen Briefe und Kommentare sowie ihre enthusiastische Teilnahme an den Seminaren sind meine größte Belohnung für das Schreiben dieser Bücher. Vielen Dank!

ANMERKUNGEN

(Anmerkung des Herausgebers: In Fällen, in denen sich eine Fußnote auf mehr als eine Studie bezieht, werden sie in chronologischer Reihenfolge aufgeführt. Dabei erscheint die letzte Studie zuerst und die älteste zum Schluss.)

Kapitel 1: Das Jo-Jo-Syndrom

1. National Health and Nutrition Examination Survey, 1996. 1996 stellte Katherine Flegal vom National Center for Health Statistics in Hyattsville, MD, der North American Association for the Study of Obesity die Studie vor. Die von 1991 bis 1994 durchgeführte Untersuchung umfasste 30 000 Testpersonen.

2. National Task Force on the Prevention and Treatment of Obesity: Weight Cycling. *Journal of the American Medical Association,* Bd. 272, Nr. 15, S. 1196–1202.

3. Telch, C. F., Agras, W. S. (1994): Obesity, binge eating and psychopathology: Are they related? *International Journal of Eating Disorders,* Bd. 15, S. 53–61.
   Wadden, T. A., et al. (1993): Metabolic, anthopometric, and psychological characteristics of obese binge eaters. *International Journal of Eating Disorders,* Bd. 1, S. 17–25.
   Goldsmith, S. J., et al. (1992): Psychiatric illness in patients presenting for obesity treatment. *International Journal of Eating Disorders,* Bd. 12, Nr. 1, S. 63–71.
   Marcus, M. D., et al. (1990): Psychiatric disorders among obese binge eaters. *International Journal of Eating Disorders,* Bd. 9, S. 69–77.
   Marcus, M. D., et al. (1988): Obese binge eaters: Affect,

cognitions, and response to behavioral weigth control. *Journal of Consulting and Clinical Psychology*, Bd. 56, S. 433–439.

4. Kuehnel, R. H., Wadden. T. A. (1994): Binge eating disorder, weight cycling, and psychopathology. *International Journal of Eating Disorders*, Bd. 15, Nr. 4, S. 321–329.

   deZwaan, M., et al. (1994): Eating related and general psychopathology in obese females with binge eating disorder. *International Journal of Eating Disorders*, Bd. 15, S. 43–52.

5. Foreyt, J. P. (1995): Psychological correlates of weight fluctuation. *International Journal of Eating Disorders*, Bd. 17, Nr. 3, S. 263–275.

   Kuehnel, R. H. (1994): op. cit.

   Grilo, C. M., et al. (1994): Binge eating antecendents in normal-weight nonpurging females: Is there consistency? *International Journal of Eating Disorders*, Bd. 16, Nr. 3, S. 239–249.

   Lowe, M. (1993): The effects of dieting on eating behavior: A three-factor model. *Psychological Bulletin*, Bd. 114, S. 10–121.

6. DeJong, W. (1980): The stigma of obesity: The consequences of naive assumptions concerning the causes of physical deviance. *Journal of Health and Social Behaviour*, Bd. 21, S. 75–87.

   McLean, R. A., Moon, M. (1980): Health, obesity and earnings. *American Journal of Public Health*, Bd. 70, S. 1006–1009.

   Larkin, J. C., Pines, H. A. (1979): No fat persons need apply: Experimental studies of the overweight sterotype and hiring preference. *Sociology of Work and Occupations*. August, S. 315–316.

   Canning, H., Mayer, J. (1966): Obesity – its possible effect on college acceptance. *New England Journal of Medicine*, Bd. 275, S. 1172–1174.

Richardson, S. A., et al. (1962): Cultural uniformity in re-action to physical disabilities. *American Sociological Review*, Bd. 90, S. 44–54.

Kapitel 2: Spirituelle Lösungen

1. Marwick, C. (1995): Should physicians prescribe prayer for health? Spiritual aspects of well-being considered. *Journal of the American Medical Association*, Bd. 273, Nr. 20, S. 1561–1562.

   Wirth D. P. (1995): The significance of belief and expec-tancy within the spiritual healing encounter. *Social Science Medicine*, Bd. 41, 2, S. 249–260.

2. Foundation for Inner Peace (1975): *A Course in Miracles*. Glen Ellen, California, USA.

3. Rodin, J., et al. (1985): Effects of insulin and glucose on fee-ding behaviour. *Metabolism*, Bd. 34, S. 826–831.

   Rodin, J. (1980): The externality theory today. In: Stun-kard, A. J. (Hrsg.): *Obesity*. Philadelphia: Saunders.

   Watson, R. (1980): Psychological influences on eating be-haviour. In: Turner. M. (Hrsg.): *Nutrition and Lifestyles*, S. 43–52. London: Applied Science Publishers, Ltd.

Kapitel 7: Stressesser

1. Sharma, H. S., et al. (1991): Inceased blood-brain barrier per-meability following acute short-term swimming exercise in conscious normotensive young rats. *Neuroscience Research*, Bd. 10, Nr. 3, S. 211–221.

   Naesh, O., et al. (1990): Post-exercise platelet activation: aggregation and release in relation to dynamic exercise. *Cli-nical Physiology*, Bd. 10, Nr. 3, S. 221–230.

Blomstrand, E., et al. (1989): Effect of sustained exercise on plasma amino acid concentrations and on 5-hydroxy-tryptamine metabolism in sic different brain regions in the rat. *Acta Physiological Scandia*, Bd. 136, S. 473–481.

Chaouloff, F. (1989): Physical exercise and brain mono-amines: a review. *Acta Physiological Scandia*, Bd. 137, S. 1–13.

Chaouloff, F. (1989): Physical exercise: evidence for differ-ential consequences of tryptophan on 5-HT synthesis and metabolism in central serotonergic cell bodies and terminals. *Journal of Neural Transmission*, Bd. 78, S. 121–130.

2. Walton, K. G., et al. (1994): A neuroendocrine mechanism for the reduction of drug use and addictions by Transcen-dental Meditation. *Alcoholism Treatment Quarterly*, Bd. 11, Nr. 1–2, S. 89–117.

Alexander, C. N., et al. (1989): Transcendental Meditation, mindfulness, and longevity: An experimental study with the elderly. *Journal of Personality and Social Psychology*. Bd. 57, Nr. 6, S. 950–964.

Morse, D. R. (1988). Aging: causes and control. *Interna-tional Journal of Psychosomatics*. Bd. 34, Nr. 1–4, S. 12–42.

Kapitel 8: Schneeballeffekt-Esser

1. LeMagnen, J. (1985): *Hunger*. Cambridge, England: Cam-bridge University Press.

Rolls, B. J., et al. (1981): Variety in a meal enhances food intake in man. *Physiology and Behaviour*, Bd. 26. S. 215–221.

Rolls, B. J., et al. (1981): Appetite and obesity: Influences of sensory stimuli and external cues. In: Turner, M. (Hrsg.): *Nutrition and Lifestyles*, S. 11–19. Essex, England: Applied Science Publishers.

Kapitel 9: Ein praktischer Führer für richtige Ernährung

1. Koella, W. P. (1988): Serotonin and sleep. In: *Neuronal Serotonin*. Osborne, N. N., Hamon, M. (Hrsg.). New York: John Wiley and Sons.

Henriksen, S., et al. (1974): The role of serotonin in the regulation of a phasic event of rapid eye movement sleep: The pontogeniculo-occipital wave. *Advances in Biochemical Psychopharmacology*. Bd. 11, S. 169–179.

Wyatt, R. J. (1974): Ventricular fluid 5-hydroxyindoleacetic acid concentrations during human sleep. *Advance in Biochemical Psychopharmacology*. Bd. 11, S. 193–197.

2. Anderson, G. H., Leiter, L. A. (1988): Effects of aspartame and phenylalanine on meal-time food intake of humans. *Appetite*, Bd. 1. (Supp.), S. 48–53.

Fernstrom, J. D. (1988): Carbohydrate ingestion and brain serotonin synthesis: Relevance to a putative control loop for regulating carbohydrate ingestion, and effects of aspartame consumption. *Appetite*. Bd. 1, (Supp.), S. 35–41.

3. Mosnaim, A. D., Wolf, M. E. (Hrsg.) (1978): *Noncatechoic Phenylethylamines, Part 1: Phenylethylamine: Biological Mechanisms and Clinical Aspects*. New York: Marcel Dekker, Inc.

McKean, C. M. (1972): The effects of high phenylalanine concentrations on serotonin and catecholamine metabolism in the human brain. *Brain Research*, Bd. 47. S. 469–476.

4. Anderson, G. H. (1988). Op. cit.

Porikos, K. P., Koopmans, H. S. (1988): The effects of non-nutritive sweeteners on body weight in rats. *Appetite*, Bd. 11 (Supp.), S. 12–15.

Brala, P. M., Hagen, R. L. (1983): Effects of sweetness perception and caloric value of a preload on short-term intake. *Physiology and Behaviour*, Bd. 30, S. 1–9.

5. Fiore, E. (1987). *The Unquiet Dead: A psychologist treats spirit possession*. New York: Ballantine Books.

Baldwin, W. (1992). *Spirit Releasement Therapy: A Technicque Manual, Second Edition*. Terra Alta, WV: Headline Books, Inc.

Kapitel 10: Übungen für Geist, Körper und Seele

1. Sharma, H. S., et al. (1991): Increased blood-brain barrier permeability following acute short-term swimming exercise in conscious normotensive young rats. *Neuroscience Research*, Bd. 10, Nr. 3, S. 211–221.

Naesh, O., et al. (1990): Post-exercise platelet activation. Aggregation and release in relation to dynamic exercise. *Clinical Physiology*, Bd. 10, Nr. 3, S. 221–230.

Blomstrand, E., et al. (1989): Effect of sustained exercise on plasma amino acid concentrations and on 5-hydroxytryptamine metabolism in six different rat regions in the rat. *Acta Physiological Scandia*, Bd. 136, S. 473–481.

Chaouloff, F. (1989): Physical exercise and brain monoamines: A review. *Acta Physiological Scandia*, Bd. 137, S. 1–13.

Chaouloff, F. (1989). Physical exercise: Evidence for differential consequences of tryptophan on 5-HT synthesis and metabolism in central serotonergic cell bodies and terminals. *Journal of Neural Transmission*, Bd. 78, S. 121–130.

2. Dyer, J. B., Crouch, J. G. (1988): Effects of running and other activities on moods. *Perceptual and Motor Skills*, Bd. 67, S. 43–50.

Labbe, E. E., et al. (1988): Effects of consistent aerobic exercise on the psychological functioning of women. Perceptual and Motor Skills, Bd. 67, S. 919–925.

Netz, Y., et al. (1988): Pattern of psychological fitness as related to pattern of physical fitness among older adults. Perceptual and Motor Skills, Bd. 67, S. 647–655.

McCann, I. L., Holmes, D. S. (1984): Influence of aerobic exercise on depression. Journal of Personality and Social Psychology, Bd. 46, Nr. 5, S. 1142–1147.

3. Bolton, B., Renfrow, N. (1979): Personality characteristics associated with aerobic exercise in adult females. *Journal of Personality und Assessment*, Bd. 43, S. 504–08.

INDEX

Erzengel Gabriel – der Bote Gottes

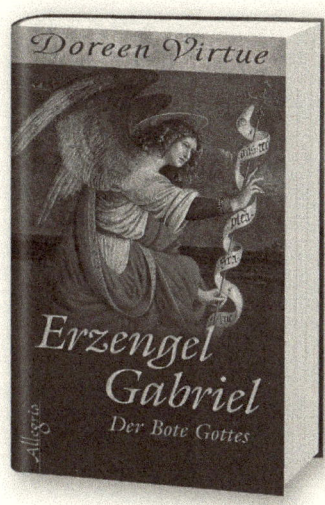

DOREEN VIRTUE
Erzengel Gabriel
Der Bote Gottes
208 Seiten
€ [D] 19,99 / € [A] 20,60
sFr 27,90
ISBN 978-3-7934-2258-7

Gabriel hilft den Menschen dabei, selbst zu einem göttlichen Boten zu werden und unterstützt Lehrer, Künstler, Musiker und Schriftsteller bei ihrer Arbeit. Auch Eltern steht er bei der Erziehung ihrer Kinder liebevoll zur Seite. In ihrem neuen Erzengel-Buch beschreibt Doreen Virtue ausführlich die mythischen und biblischen Hintergründe dieses Engels, erzählt von Begegnungen mit ihm und erklärt, worin seine besondere Bedeutung liegt und wie man mit ihm Kontakt aufnimmt.

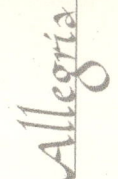

Jetzt auf

Wie man das Engel-Orakel legt

DOREEN VIRTUE
Angel Reading
€ [D+A] 24,95 / sFr 47,50
ISBN 978-3-7934-2133-7

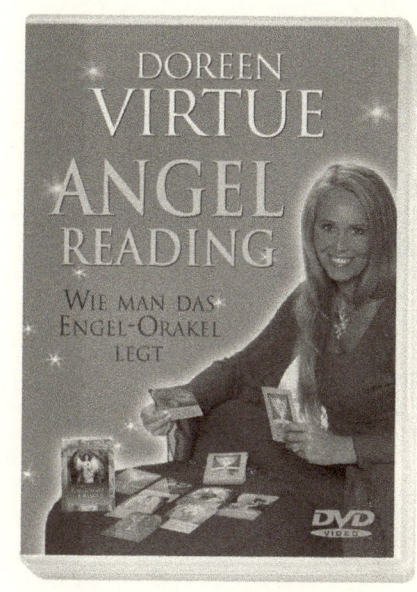

Das Kursprogramm für die zahllosen Benutzer von Doreen Virtues erfolgreichen Orakel-Decks!